ENTRENAMIENTO
de FUERZA

MEJORA TU TÉCNICA, EVITA LESIONES, PERFECCIONA TU ENTRENAMIENTO

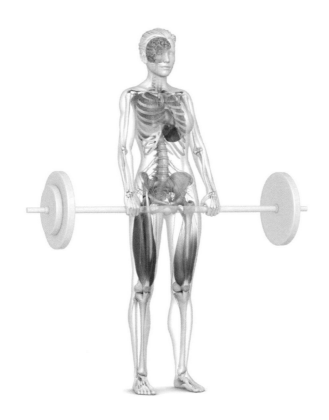

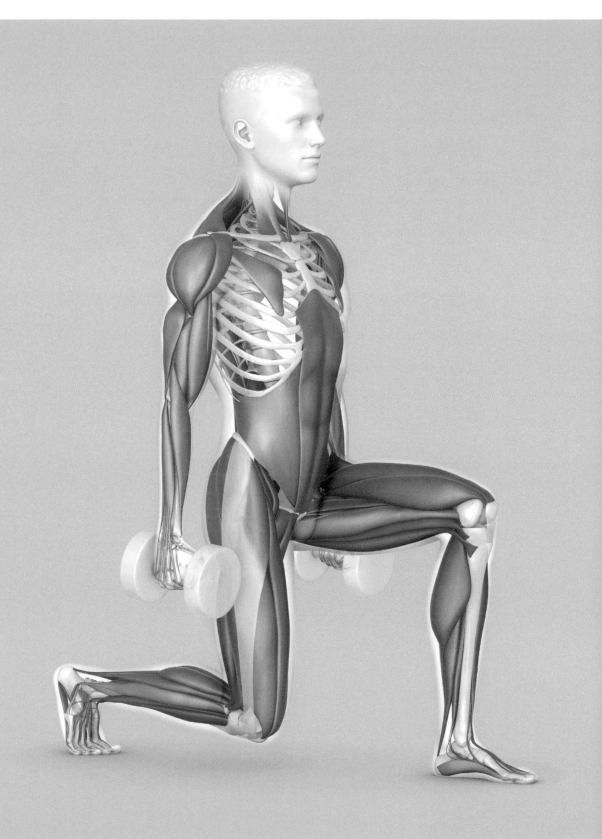

ENTRENAMIENTO de FUERZA

MEJORA TU TÉCNICA, EVITA LESIONES, PERFECCIONA TU ENTRENAMIENTO

Austin Current

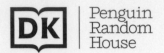

Edición sénior Nikki Sims
Edición de arte sénior Clare Joyce
Edición Megan Lea
Diseño de proyecto Karen Constanti
Asistencia editorial Kiron Gill
Edición del proyecto David Almond
Producción Luca Bazzoli
Diseño de cubierta Amy Cox
Edición de cubierta Lucy Philpott

Edición sénior Alastair Laing
Edición de arte sénior Barbara Zuniga
Responsable editorial Dawn Henderson
Responsable de dirección de arte
Marianne Markham
Dirección de arte Maxine Pedliham
Dirección editorial Katie Cowan

Ilustraciones Arran Lewis

Publicado originalmente en Gran Bretaña
en 2021 por Dorling Kindersley Limited
DK, One Embassy Gardens,
8 Viaduct Gardens,
London, SW11 7BW

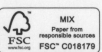
CONTENIDO

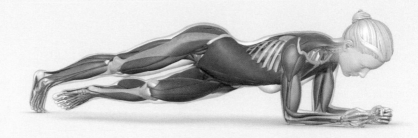

INTRODUCCIÓN

Cuando se trata del entrenamiento de fuerza, también conocido como de resistencia, el conocimiento es poder. La mayoría de las veces, el principal obstáculo es la complejidad de las rutinas o la falta de conocimientos en el gimnasio. El objetivo de este libro es romper esa barrera, enseñando la técnica de los ejercicios de fuerza y las rutinas correctas en el gimnasio o en casa, con programas claros y sencillos para principiantes y para amantes de los retos. Sea cual sea tu nivel, en estas páginas encontrarás información y herramientas para aprender, entender y realizar con confianza los ejercicios de fuerza, ya sea como actividad independiente o en combinación con otros entrenos.

BENEFICIOS DEL ENTRENAMIENTO DE FUERZA

Los ejercicios de este libro no solo aumentan la fuerza y la resistencia muscular, sino que también mejoran la salud general. Incorporar el entrenamiento de fuerza tiene mucho efectos positivos:

- **reduce el riesgo de enfermedades,** como las cardiovasculares y la diabetes tipo 2
- **fomenta el crecimiento y la retención muscular,** y contrarresta la pérdida de masa y fuerza muscular, así como de densidad ósea, propias del envejecimiento

- **mejora la función cognitiva, la memoria y la concentración**
- **previene enfermedades relacionadas con la edad,** como el Alzheimer y la demencia
- **reduce el riesgo y la gravedad de la depresión y la ansiedad.**

ESTRUCTURA DEL LIBRO

La primera sección –fisiología humana– se adentra en el sorprendente sistema musculoesquelético y en los mecanismos que responden a las exigencias del entrenamiento de fuerza. Te ayudará a entender el funcionamiento y el crecimiento de los músculos y a saber cómo estimula el ejercicio el desarrollo de su tamaño y fuerza, además del impacto positivo en huesos y tejido conectivo. También explica cómo potencia el cuerpo el trabajo muscular y te enseña a calcular tus necesidades diarias de macronutrientes. Por último, pero no por ello menos importante, revisa los beneficios para el cerebro y el papel crucial en la actitud y la salud mental.

Gran parte del libro se dedica a una amplia serie de ejercicios de fuerza, con variaciones en función del equipo disponible, las preferencias personales y el nivel. Los ejercicios están organizados según el grupo muscular al que se dirigen. Cada uno muestra los músculos que se emplean durante el ejercicio,

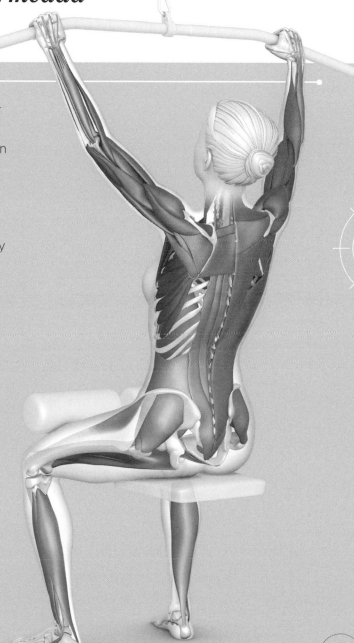

> ## *El entrenamiento constante de la fuerza mejora la salud y el bienestar y reduce el riesgo de enfermedad a lo largo de la vida*

con instrucciones detalladas sobre cómo conseguir una técnica adecuada y evitar errores comunes.

La sección para evitar lesiones explora cuáles son las más frecuentes en el entrenamiento de resistencia y explica cómo evitarlas y cómo volver a ejercitarse tras una lesión. Una rutina consistente y estructurada, que incluye el calentamiento, prepara al cuerpo para trabajar y los ejercicios de movilidad y estiramientos que aporta te ayudarán a saber cómo responde tu cuerpo al entrenamiento.

La sección sobre cómo entrenar aporta todo lo que necesitas saber sobre las variables para un entrenamiento de fuerza eficaz, como el volumen de entrenamiento y la gestión de la fatiga. Si quieres desarrollar músculo, la fuerza o la resistencia, encontrarás una rutina fácil de seguir, además de alternativas para quienes quieran ejercitarse con más frecuencia. Los programas son la base de tu entrenamiento y pueden adaptarse a lo largo del tiempo.

Austin Current
Preparador y educador físico

ENTRENAMIENTO DE FUERZA PARA TODOS

Hoy sabemos que todo el mundo se puede beneficiar de los ejercicios de fuerza en su día a día. Circulan muchos consejos contradictorios, pero este texto desmiente los mitos más comunes sobre el trabajo de resistencia y te permite descubrir qué complexión tienes y si eso importa.

MITO | REALIDAD

COMPLEXIÓN O GENÉTICA

66 99

*Tengo **malos** genes*

LA GENÉTICA IMPORTA PERO NO LO ES TODO

Está demostrado que si te dicen que eres malo en algo, independientemente de tus genes, eso puede afectar negativamente a tu rendimiento. Dado que las pruebas genéticas fiables están fuera del alcance de la mayoría, es importante que no te limiten las etiquetas. Creer en ti puede tener un resultado positivo.

66 99

No veo resultados. No funciona

CIERTO. LAS CIRCUNSTANCIAS INDIVIDUALES HACEN NECESARIO UN CAMBIO DE PROGRAMA

Algunas personas pueden responder mejor que otras. No haber respondido a un programa específico no significa que no te vaya a funcionar otro. Si no ves resultados, es el momento de revisar la rutina actual (p. 201).

EDAD

66 99

*Soy **demasiado joven** para el entrenamiento de fuerza*

NO, CON SUPERVISIÓN LAS NIÑAS PUEDEN EMPEZAR A LOS 11 AÑOS Y LOS NIÑOS A LOS 13

Ha quedado demostrado que un plan de entrenamiento de fuerza bien diseñado y supervisado es relativamente seguro y tiene otros beneficios, como la mejora de la motricidad y el bienestar y el fomento del hábito del ejercicio a edades tempranas.

66 99

*Soy **demasiado mayor** para el entrenamiento de fuerza*

NO, LOS BENEFICIOS PUEDEN FRENAR EL DETERIORO RELACIONADO CON LA EDAD

El entrenamiento de fuerza es la estrategia más eficaz para contrarrestar la pérdida de masa muscular por el envejecimiento. Estar más fuerte ayuda a los mayores a mantener las funciones físicas y a evitar la pérdida de la independencia.

HOMBRES FRENTE A MUJERES

> **66 99**
> *El entrenamiento de fuerza*
> *es **solo para hombres***

LOS BENEFICIOS SON PARA TODOS

Los principales beneficios de los ejercicios de resistencia (ver también pp. 6-7) son universales. Es la forma más eficaz de modelar tu cuerpo, ganar músculo y perder grasa de la zona que se desee. Las mujeres se benefician igual que los hombres, sean cuales sean sus objetivos.

> **66 99**
> *El entrenamiento de fuerza hace*
> *a las **mujeres ganar volumen***

LOS ESTRÓGENOS LIMITAN EL EXCESO DE MÚSCULO

La capacidad de la mujer para ganar músculo en exceso la limitan las hormonas. La mujer tiene niveles más altos de estrógenos y más bajos de testosterona, que pueden ayudar en la recuperación y en la retención del tejido muscular.

> **66 99**
> *Los hombres ganan **más***
> ***músculo** que las mujeres*

TODO EL MUNDO EXPERIMENTA UNA GANANCIA SIMILAR

Se ha demostrado que hombres y mujeres experimentan niveles similares de crecimiento muscular, pero el punto de partida de ellas es más bajo. Los hombres experimentan una ganancia absoluta mayor por sus altos niveles de testosterona

¿MI COMPLEXIÓN ME LIMITA?

La figura no está fijada de por vida; tu físico puede cambiar y mejorar con el entrenamiento de fuerza. Puedes identificarte con una de las tres complexiones (conocidas como somatotipos, ver a la derecha), pero no deberías dejar que la forma de tu cuerpo condicione tu rutina. La gestión del estrés, el sueño y la nutrición, así como la actividad física, influyen en la figura.

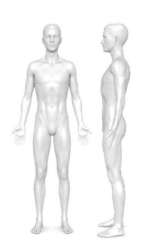

ECTOMORFO
Individuos altos y delgados que tienen más difícil la construcción de músculo pero pierden grasa más fácilmente.

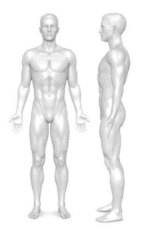

MESOMORFO
Individuos esbeltos y musculosos que tienen fácil la construcción de músculo y no les resulta difícil perder grasa.

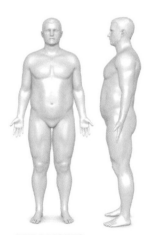

ENDOMORFO
Individuos más voluminosos y grandes que ganan músculo fácilmente, pero a quienes cuesta más perder grasa.

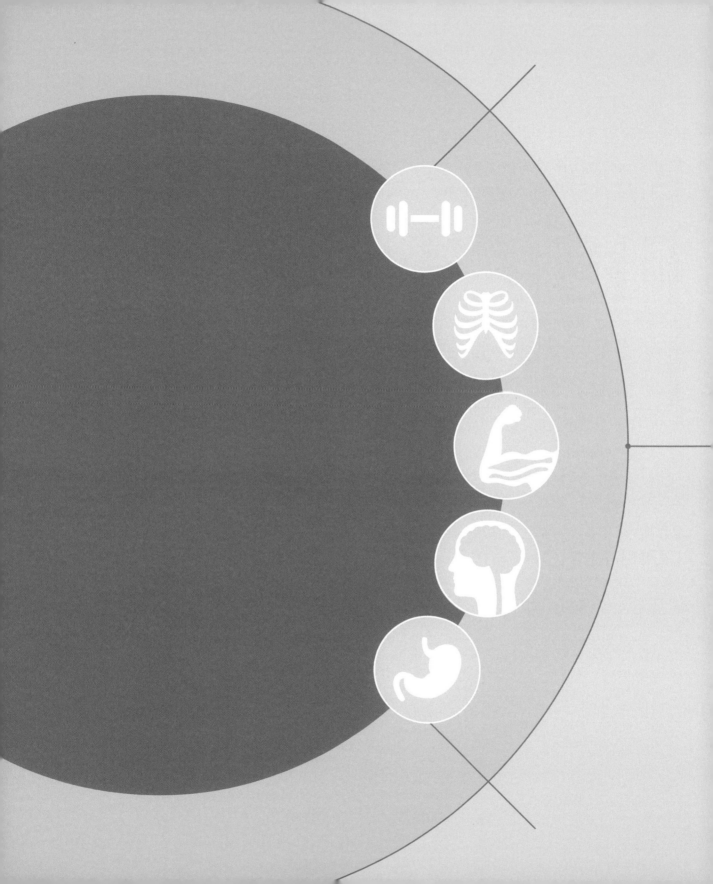

FISIOLOGÍA HUMANA

Además de desarrollar la fuerza y los músculos, el entrenamiento de fuerza tiene efectos positivos en la densidad ósea y el tejido conectivo, reduce el riesgo de trastornos metabólicos y enfermedades cardiovasculares, y mejora la salud mental. Conoce cómo afecta el entrenamiento de fuerza al cuerpo y la dieta adecuada para mejorar la salud, el rendimiento y acelerar la recuperación.

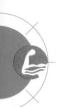

ANATOMÍA MUSCULAR

En el cuerpo hay más de 600 músculos, algunos profundos y otros más superficiales. Los músculos esqueléticos, unidos a los huesos por los tendones, facilitan el movimiento.

MÚSCULO ESQUELÉTICO

El músculo crea el movimiento mediante contracciones coordinadas de las fibras musculares esqueléticas. Localizar, estudiar y familiarizarte con los principales grupos musculares permite visualizar cómo funcionan los músculos, así como crear una mayor tensión mecánica durante los ejercicios de fuerza.

Imagen ampliada de miofibrillas alineadas unas con otras

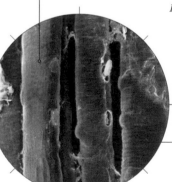

Las estrías visibles muestran la ubicación de las proteínas musculares (p. 16)

Flexores del codo
Bíceps braquial
Braquial (profundo)
Braquiorradial

Las fibras del músculo esquelético
El músculo esquelético estriado es responsable de producir fuerza y crear movimiento durante el ejercicio de fuerza. Un solo músculo consta de miles de miofibrillas dispuestas en paralelo (p. 16).

Pectorales
Pectoral mayor
Pectoral menor

Músculos intercostales

Braquial

Abdominales
Recto abdominal
Oblicuo externo abdominal
Oblicuo interno abdominal (profundo, no se muestra)
Transverso abdominal

Flexores de la cadera
Iliopsoas (ilíaco y psoas mayor)
Recto femoral (véase cuádriceps)
Sartorio
Aductores (más abajo)

Aductores
Aductor largo
Aductor corto
Aductor mayor
Pectíneo
Grácil

Cuádriceps
Recto femoral
Vasto medial
Vasto lateral
Vasto intermedio (profundo, no se muestra)

Dorsiflexores del tobillo
Tibial anterior
Extensor largo de los dedos
Extensor largo del dedo gordo

SUPERFICIALES

PROFUNDOS

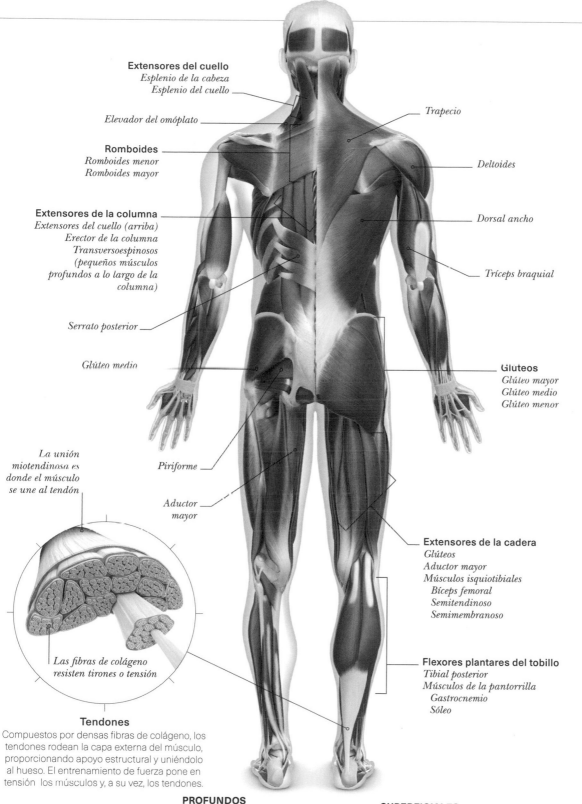

Extensores del cuello
Esplenio de la cabeza
Esplenio del cuello

Elevador del omóplato

Romboides
Romboides menor
Romboides mayor

Extensores de la columna
Extensores del cuello (arriba)
Erector de la columna
Transversoespinosos
(pequeños músculos
profundos a lo largo de la
columna)

Serrato posterior

Glúteo medio

La unión
miotendinosa es
donde el músculo
se une al tendón

Piriforme

Aductor
mayor

Las fibras de colágeno
resisten tirones o tensión

Trapecio

Deltoides

Dorsal ancho

Tríceps braquial

Glúteos
Glúteo mayor
Glúteo medio
Glúteo menor

Extensores de la cadera
Glúteos
Aductor mayor
Músculos isquiotibiales
Bíceps femoral
Semitendinoso
Semimembranoso

Flexores plantares del tobillo
Tibial posterior
Músculos de la pantorrilla
Gastrocnemio
Sóleo

Tendones
Compuestos por densas fibras de colágeno, los
tendones rodean la capa externa del músculo,
proporcionando apoyo estructural y uniéndolo
al hueso. El entrenamiento de fuerza pone en
tensión los músculos y, a su vez, los tendones.

PROFUNDOS

SUPERFICIALES

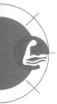

CÓMO TRABAJAN LOS MÚSCULOS

El músculo se une al hueso por el tendón, que se estira para afrontar las fuerzas producidas por el movimiento. Los músculos suelen funcionar en pares antagonistas para controlar el movimiento en torno a una articulación, como el brazo que se muestra aquí, y se contraen de diferentes formas.

TIPOS DE CONTRACCIÓN

En el entrenamiento de fuerza hay tres tipos de contracción: isotónica –que se divide en excéntrica y concéntrica– e isométrica. Estos nombres describen cómo cambia un músculo. La contracción isotónica implica un cambio en la longitud del músculo: si es excéntrica hay un alargamiento y si es concéntrica, un acortamiento. En el caso de las isométricas, el músculo se activa pero no provoca ningún movimiento, ya que no hay cambio en la longitud (pp. 20-21).

Antagonista
El bíceps braquial permite la extensión del brazo

Agonista
El tríceps braquial acciona la extensión del brazo

Extensión
El ángulo de la articulación se abre

Sinergista
Los músculos braquial y braquiorradial ayudan en las dos fases del movimiento del brazo

CONTRACCIÓN EXCÉNTRICA
En la contracción excéntrica, el músculo se alarga y genera fuerza. Se trata de un estiramiento bajo tensión que «frena» o ralentiza el movimiento. En este caso, el bíceps braquial trabaja excéntricamente para «frenar» el movimiento hacia abajo de la mancuerna.

ACCIÓN MUSCULAR CONJUNTA

Los músculos solo pueden tirar, no pueden empujar. Para ello, suelen trabajar en parejas antagonistas. El músculo motor o agonista trabaja junto al sinergista para crear el movimiento. El antagonista, el músculo que se opone al que inicia la acción, ayuda a controlar el movimiento en el otro lado de la articulación.

Perfeccionar los movimientos

Cuando se comienza con los ejercicios de fuerza, el sistema nervioso intenta activar el agonista y el antagonista a la vez, lo que produce movimientos «entrecortados» y menos coordinados. Con el tiempo y la práctica, el sistema nervioso se adapta (p. 38) y la activación se reduce al grupo muscular antagonista, lo que da lugar a una acción articular más suave y eficaz y a una mayor producción de fuerza potencial.

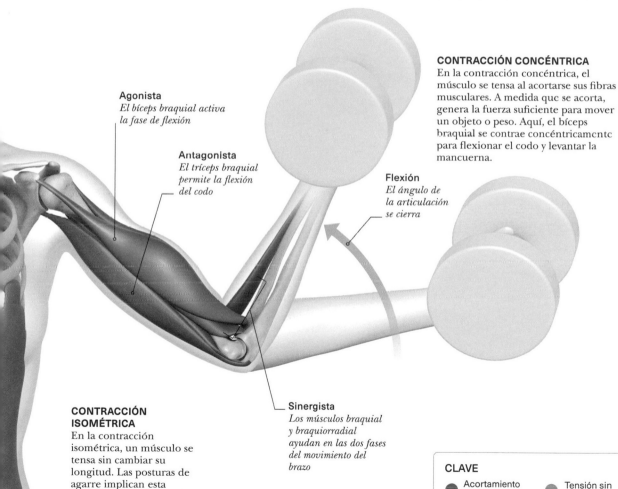

Agonista
El bíceps braquial activa la fase de flexión

Antagonista
El tríceps braquial permite la flexión del codo

CONTRACCIÓN CONCÉNTRICA
En la contracción concéntrica, el músculo se tensa al acortarse sus fibras musculares. A medida que se acorta, genera la fuerza suficiente para mover un objeto o peso. Aquí, el bíceps braquial se contrae concéntricamente para flexionar el codo y levantar la mancuerna.

Flexión
El ángulo de la articulación se cierra

CONTRACCIÓN ISOMÉTRICA
En la contracción isométrica, un músculo se tensa sin cambiar su longitud. Las posturas de agarre implican esta contracción. Por ejemplo, contraes los músculos abdominales para estabilizar el *core* y así centrarte en los músculos objetivo de un ejercicio.

Sinergista
Los músculos braquial y braquiorradial ayudan en las dos fases del movimiento del brazo

CLAVE
- 🔴 Acortamiento bajo tensión (concéntrica)
- 🔵 Tensión sin movimiento (isométrica)
- 🔴 Alargamiento bajo tensión (excéntrica)

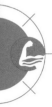

ESTRUCTURA MUSCULAR EN DETALLE

El músculo esquelético está formado por haces cilíndricos de fibras musculares (fascículos). Cada fibra o célula muscular se compone de filamentos proteicos contráctiles que producen la contracción. Cada músculo tiene además una red vascular que transporta oxígeno y sustratos químicos para producir energía (pp. 28-29) y eliminar los residuos generados por la contracción muscular.

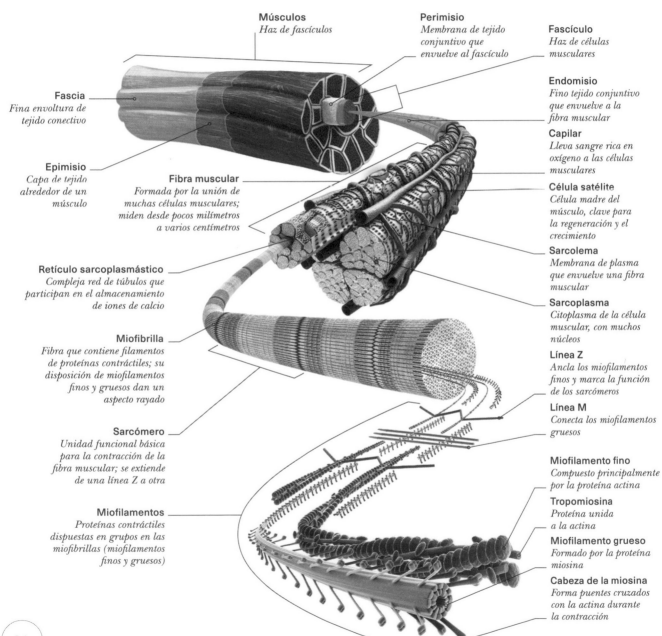

Músculos
Haz de fascículos

Perimisio
Membrana de tejido conjuntivo que envuelve al fascículo

Fascículo
Haz de células musculares

Fascia
Fina envoltura de tejido conectivo

Endomisio
Fino tejido conjuntivo que envuelve a la fibra muscular

Capilar
Lleva sangre rica en oxígeno a las células musculares

Epimisio
Capa de tejido alrededor de un músculo

Fibra muscular
Formada por la unión de muchas células musculares; miden desde pocos milímetros a varios centímetros

Célula satélite
Célula madre del músculo, clave para la regeneración y el crecimiento

Sarcolema
Membrana de plasma que envuelve una fibra muscular

Retículo sarcoplasmástico
Compleja red de túbulos que participan en el almacenamiento de iones de calcio

Sarcoplasma
Citoplasma de la célula muscular, con muchos núcleos

Miofibrilla
Fibra que contiene filamentos de proteínas contráctiles; su disposición de miofilamentos finos y gruesos dan un aspecto rayado

Línea Z
Ancla los miofilamentos finos y marca la función de los sarcómeros

Línea M
Conecta los miofilamentos gruesos

Sarcómero
Unidad funcional básica para la contracción de la fibra muscular; se extiende de una línea Z a otra

Miofilamento fino
Compuesto principalmente por la proteína actina

Tropomiosina
Proteína unida a la actina

Miofilamentos
Proteínas contráctiles dispuestas en grupos en las miofibrillas (miofilamentos finos y gruesos)

Miofilamento grueso
Formado por la proteína miosina

Cabeza de la miosina
Forma puentes cruzados con la actina durante la contracción

Fibras musculares de contracción lenta y rápida

Existen dos tipos principales de fibras musculares esqueléticas: de contracción lenta (tipo 1) y de contracción rápida (tipo 2). El sistema nervioso elige automáticamente el tipo de fibra para cada ejercicio. La mayoría de los músculos esqueléticos tienen un reparto bastante equitativo de ambas, lo que permite realizar tareas de diferente magnitud y duración.

Las fibras tipo 2 se contraen y se cansan con rapidez; se usan en intensidad alta o acciones de fuerza explosiva.

Las fibras tipo 1 se contraen más lentamente pero se mantienen más tiempo; se emplean en ejercicios de resistencia.

FUERZA

TIEMPO (MILISEGUNDO) 200

COMPARATIVA DE LA CONTRACCIÓN LENTA Y RÁPIDA

Contracción muscular a nivel microscópico

Acortar y alargar el músculo es posible gracias a los filamentos proteicos contráctiles de la miofibrilla: actina y miosina. El impulso nervioso desencadena una serie de pasos en la fibra muscular. Los filamentos de actina y miosina se unen, se doblan, se separan y se unen de nuevo en una secuencia repetida que tira de los filamentos de actina hacia el centro del sarcómero y crea tensión en el músculo.

EL CICLO DE CONTRACCIÓN

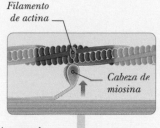

Filamento de actina

Cabeza de miosina

ACOPLAMIENTO
La cabeza de la miosina activada se acopla al filamento de la actina, formando lo que se conoce como un puente entre los filamentos.

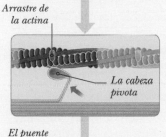

Arrastre de la actina

La cabeza pivota

GOLPE DE POTENCIA
La cabeza de la miosina pivota y se dobla, tirando del filamento de la actina hacia la línea M y acercando las líneas Z.

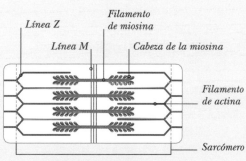

Línea Z

Línea M

Filamento de miosina

Cabeza de la miosina

Filamento de actina

Sarcómero

MÚSCULO RELAJADO

Los puentes cruzados tiran de los filamentos de la actina hacia dentro, contrayendo el músculo y generando tensión

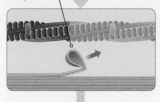

El puente cruzado se separa

DESACOPLE
Una molécula de ATP (energía química) se une a la cabeza de la miosina, aflojando el agarre al filamento de la actina; el puente cruzado se desprende.

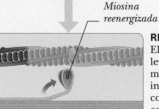

Miosina reenergizada

REENERGIZACIÓN
El ATP libera energía para levantar la cabeza de la miosina desde su posición inclinada, lista para que comience un nuevo ciclo de contracción.

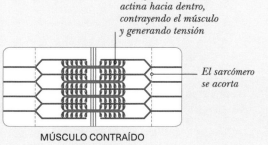

El sarcómero se acorta

MÚSCULO CONTRAÍDO

DESARROLLO MUSCULAR

El crecimiento o hipertrofia de las células musculares es un aumento del tamaño del tejido muscular esquelético. El ejercicio de fuerza estimula la hipertrofia de varias formas y las células especializadas mantienen, reparan y desarrollan nuevos músculos.

ESTÍMULO DEL CRECIMIENTO

La idea actual es que, durante el crecimiento del músculo esquelético, se producen tres estímulos relacionados: la tensión mecánica (ejercida sobre una fibra muscular durante el ejercicio de fuerza), el estrés metabólico (o acumulación de subproductos metabólicos en las fibras durante el entrenamiento) y el daño muscular (microdesgarros de fibras y alteración de la línea Z).

El principal impulsor del crecimiento muscular es la tensión mecánica. La fatiga, causada en parte por el estrés metabólico, eleva la tensión mecánica, llama a más neuronas motrices y ralentiza el acortamiento de la fibra muscular. Esta combinación aumenta el número de músculos controlados, lo que produce más tensión mecánica. La relación bidireccional resultante genera aún más tensión: el estrés metabólico es un subproducto de la tensión mecánica y también contribuye a aumentarla dentro del músculo.

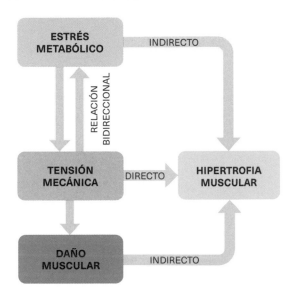

MECANISMOS DE LA HIPERTROFIA

CÓMO AUMENTA EL MÚSCULO

La proteína del músculo esquelético pasa a diario por períodos de síntesis y degradación (p. 34). El crecimiento muscular se da siempre que la tasa de síntesis de proteínas musculares es mayor a la de degradación. Se cree que la hipertrofia muscular es un conjunto de adaptaciones a diferentes componentes –las miofibrillas, el líquido sarcoplasmástico y el tejido conectivo.

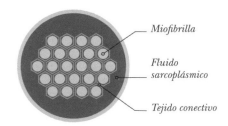

Miofibrilla

Fluido sarcoplásmico

Tejido conectivo

FIBRA MUSCULAR ANTES DE CRECER
El círculo muestra una fibra muscular en sección transversal. En su interior hay muchas miofibrillas y, alrededor de ellas, líquido sarcoplasmástico y una capa de tejido conectivo en forma de panal.

CÉLULAS SATÉLITE

Las células satélite son un tipo de células madre claves para el mantenimiento, regeneración (y crecimiento) y remodelación de las fibras musculares en respuesta al ejercicio, especialmente el de fuerza.

Normalmente, están inactivas hasta que se necesitan. Cuando se estimulan, pueden ayudar a formar nuevas fibras, donar su núcleo para auxiliar a una fibra ya existente o reponer la reserva de células satélite.

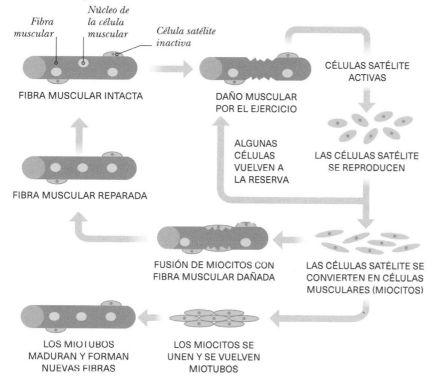

Fibra muscular

Núcleo de la célula muscular

Célula satélite inactiva

FIBRA MUSCULAR INTACTA

DAÑO MUSCULAR POR EL EJERCICIO

CÉLULAS SATÉLITE ACTIVAS

ALGUNAS CÉLULAS VUELVEN A LA RESERVA

LAS CÉLULAS SATÉLITE SE REPRODUCEN

FIBRA MUSCULAR REPARADA

FUSIÓN DE MIOCITOS CON FIBRA MUSCULAR DAÑADA

LAS CÉLULAS SATÉLITE SE CONVIERTEN EN CÉLULAS MUSCULARES (MIOCITOS)

LOS MIOTUBOS MADURAN Y FORMAN NUEVAS FIBRAS

LOS MIOCITOS SE UNEN Y SE VUELVEN MIOTUBOS

Envejecimiento y pérdida de masa muscular

La atrofia muscular (lo contrario de la hipertrofia) se define como el desgaste o reducción del tamaño del tejido muscular. Esta caída se relaciona con una mala calidad de vida y una mayor morbilidad. A partir de los 40 años, el cuerpo pierde progresivamente masa muscular cada año.

Sin embargo, un entrenamiento de resistencia constante, junto con una buena ingesta de proteínas (pp. 30-31), reduce esta pérdida progresiva. La actividad física, en concreto el entrenamiento de fuerza, puede prevenir y tratar la sarcopenia (pérdida de músculo) y la dinapenia (pérdida de fuerza muscular y potencia).

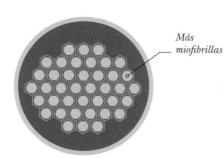

HIPERTROFIA MIOFIBRILAR

La proteína miofibrilar constituye el 60-70 % de las proteínas de la célula muscular. La hipertrofia miofibrilar es el aumento en número y/o tamaño de las miofibrillas por la suma de sarcómeros.

Más miofibrillas

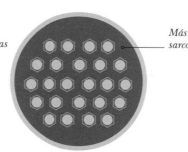

HIPERTROFIA SARCOPLÁSMICA

El aumento del volumen del sarcoplasma (que incluye mitocondrias, retículo sarcoplásmico, túbulos T, enzimas y sustratos como el glucógeno) también aumenta la fibra muscular.

Más sarcoplasma

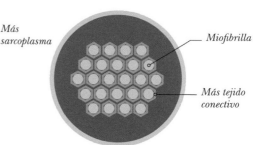

HIPERTROFIA DEL TEJIDO CONECTIVO

La matriz extracelular de la fibra muscular es un andamiaje tridimensional de tejido conectivo. El aumento del contenido de minerales y proteínas hace que los músculos aumenten de tamaño.

Miofibrilla

Más tejido conectivo

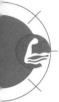

EJERCICIO Y DESARROLLO MUSCULAR

Los tres estímulos de la hipertrofia muscular trabajan de forma muy diferente. El principal es la tensión mecánica, mientras que el estrés metabólico y el daño muscular actúan de forma menos directa (p. 18).

TENSIÓN MECÁNICA

Para que se produzca la hipertrofia muscular, debe haber un estímulo mecánico, que se denomina tensión mecánica o tensión muscular. Cuando se contrae el músculo frente a la resistencia, se crea una tensión mecánica a través de la fuerza ejercida sobre él. Una vez que los mecanorreceptores del músculo detectan esa tensión, se desencadenan reacciones químicas que conducen al crecimiento muscular.

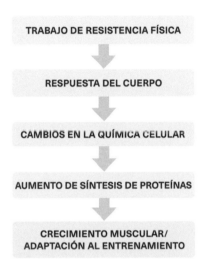

TRABAJO DE RESISTENCIA FÍSICA

RESPUESTA DEL CUERPO

CAMBIOS EN LA QUÍMICA CELULAR

AUMENTO DE SÍNTESIS DE PROTEÍNAS

CRECIMIENTO MUSCULAR/ ADAPTACIÓN AL ENTRENAMIENTO

DEL TRABAJO AL CRECIMIENTO
El estímulo físico del trabajo de resistencia sobre la tensión mecánica estimula a su vez respuestas químicas y biológicas que producen músculos más grandes y fuertes.

La creación de tensión en los músculos

Cuando se contraen activamente (pp. 14-15), los músculos pueden generar tensión mecánica o muscular al acortarse, alargarse o mantener la longitud. La tensión depende de lo grande o pequeño que sea el solapamiento entre los miofilamentos de actina y los de miosina dentro de un sarcómero (p. 17).

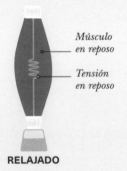

Músculo en reposo

Tensión en reposo

RELAJADO

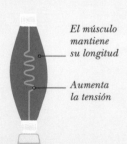

El músculo mantiene su longitud

Aumenta la tensión

ISOMÉTRICA

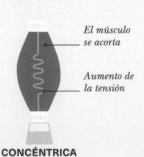

El músculo se acorta

Aumento de la tensión

CONCÉNTRICA

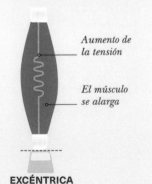

Aumento de la tensión

El músculo se alarga

EXCÉNTRICA

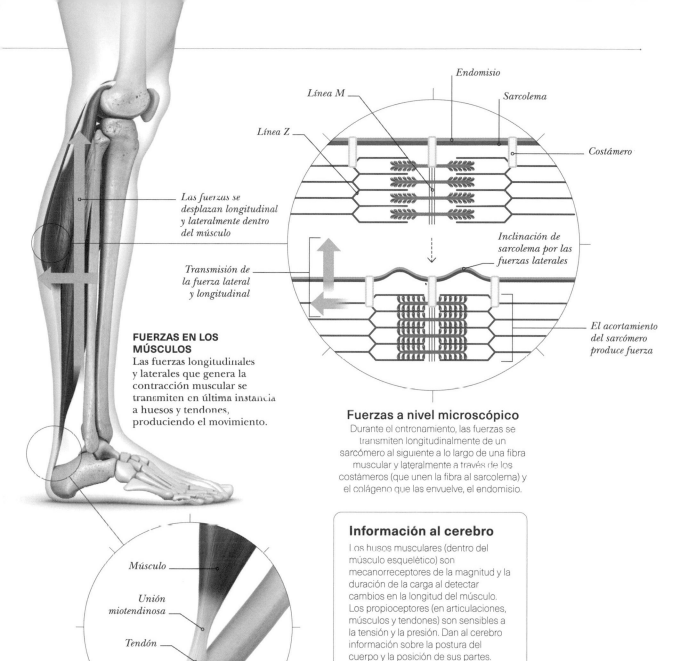

Línea M

Endomisio

Sarcolema

Línea Z

Costámero

Las fuerzas se desplazan longitudinal y lateralmente dentro del músculo

Inclinación de sarcolema por las fuerzas laterales

Transmisión de la fuerza lateral y longitudinal

El acortamiento del sarcómero produce fuerza

FUERZAS EN LOS MÚSCULOS

Las fuerzas longitudinales y laterales que genera la contracción muscular se transmiten en última instancia a huesos y tendones, produciendo el movimiento.

Fuerzas a nivel microscópico

Durante el entrenamiento, las fuerzas se transmiten longitudinalmente de un sarcómero al siguiente a lo largo de una fibra muscular y lateralmente a través de los costámeros (que unen la fibra al sarcolema) y el colágeno que las envuelve, el endomisio.

Información al cerebro

Los husos musculares (dentro del músculo esquelético) son mecanorreceptores de la magnitud y la duración de la carga al detectar cambios en la longitud del músculo. Los propioceptores (en articulaciones, músculos y tendones) son sensibles a la tensión y la presión. Dan al cerebro información sobre la postura del cuerpo y la posición de sus partes.

Los husos musculares transmiten información a través de neuronas sensoriales

Músculo

Unión miotendinosa

Tendón

Hueso

La unión miotendinosa

Los músculos se unen a los huesos a través de los tendones. El tendón se conecta al músculo a través de la unión miotendinosa, una zona que se lesiona fácilmente (p. 178).

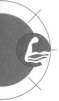

ESTRÉS METABÓLICO

Este motor secundario de la hipertrofia muscular es la acumulación de metabolitos por el ejercicio. Productos intermedios de las reacciones metabólicas catalizadas por las enzimas celulares, los metabolitos más comunes son el lactato (p. 29), el fosfato inorgánico y el hidrógeno. El bajo nivel de oxígeno en la sangre (hipoxia) puede liberar hormonas y citoquinas (proteínas de señalización) durante la contracción. La teoría principal dice que a mayor fatiga muscular y metabolitos, más tensión en las fibras de contracción rápida, lo que estimula su crecimiento.

Otro subproducto del estrés metabólico que parece contribuir a la cantidad de tensión mecánica durante la contracción es la inflamación celular (o «bomba muscular»). El aumento de la presión interna en el músculo genera más tensión y eleva la cantidad total de tensión mecánica durante la contracción.

CURL DE PIERNA CON PELOTA
En un mismo ejercicio, distintos músculos se contraen isométrica, concéntrica y excéntricamente. Controlar las contracciones excéntricas es crucial para minimizar el daño mecánico a las células musculares.

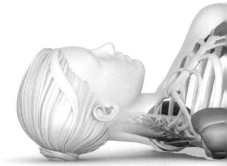

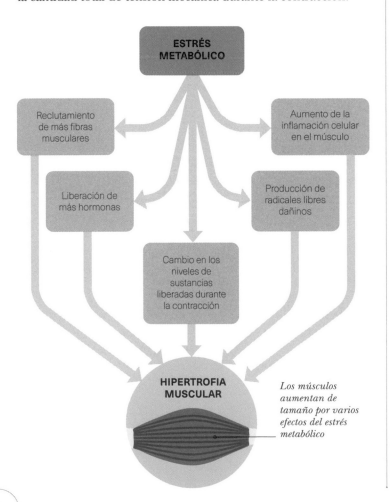

ESTRÉS METABÓLICO

Reclutamiento de más fibras musculares

Aumento de la inflamación celular en el músculo

Liberación de más hormonas

Producción de radicales libres dañinos

Cambio en los niveles de sustancias liberadas durante la contracción

HIPERTROFIA MUSCULAR

Los músculos aumentan de tamaño por varios efectos del estrés metabólico

DAÑO MUSCULAR

El daño muscular inducido por el ejercicio contribuye al crecimiento muscular. Abarca desde el daño leve, potencialmente útil para el crecimiento muscular, al grave, que puede causar una gran alteración de los tejidos y efectos negativos en todo el cuerpo.

Más daño no es mejor

Un error común es pensar que si ejercicio genera mayor daño muscular (y dolor) es mejor. Aunque es una señal de que hay tensión, una gran cantidad de daño muscular limita la capacidad de mejorar con el tiempo. Antes se pensaba que el daño muscular era positivo porque tenía un impacto en la construcción de nuevos músculos. Pero ahora se sabe que unos niveles más elevados de síntesis de proteínas musculares son sobre todo para ayudar a regenerar y reparar el músculo tras el daño de una sesión de entrenamiento intenso, en lugar de para añadir nuevas proteínas contráctiles.

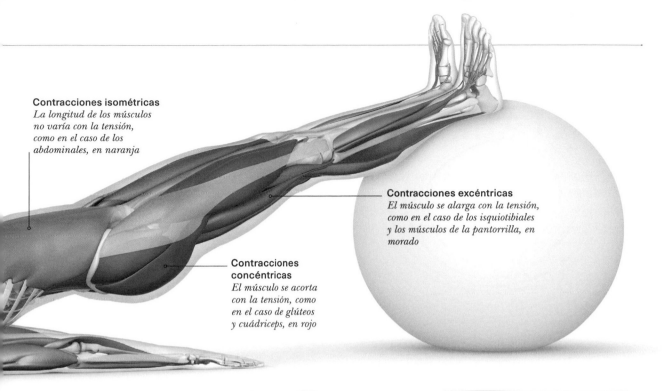

Contracciones isométricas
La longitud de los músculos no varía con la tensión, como en el caso de los abdominales, en naranja

Contracciones excéntricas
El músculo se alarga con la tensión, como en el caso de los isquiotibiales y los músculos de la pantorrilla, en morado

Contracciones concéntricas
El músculo se acorta con la tensión, como en el caso de glúteos y cuádriceps, en rojo

Contracciones excéntricas perjudiciales

El daño muscular se produce sobre todo con volúmenes de entrenamiento altos (p. 198) y contracciones excéntricas exageradas, que pueden causar más daños mecánicos en una célula muscular que las contracciones concéntricas o isométricas. El perjuicio de las contracciones excéntricas se da más por la interrupción mecánica de los enlaces actina-miosina que por el desacoplamiento dependiente de ATP (p. 17). Durante las acciones excéntricas intensas, los sarcómeros se distienden como un fuelle, como en los pliegues de la parte doblada de una pajita, uno tras otro a lo largo de la fibra muscular. Los filamentos vuelven a unirse después pero esto provoca dolores musculares.

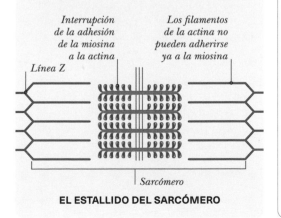

Interrupción de la adhesión de la miosina a la actina

Los filamentos de la actina no pueden adherirse ya a la miosina

Línea Z

Sarcómero

EL ESTALLIDO DEL SARCÓMERO

La recuperación, vital para ganar músculo

Al corto período de daño muscular por un entrenamiento intenso le sigue un tiempo más largo de recuperación, que es clave para regenerar las fibras musculares dañadas. Si se entrena sin que los músculos tengan la oportunidad de recuperarse entre acciones, se pierde la oportunidad de reconstruir el músculo, lo que afectará negativamente al rendimiento (p. 177).

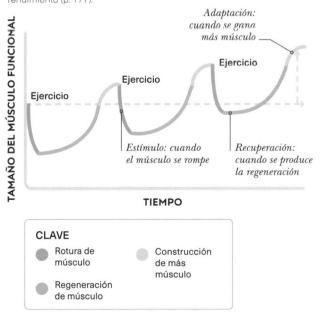

TAMAÑO DEL MÚSCULO FUNCIONAL

Adaptación: cuando se gana más músculo

Ejercicio

Ejercicio

Ejercicio

Estímulo: cuando el músculo se rompe

Recuperación: cuando se produce la regeneración

TIEMPO

CLAVE

● Rotura de músculo

● Construcción de más músculo

● Regeneración de músculo

EJERCICIO Y FORTALECIMIENTO ÓSEO

El hueso es uno de los elementos más olvidados y sofisticados del cuerpo humano. Forma el marco funcional del movimiento humano (pp. 26 y 27) y está directamente relacionado con las lesiones, la calidad de vida y la mortalidad.

FORMACIÓN DEL HUESO

El hueso aumenta de tamaño y fuerza por la acción de los osteoblastos ante una tensión o carga mecánica. Cuando está inactivo o no se le exige, el hueso se reabsorbe por la acción de los osteoclastos, lo que conlleva pérdida de fuerza, tamaño y densidad. La estructura ósea se mantiene gracias a las fuerzas gravitacionales ejercidas sobre el cuerpo y las laterales de la contracción muscular, que actúan sobre el hueso a través del tejido conectivo.

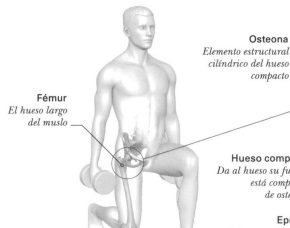

Periostio
Membrana fibrosa que cubre la superficie del hueso (excepto en articulaciones)

Médula ósea
Tejido que rellena la cavidad ósea; origen de las células de la sangre

Vasos sanguíneos
Rica red de arterias y venas que abastece al tejido óseo

Hueso esponjoso
Entramado de trozos de hueso (trabéculas) dispuestos a lo largo de las líneas de tensión

Osteona
Elemento estructural cilíndrico del hueso compacto

Fémur
El hueso largo del muslo

Hueso compacto
Da al hueso su fuerza; está compuesto de osteonas

Epífisis
Extremo ensanchado de hueso que forma una superficie articular

Sección transversal de un hueso largo
Un hueso largo (como el fémur) tiene un núcleo de médula ósea, una rica red de vasos sanguíneos que nutren el hueso y dos tipos de hueso: compacto y esponjoso.

EN EL INTERIOR DEL HUESO
El hueso es un tejido conectivo vivo formado por células especializadas y fibras proteicas. Sus capas –hueso compacto alrededor del esponjoso– le dan mucha fuerza y ligereza.

Huesos y músculos fuertes para toda la vida

Se ha demostrado que el entrenamiento regular de la fuerza reduce el riesgo de osteoporosis (huesos débiles y frágiles) y sarcopenia (pérdida de masa muscular). Estas dos enfermedades son un «dúo peligroso» (osteosarcopenia), ya que aumentan la probabilidad de caídas y fracturas en ancianos.

CÓMO CAMBIAN HUESOS Y MÚSCULOS

El ejercicio regular de resistencia mejora la densidad mineral y la composición ósea, lo que reduce el riesgo de osteoporosis.

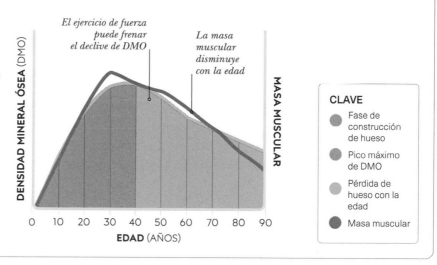

El ejercicio de fuerza puede frenar el declive de DMO

La masa muscular disminuye con la edad

DENSIDAD MINERAL ÓSEA (DMO)

MASA MUSCULAR

EDAD (AÑOS)

CLAVE

- Fase de construcción de hueso
- Pico máximo de DMO
- Pérdida de hueso con la edad
- Masa muscular

CÓMO SE REMODELA EL HUESO

El esqueleto está en un ciclo constante en el que los osteoclastos descomponen hueso y los osteoblastos lo fabrican. La fuerza de una carga –que puede ser simplemente el peso corporal– influye mucho, dependiendo de si dominan las fuerzas de tensión o de compresión. Si no hay carga externa, como cuando se está sentado, predomina la actividad osteoclástica. Por ello, una vida sedentaria es especialmente perjudicial para los huesos.

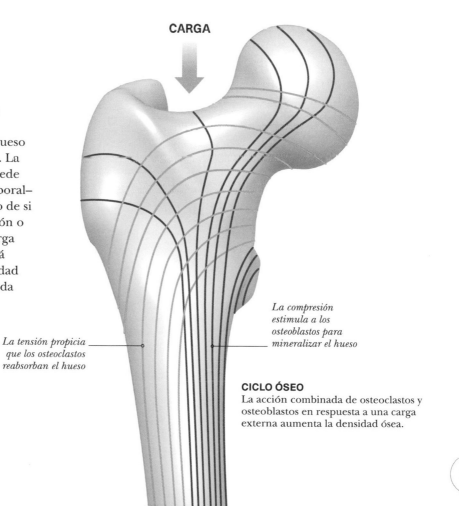

CARGA

La compresión estimula a los osteoblastos para mineralizar el hueso

La tensión propicia que los osteoclastos reabsorban el hueso

CICLO ÓSEO

La acción combinada de osteoclastos y osteoblastos en respuesta a una carga externa aumenta la densidad ósea.

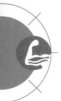

MECÁNICA DEL MOVIMIENTO

La principal función mecánica del esqueleto es ser un apoyo rígido contra el que actúan los músculos. El entrenamiento de resistencia aprovecha las fuerzas opuestas de músculos y carga externa para trabajar más y mover tanto el cuerpo como la resistencia externa.

MÚSCULOS Y MOVIMIENTO

El cuerpo es básicamente un sistema de palancas y, como tal, tiene un brazo de palanca (huesos), un eje (articulaciones), una fuerza para mover la carga (proporcionada por los músculos, que tiran de los huesos) y la resistencia ofrecida por el peso del cuerpo o por una carga externa.

Una palanca transforma una pequeña fuerza en una mucho mayor, lo que se conoce como ventaja mecánica, para generar fuerzas útiles en distancias cortas, que dan velocidad con fuerza.

El lugar donde se aplica la fuerza muscular y la resistencia en el hueso, en relación con la articulación, determina la palanca para levantar un peso. En el cuerpo humano hay tres clases de sistemas de palanca: primero, segundo y tercero.

FLEXIÓN
(p. 95)

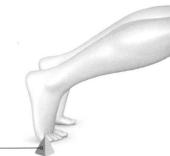

Eje (o fulcro)
Lo proporcionan los dedos de los pies (o las rodillas en la versión más fácil)

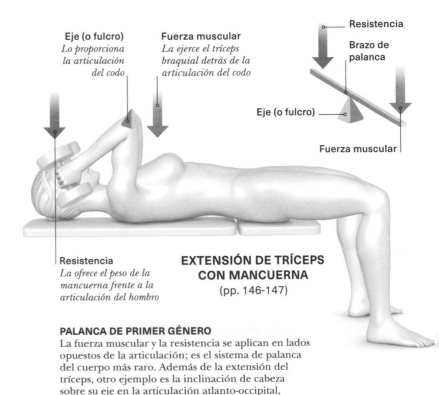

Eje (o fulcro)
Lo proporciona la articulación del codo

Fuerza muscular
La ejerce el tríceps braquial detrás de la articulación del codo

Resistencia

Brazo de palanca

Eje (o fulcro)

Fuerza muscular

Resistencia
La ofrece el peso de la mancuerna frente a la articulación del hombro

EXTENSIÓN DE TRÍCEPS CON MANCUERNA
(pp. 146-147)

PALANCA DE PRIMER GÉNERO
La fuerza muscular y la resistencia se aplican en lados opuestos de la articulación; es el sistema de palanca del cuerpo más raro. Además de la extensión del tríceps, otro ejemplo es la inclinación de cabeza sobre su eje en la articulación atlanto-occipital, en la parte superior de la columna.

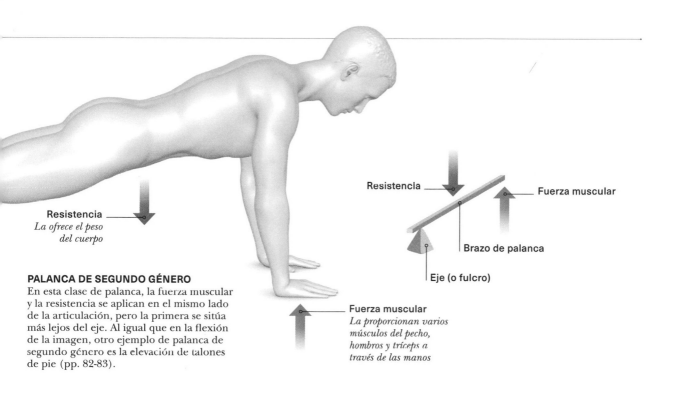

Resistencia
*La ofrece el peso
del cuerpo*

Resistencia — Fuerza muscular

Brazo de palanca

Eje (o fulcro)

Fuerza muscular
*La proporcionan varios
músculos del pecho,
hombros y tríceps a
través de las manos*

PALANCA DE SEGUNDO GÉNERO

En esta clase de palanca, la fuerza muscular
y la resistencia se aplican en el mismo lado
de la articulación, pero la primera se sitúa
más lejos del eje. Al igual que en la flexión
de la imagen, otro ejemplo de palanca de
segundo género es la elevación de talones
de pie (pp. 82-83).

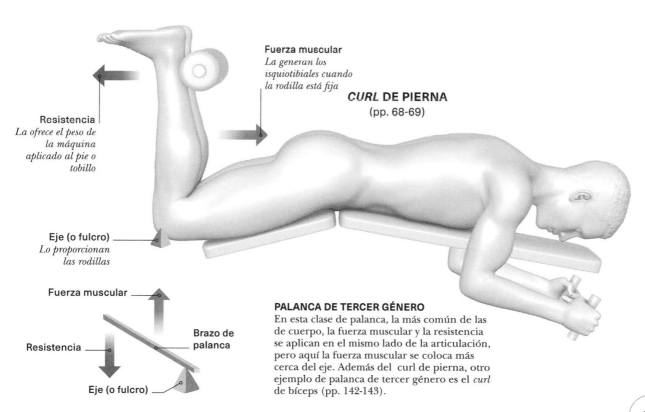

Fuerza muscular
*La generan los
isquiotibiales cuando
la rodilla está fija*

CURL DE PIERNA
(pp. 68-69)

Resistencia
*La ofrece el peso de
la máquina
aplicado al pie o
tobillo*

Eje (o fulcro)
*Lo proporcionan
las rodillas*

Fuerza muscular

Brazo de
palanca

Resistencia

Eje (o fulcro)

PALANCA DE TERCER GÉNERO

En esta clase de palanca, la más común de las
de cuerpo, la fuerza muscular y la resistencia
se aplican en el mismo lado de la articulación,
pero aquí la fuerza muscular se coloca más
cerca del eje. Además del curl de pierna, otro
ejemplo de palanca de tercer género es el *curl*
de bíceps (pp. 142-143).

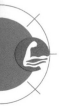

POTENCIAR LA ACCIÓN MUSCULAR

El cuerpo es una máquina bien engrasada que puede responder desde a movimientos rápidos y explosivos, como una sentadilla con pesas, hasta actividades de resistencia, como una maratón. Para hacerlo, se basa no en uno, sino en tres sistemas diferentes de producción de energía.

CONVERSIÓN DE ENERGÍA

El flujo de energía en un sistema biológico (bioenergética) se produce principalmente por la conversión de la energía química de glucógeno y macronutrientes –grasas, proteínas e hidratos de carbono (pp. 30-31)– en energía disponible biológicamente.

El adenosín trifosfato, o ATP, es la principal molécula del organismo para almacenar y llevar energía a las células.

ATP: la moneda energética de la célula

Casi todos los procesos celulares necesitan ATP, incluida la actividad muscular de potencia. El ATP es un nucleótido formado por una base de adenina unida a un azúcar ribosa y a su vez a tres grupos de fosfato. Los tres fosfatos están unidos entre sí por enlaces de energía alta. Una molécula de ATP libera energía cuando se retira un grupo fosfato y, a su vez, se convierte en la molécula de menor energía adenosín difosfato (ADP). El ADP y el ATP pasan continuamente de un estado a otro, ya que dan energía a todas las reacciones biológicas del organismo.

Metabolismo oxidativo (aeróbico)

El sistema oxidativo produce energía para las actividades de mayor duración y de baja intensidad, como las carreras de más de 1.600 m y para recuperar energía entre actividades de intensidad moderada y alta, como los descansos durante un entrenamiento de fuerza. Las adaptaciones del sistema oxidativo se trasladan al entrenamiento de fuerza a través de un mayor número de mitocondrias (unidades que producen energía en la célula), más mioglobina (proteína que ayuda a extraer el oxígeno de la sangre) y una mayor densidad capilar, favoreciendo todas el intercambio de oxígeno en el tejido muscular.

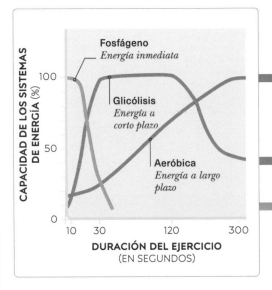

CÓMO PRODUCE ENERGÍA EL CUERPO

Los procesos energéticos se dividen, a grandes rasgos, en anaeróbicos (no dependientes del oxígeno) y aeróbicos (dependientes del oxígeno). El metabolismo anaeróbico involucra a los sistemas fosfágeno y glicolítico, mientras que el aeróbico implica al sistema oxidativo. Es importante tener en cuenta que los tres sistemas están activos en todo momento. Qué sistema domina y se usa en mayor magnitud depende de la intensidad y la duración de la actividad.

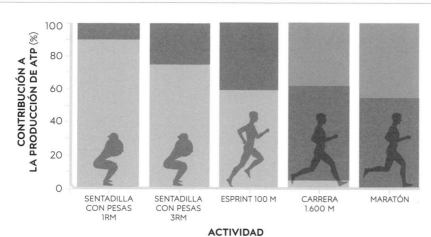
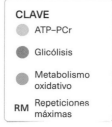

- ATP–PCr
- Glicólisis
- Metabolismo oxidativo
- RM Repeticiones máximas

CONTRIBUCIÓN A LA PRODUCCIÓN DE ATP (%)

100 · 80 · 60 · 40 · 20 · 0

SENTADILLA CON PESAS 1RM | SENTADILLA CON PESAS 3RM | ESPRINT 100 M | CARRERA 1.600 M | MARATÓN

ACTIVIDAD

ENERGÍA PARA ACTIVIDADES

La contribución de cada sistema energético a cada actividad varía. El sistema anaeróbico (ATP-PCr) potencia el trabajo de fuerza, pero otros sistemas ayudan a reponer el ATP entre series.

Glicólisis - anaeróbica

Este proceso se da en actividades de duración moderada y alta intensidad, como el entrenamiento de fuerza con más carga y el trabajo de resistencia al esprint. En el ejercicio de alta intensidad, la glicólisis emplea la glucosa de la sangre, pero también crea lactato para satisfacer la demanda de energía (ATP) de los músculos. Cuando el lactato se acumula en la sangre, se produce una acidosis láctica con síntomas desagradables como dolor y ardor muscular, fatiga, respiración acelerada, dolor de estómago y náuseas. Por suerte, suele ser temporal y reversible; el lactato se puede metabolizar en piruvato que se empleará en otras vías energéticas celulares. Las adaptaciones a la glicólisis pueden darse a través de niveles más altos de enzimas glicolíticas y una mayor producción de ATP durante el ejercicio, así como un mayor almacenamiento de glucógeno en el músculo.

CÓMO CREA ENERGÍA LA GLICÓLISIS

GLUCÓGENO → GLUCOSA → 10 PASOS → 2-3 MOLÉCULAS DE ATP

GLUCOSA → PIRUVATO → LACTATO

Fosfágeno - anaeróbico

El sistema de fosfágenos (a veces llamado ATP-PCr porque usa y rehace la fosfocreatina –PCr–) se da principalmente en actividades cortas e intensas, como el ejercicio de fuerza de alta intensidad (1-3 repeticiones) y el esprint (100 metros lisos). Este proceso es muy activo al iniciar cualquier actividad, sea cual sea la intensidad. Es posible adaptarlo a través del entrenamiento de fuerza. Las mejoras más sustanciales en el almacenamiento intramuscular se logran con un suplemento de creatina monohidratada (p. 36).

FOSFOCREATININA (PCR)

ADP

Uso de fosfato para rehacer PCr

Cesión de fosfato de PCr a ADP

Fosfato cedido en la contracción muscular

CREATININA

1 MOLÉCULA DE ADP

CÓMO CREA ENERGÍA EL SISTEMA FOSFÁGENO

NUTRIENTES NECESARIOS PARA ENTRENAR LA FUERZA

Puede que el término «macronutriente» no resulte familiar, pero sí los tres tipos: hidratos de carbono, grasas y proteínas. Las calorías de los macronutrientes permiten obtener energía para distintas reacciones químicas, como preparar el músculo para hacer frente a la resistencia. Los micronutrientes son las vitaminas y los minerales, cruciales para una amplia variedad de procesos corporales.

MACRONUTRIENTES

Los elementos de los macronutrientes pueden ensamblarse y descomponerse luego para producir energía, en un proceso llamado bioenergética (pp. 28-29). Los hidratos de carbono se convierten en glucosa, pero también se almacenan como glucógeno (en músculos e hígado). Las proteínas están formadas por aminoácidos. Las grasas se convierten en triglicéridos y ácidos grasos libres.

FUENTES ENERGÉTICAS

El cuerpo descompone el combustible que le llega, ya sea como carbohidratos, proteínas o grasas, y lo distribuye a los músculos a través de la sangre. Las células musculares fabrican con él energía, el ATP (pp. 28-29). Además de glucógeno y triglicéridos, los músculos almacenan ATP y aminoácidos.

LA ENERGÍA SE ALMACENA EN EL HÍGADO

GLUCÓGENO

GLUCOSA

LA ENERGÍA SE ALMACENA EN EL PROPIO MÚSCULO

GLUCÓGENO

TRIGLICÉRIDOS

LA ENERGÍA SE ALMACENA EN EL TEJIDO ADIPOSO

TRIGLICÉRIDOS

ÁCIDOS GRASOS

AMINOÁCIDOS DESAMINADOS

LOS COMPONENTES ENERGÉTICOS VIAJAN POR LA SANGRE

ENVÍO A LOS MÚSCULOS

GLUCOSA

AMINOÁCIDOS DESAMINADOS

ÁCIDOS GRASOS

CONVERSIÓN EN ENERGÍA

ATP PARA LA CONTRACCIÓN MUSCULAR

CLAVE

● Carbohidratos

● Proteínas

● Grasas

Carbohidratos

El principal combustible del entrenamiento de fuerza son los carbohidratos, almacenados como glucógeno y convertidos en energía a través del metabolismo anaeróbico (pp. 28-29). Los hidratos de carbono son clave para reponer las reservas de glucógeno y garantizar el rendimiento y la recuperación entre sesiones. Aunque el cuerpo fabrica glucosa a partir de proteínas y grasas, los carbohidratos deben constituir el mayor porcentaje de la ingesta diaria, sobre todo si se ejercita la fuerza, puesto que son responsables de hasta el 80 % de la producción de ATP durante el entrenamiento.

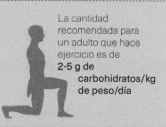

Un carbohidrato aporta 4 kcal de energía por g

La cantidad recomendada para un adulto que hace ejercicio es de **2-5 g de carbohidratos/kg de peso/día**

UN ADULTO DE 70 KG NECESITA 140-350 G* DE CARBOHIDRATOS AL DÍA

* dependiendo de la demanda energética y la composición corporal

Proteínas

Las proteínas de la dieta son esenciales para la salud, especialmente para la construcción y el mantenimiento de los músculos, el crecimiento y reparación de tejidos y células y las funciones estructurales de tejido conectivo, huesos y órganos. A diferencia de los carbohidratos y las grasas, el cuerpo no cuenta con reservas de proteínas, por lo que es crucial ingerir suficientes a través de la dieta. En las funciones corporales participan veinte aminoácidos, divididos en esenciales y no esenciales. Los aminoácidos esenciales se consumen a través de la dieta, mientras que los no esenciales pueden sintetizarse a partir de otras fuentes de proteínas.

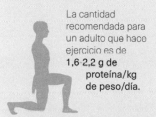

Una proteína aporta 4 kcal de energía por g

La cantidad recomendada para un adulto que hace ejercicio es de **1,6-2,2 g de proteína/kg de peso/día.**

UN ADULTO DE 70 KG NECESITA 112-154 G* DE PROTEÍNA AL DÍA

* dependiendo de la demanda energética y la composición corporal

Grasas

Las grasas, o lípidos, son un nutriente esencial para muchas funciones corporales, como la protección de los órganos internos, la transmisión de señales nerviosas, la absorción de vitaminas y la producción de membranas celulares y hormonas. La grasa se almacena en el tejido adiposo y se ha demostrado que una ingesta adecuada repercute en los niveles de testosterona, desempeñando un papel importante en la construcción de músculo y en la regulación del metabolismo. Los nutricionistas recomiendan que la mayor parte de las grasas procedan de ácidos grasos esenciales de alta calidad, especialmente poliinsaturados.

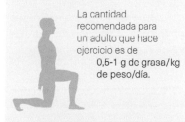

La grasa aporta 9 kcal de energía por g

La cantidad recomendada para un adulto que hace ejercicio es de **0,5-1 g de grasa/kg de peso/día.**

UN ADULTO DE 70 KG NECESITA 35-70 G* DE GRASAS AL DÍA

* dependiendo de la demanda energética y la composición corporal

---

La magia de los micronutrientes

Los micronutrientes son las vitaminas y los minerales que el cuerpo necesita en cantidades pequeñas o «micro». La Organización Mundial de la Salud los ha calificado de «varitas mágicas» que ayudan al cuerpo a producir las enzimas y hormonas necesarias para el crecimiento y el desarrollo. Las vitaminas y los minerales desempeñan un papel importante, ayudándonos a afrontar mejor las exigencias fisiológicas de la vida cotidiana y a reducir el deterioro causado por el envejecimiento. Cuanta más actividad se haga, mayor es la necesidad de consumir alimentos ricos en micronutrientes, como frutas y verduras. Un estudio de 2018 muestra que es mejor consumir micronutrientes de los alimentos que a través de suplementos.

CALCULAR LAS NECESIDADES ENERGÉTICAS

El balance energético es la relación entre la cantidad de energía consumida (en calorías procedentes de los macronutrientes) y la empleada en la actividad diaria. La cantidad de calorías ingeridas tiene un impacto directo en la capacidad para ganar, perder o mantener el peso corporal.

EL BALANCE ENERGÉTICO DIARIO

A menudo reducido a «calorías de entrada frente a calorías de salida», el balance energético es algo más complejo que pensar en lo que consumes y en lo que gastas con el ejercicio. El gasto energético diario abarca todo tipo de actividades, no solo el ejercicio (ver más abajo, los porcentajes son para un adulto medio). Cuando el ingreso de calorías es menor que el gasto, el balance energético es negativo; cuando consumes más calorías de las que utilizas, el balance es positivo.

Ingesta diaria de calorías

Para entender mejor la cantidad de energía necesaria para mantener el peso o los niveles de grasa corporal, hay que hacer un poco de matemáticas. El cálculo de las calorías de mantenimiento se hace tomando el peso corporal y multiplicándolo por 22 (para pesos en kg). En la tabla inferior se puede seleccionar el nivel de actividad y calcular la ingesta diaria de calorías para mantener el peso.

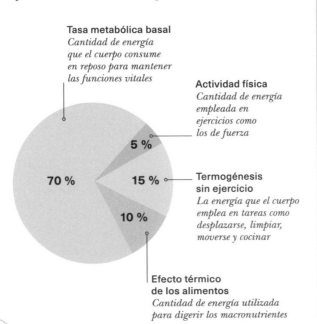

Tasa metabólica basal
Cantidad de energía que el cuerpo consume en reposo para mantener las funciones vitales

Actividad física
Cantidad de energía empleada en ejercicios como los de fuerza

5 %

70 %

15 %

10 %

Termogénesis sin ejercicio
La energía que el cuerpo emplea en tareas como desplazarse, limpiar, moverse y cocinar

Efecto térmico de los alimentos
Cantidad de energía utilizada para digerir los macronutrientes

Nivel de actividad

Ligeramente activo (<8.000 pasos al día) más 3-6 días de entrenamiento de fuerza **1,3-1,6**	**Activo** (8.000-10.000 pasos al día) más 3-6 días de entrenamiento de fuerza **1,5-1,8**
Entrenamiento medio (10.000-15.000 pasos al día) más 3-6 días de entrenamiento de fuerza **1,7-2,0**	**Entrenamiento intenso** (más de 15.000 pasos al día) más 3-6 días de entrenamiento de fuerza **1,9-2,2**

22 kcal x peso en kilos x multiplicador de actividades

Para un adulto de 92 kg
22 x 92 = 2.024kcal
con un nivel sedentario (1,3-1,6)
2.024 x 1,3-1,6
= 2.630-3.240 kcal al día

CÁLCULO DEL OBJETIVO CALÓRICO DIARIO

Una vez fijado el rango de calorías, hay que escoger la cifra que mejor se adecúe al nivel de mantenimiento y calcular las necesidades de macronutrientes (más abajo).

Tomemos a un **adulto de 70 kg ligeramente activo** y que entrena la fuerza **3 días** a la semana.

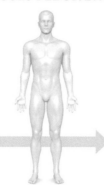

70 (kg) x 22 (kcal) x 1,5 (multiplicador de actividad elegido) **= 2.310 kcal por día** para **mantener** el **peso**.

Para asegurarse de que son las calorías adecuadas para el mantenimiento del peso corporal, se puede hacer un **seguimiento calórico** durante 1 o 2 semanas y ver los cambios en ese período.

Si el **peso disminuye**, se puede intentar **añadir 100 kcal** y ver si así se conserva mejor. Si **aumenta** durante ese tiempo, conviene **reducir la ingesta en 100 kcal** y comprobar si eso ayuda al mantenimiento.

CÁLCULO DEL OBJETIVO DIARIO DE MACRONUTRIENTES

Proteínas
La cantidad recomendada de proteínas para adultos que hacen ejercicio es de **1,6-2,2 g de proteína/kg/día**

70 (kg) x 1,6g proteína/kg/día **= 112 g proteína/día**

Grasas
La cantidad recomendada de grasas para adultos que hacen ejercicio es de alrededor de **0,5-1 g grasas/kg/día**

70 (kg) x 0,7 g grasa/kg/día **= 49 g grasa/día**

Carbohidratos
Para calcular los carbohidratos, se suman las calorías aportadas conjuntamente por las proteínas y las grasas y se restan del objetivo calórico diario. El resultado son las calorías procedentes de los carbohidratos*.

112 g x 4 kcal/g = 440 kcal de proteínas
49 g x 9 kcal/g = 441kcal de grasas
total combinado = 889 kcal

Para obtener las calorías de los carbohidratos en una ingesta diaria de 2.310 kcal, hay que restar las **889 kcal** de **proteínas** y **grasas** y luego **dividir** el resultado entre **4 kcal/g.**

2.310 – 889 = 1.421 kcal

1.421 dividido entre **4 = 355 g** carbohidratos

(1) (2) (3)

GRASAS 19 %

PROTEÍNAS 20 %

CARBOHIDRATOS 61 %

Si se desea comer más cantidad de un macronutriente en particular para satisfacer las preferencias nutricionales, se pueden restar calorías de un macronutriente para compensar, siempre que se mantengan los rangos sugeridos.

Déficit calórico inicial para perder peso
Para reducir las calorías de forma equilibrada, habrá que calcular primero la cifra de calorías de mantenimiento. Luego, se multiplica ese dato por un **10-15 %** –un déficit considerable– y se resta al total. Se puede usar el ejemplo anterior con un **déficit del 15 %**.
2.310 kcal x 0,15 = ~346,5 kcal
2.310 – 346,5 = 1.963,5 kcal –la nueva cantidad de calorías–.

Superávit calórico para ganar peso
Para aumentar las calorías de forma equilibrada, hay que multiplicar la cifra de calorías de mantenimiento por **10-15 %** –un superávit considerable– y sumar ese dato al objetivo diario. Aquí el ejemplo anterior con un **superávit del 15 %**.
2.310 kcal x 0,15 = ~346,5 kcal
2.310 + 346,5 = 2.656,5 kcal –la nueva cantidad de calorías–.

DIETA Y ENTRENAMIENTO DE FUERZA

Una comida equilibrada puede potenciar el entrenamiento de la fuerza, pero exige cierta preparación y una planificación que incluya verdura, fruta, proteínas magras y grasas saludables. Comer antes o después del entrenamiento también puede suponer una gran diferencia en el rendimiento y la recuperación.

Almidón extra
Patatas, pasta, arroz o pan

UNA DIETA EQUILIBRADA

Para que el músculo funcione correctamente, necesita un suministro constante de energía (pp. 30-31) y macro y micronutrientes que ayuden a su regeneración y recuperación. Conviene que la dieta incluya verdura –salvo patatas (clasificadas como almidón)–, y proteínas magras (pollo, pescado, tofu y yogur), así como grasas saludables (frutos secos, semillas y alimentos ricos en aceite, como el aguacate y el aceite de oliva).

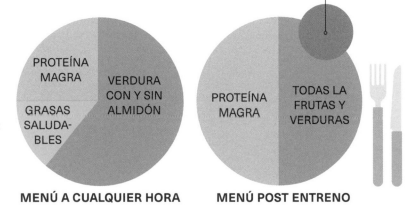

MENÚ A CUALQUIER HORA — PROTEÍNA MAGRA / GRASAS SALUDABLES / VERDURA CON Y SIN ALMIDÓN

MENÚ POST ENTRENO — PROTEÍNA MAGRA / TODAS LAS FRUTAS Y VERDURAS

PROPORCIONES ADECUADAS
Estos «platos» muestran las proporciones adecuadas de alimentos en la mayoría de las comidas y cómo varían tras una sesión de ejercicio de fuerza.

Las proteínas, en particular

Combinada con ejercicios de fuerza, la ingesta diaria de proteínas se ha vinculado en adultos mayores con un mayor número de pasos, una vida autónoma y una mejora de la fuerza de agarre (una medida de la fuerza muscular). Estos beneficios se dan también en grupos más jóvenes. Hay pruebas que sugieren que elevar la ingesta proteica, con alimentos o proteínas en polvo (p. 36), puede minimizar la descomposición de las proteínas y promover la síntesis de proteínas musculares.

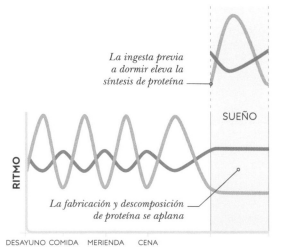

La ingesta previa a dormir eleva la síntesis de proteína

SUEÑO

CLAVE
— Síntesis de proteína muscular
— Descomposición de proteína muscular

RITMO

La fabricación y descomposición de proteína se aplana

DESAYUNO COMIDA MERIENDA CENA

LA PROTEÍNA MUSCULAR Y SUS FLUCTUACIONES DIARIAS

MÚSCULOS ALIMENTADOS CON PROTEÍNAS
Trabajar con los ciclos de síntesis y descomposición de proteínas da la oportunidad de transformar el sueño en un tiempo ocupado en la fabricación de proteínas.

NUTRICIÓN ANTES Y DESPUÉS DE ENTRENAR

La nutrición puede ser importante para el rendimiento general y la recuperación. Hay que tener en cuenta que la velocidad de digestión y utilización como energía de los carbohidratos difiere si se ingieren antes o después del ejercicio. Los alimentos ricos en glucosa y fructosa son excelentes para reponer las reservas de glucógeno muscular y hepático (dando energía para el siguiente entrenamiento).

QUÉ COMER Y CUÁNDO
Ha habido mucho debate sobre el momento de la ingesta, en particular la «ventana anabólica» posterior al ejercicio. En general, se cree que consumir proteínas de alta calidad (como suplemento o comida) tiene beneficios para el desarrollo muscular.

ANTES DEL EJERCICIO

Si se entrena mucho después de una comida o en ayunas, los carbohidratos y proteínas son clave, porque reponen las reservas de glucógeno y pueden estimular la síntesis de proteínas. Hay que evitar los alimentos ricos en fibra, ya que tardan más en digerirse.

DURANTE EL EJERCICIO

No es necesario beber nada más que agua durante el entrenamiento de fuerza. Comer los nutrientes adecuados antes bastará, por lo que no es necesario ingerir nada durante el ejercicio.

DESPUÉS DEL EJERCICIO

Algunos expertos recomiendan consumir proteínas inmediatamente después del ejercicio para maximizar la recuperación, mientras que otros aconsejan una comida rica en proteínas en un plazo de 1 a 3 horas. Esa ingesta detiene la descomposición de las proteínas y estimula su síntesis.

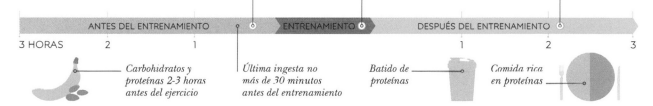

ANTES DEL ENTRENAMIENTO	ENTRENAMIENTO	DESPUÉS DEL ENTRENAMIENTO

3 HORAS   2   1   1   2   3

Carbohidratos y proteínas 2-3 horas antes del ejercicio

Última ingesta no más de 30 minutos antes del entrenamiento

Batido de proteínas

Comida rica en proteínas

Balance hídrico

Dado que el agua constituye entre el 55 y el 60 % del cuerpo humano, su consumo diario es crucial, siendo un factor vital para la supervivencia. El agua actúa como disolvente, catalizador de reacciones químicas, lubricante y amortiguador, y fuente de minerales, además de permitir el control de la temperatura (sudoración). La gestión del agua que entra y sale del cuerpo se conoce como balance hídrico. Este delicado equilibrio es esencial para el rendimiento y la salud. Es vital mantenerlo, para que no haya deshidratación (por no beber suficiente agua) o hiperhidratación (por beber demasiado), ya que ambas repercuten en la salud.

CUÁNTA AGUA HAY QUE BEBER AL DÍA
La recomendación actual es de 30-40 ml/kg de peso corporal. Es fundamental adaptar la ingesta diaria en función del peso, del nivel de actividad y transpiración y de los factores ambientales.

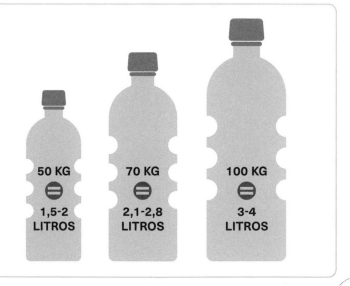

50 KG = 1,5-2 LITROS

70 KG = 2,1-2,8 LITROS

100 KG = 3-4 LITROS

¿SON NECESARIOS LOS SUPLEMENTOS?

Los suplementos son beneficiosos para la salud, el rendimiento y la recuperación. Dicho esto, es mejor centrarse en una dieta equilibrada que comer alimentos no nutritivos y depender de los suplementos. Las investigaciones muestran que tomar suplementos no es perjudicial, así que hay que considerarlos un elemento extra o de lujo. En el gráfico inferior se enumeran los que tienen un mayor impacto en la salud y el rendimiento.

SUPLEMENTOS PARA LA SALUD Y EL RENDIMIENTO

SUPLEMENTOS PROBADOS	SUPLEMENTOS AÑADIDOS
aceite de pescado* vitaminas D y K* creatinina* proteína de suero de leche* melatonina multivitaminas cafeína calcio**	aminoácidos de cadena ramificada (BCAA) aminoácidos esenciales (EAA) malato de citrulina

* Sus beneficios se han demostrado en todas las edades

** El citrato de calcio es la mejor fuente de calcio suplementario

Proteínas en polvo, ¿valen la pena?

Si la ingesta proteica de alta calidad es suficiente, es probable que añadir proteína en polvo a la dieta no aporte muchos beneficios. Pero si s≠e levanta peso, puede maximizar la ganancia de músculo y es útil para quienes tienen dificultades para cubrir las necesidades proteicas cuando se siguen dietas veganas o vegetarianas (dcha.). La proteína en polvo es fuente concentrada de proteína; las hay hechas a partir de proteína animal (suero y caseína de la leche, o del huevo) o vegetal (guisantes, cáñamo, soja y arroz). Si piensas que puede ayudarte a alcanzar tus objetivos, consulta con un entrenador o nutricionista.

ENTRENAMIENTO Y DIETA VEGETARIANA O VEGANA

El entrenamiento de fuerza con una dieta vegetal puede ser tan efectivo como con una basada en animales. Aunque puede costar más, utiliza el mismo principio de la disponibilidad energética. La proteína (específicamente el aminoácido leucina) es, de los macronutrientes, la más difícil de maximizar. Su ingesta es muy valiosa para el mantenimiento y crecimiento del tejido muscular y para la salud metabólica en general, por lo que aprender a consumir los nutrientes necesarios es importante para cualquier persona que siga una dieta vegetariana.

El caso de la leucina

La leucina es un aminoácido esencial, concretamente uno de los aminoácidos de cadena ramificada. Es importante en la regulación del músculo esquelético, ya que puede estimular la síntesis de proteínas musculares (p. 34). Hay un determinado umbral (cantidad) de leucina por ingesta para estimular este proceso. Aunque se ha demostrado que la leucina activa la síntesis de las proteínas musculares, no puede llevar a cabo y mantener este proceso sin otros aminoácidos esenciales. Se necesita una fuente de proteína completa –alimentos ricos en proteínas o un suplemento. Los mayores, según las investigaciones, necesitan aproximadamente de media el doble de leucina por comida para alcanzar el umbral con el que activar la síntesis de la proteína muscular.

Atención extra a todos los nutrientes

Aunque la nutrición es importante para la salud de todo el mundo, una dieta vegetal mal planteada puede conllevar déficits de macro y micronutrientes (de varias vitaminas y minerales). A continuación, se detallan fuentes de alimentos aptos para vegetarianos que cubren las carencias más comunes en sus dietas.

Proteína Leguminosas, granos, legumbres, tofu, quinua, frutos secos, semillas, verduras
Vitamina B12 Alimentos fortificados, leches vegetales, levadura nutricional
Vitamina D Alimentos fortificados, leches vegetales, levadura nutricional

Hierro Legumbres, granos, frutos secos, semillas, alimentos fortificados, verdura
Zinc Alubias, frutos secos, semillas, avena, germen de trigo
Calcio Tofu, col rizada, brécol, brotes, coliflor, col china, leche vegetal fortificada
Yodo Algas, arándanos, patatas, ciruelas pasas, alubias blancas, sal yodada

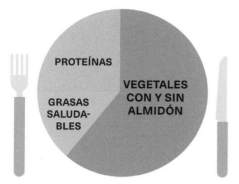

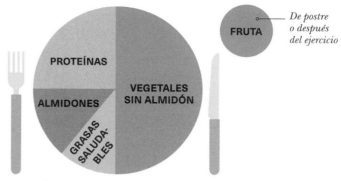

De postre o después del ejercicio

MENÚ OMNÍVORO RECOMENDADO
Proporción de nutrientes recomendados en una dieta equilibrada si se ejercita la fuerza habitualmente.

MENÚ VEGETARIANO RECOMENDADO
Aunque la proporción de nutrientes varíe, el más importante para quienes siguen una dieta vegana o vegetariana es la proteína.

«Proteína completa»

Las proteínas de alta calidad son esenciales para desarrollar el músculo esquelético. La calidad proteica se asocia a la composición de aminoácidos esenciales (los que el cuerpo no produce). Una proteína es «completa» cuando tiene los nueve aminoácidos esenciales en la cantidad necesaria para el crecimiento y el mantenimiento muscular. Es «incompleta» cuando es baja en aminoácidos esenciales. Todas las proteínas de origen animal (salvo la gelatina) son completas. Las vegetales suelen carecer de algún aminoácido esencial y son, por definición, incompletas. Por tanto, quien siga una dieta basada en plantas tiene que ser más consciente de la calidad de las proteínas y de cómo combinar dos incompletas para crear una completa.

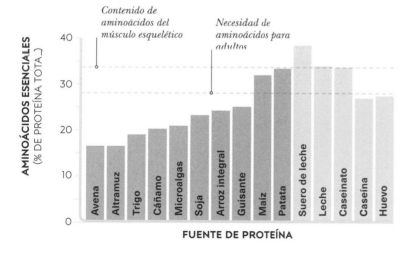

PROTEÍNAS COMPARADAS
Las proteínas vegetales quedan casi todas por debajo de las necesidades de aminoácidos, mientras que las animales los superan en su mayoría.

CLAVE
- Proteínas vegetales
- Proteínas animales

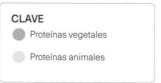

Proteína en polvo para vegetarianos

El suero de leche es el suplemento proteico más habitual (p. anterior) por su alto contenido en leucina, rápida digestibilidad y capacidad para estimular la síntesis de proteínas. Entre las opciones para veganos o vegetarianos está la proteína de la soja, hasta ahora la más comparable. Pero recientemente se ha planteado la proteína de guisante como mejor alternativa al suero de leche, ya que ha mostrado aumentos similares en el tamaño y la fuerza muscular.

ENTRENAMIENTO DE FUERZA Y CEREBRO

Las adaptaciones físicas tempranas en respuesta al ejercicio de fuerza se dan sobre todo en el sistema nervioso. Estas reacciones, según los expertos, explican las ganancias de las primeras dos a cuatro semanas de entrenamiento de fuerza.

EL CONTROL DE LOS MÚSCULOS

El sistema nervioso comprende cerebro, la médula espinal e innumerables nervios que llevan mensajes del cerebro al cuerpo y viceversa. Los nervios motores transmiten señales de movimiento desde la corteza motora a través de la médula espinal, mientras que los nervios sensoriales mandan información del músculo al cerebro y la médula espinal.

Adaptaciones neuronales

La adaptación es un proceso dinámico en el que el cuerpo se ajusta a un entorno concreto. El ejercicio de fuerza desarrolla las vías motoras que mejoran la coordinación cerebro-cuerpo. Estas «adaptaciones neuronales» describen la forma en que el cerebro capta al músculo para que se contraiga y produzca un movimiento. La práctica hace que el cerebro active los músculos adecuados y la acción, con el tiempo, se vuelve más automática. La progresiva adaptación de los sistemas nervioso y muscular (que entran en acción más tarde) mejora la técnica, la coordinación y la eficacia del movimiento.

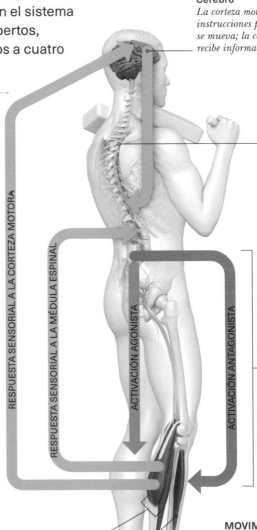

Cerebro
La corteza motora envía instrucciones para que el músculo se mueva; la corteza sensorial recibe información del músculo

Médula espinal
Transmite mensajes de ida y vuelta al cerebro

RESPUESTA SENSORIAL A LA CORTEZA MOTORA

RESPUESTA SENSORIAL A LA MÉDULA ESPINAL

ACTIVACIÓN AGONISTA

ACTIVACIÓN ANTAGONISTA

Con la práctica, hay menos coactivación del músculo antagonista en un movimiento

Músculos agonistas
El gastrocnemio y el sóleo impulsan la elevación

Músculo antagonista
El tibial anterior permite la elevación

MOVIMIENTOS MÁS SUAVES
El cerebro envía una señal para activar el agonista de una acción. Al principio, manda una señal al antagonista al mismo tiempo (coactivación). Con repetición, la cantidad de coactivación disminuye y la técnica mejora.

BENEFICIO CEREBRALES DE LA FUERZA

El entrenamiento regular de la fuerza eleva el nivel de neurotrofinas –familia de proteínas con factores de crecimiento y supervivencia que regula el desarrollo y mantenimiento de las neuronas. Dos neurotrofinas en concreto –el factor neurotrófico derivado del cerebro (FNDC) y el de crecimiento insulínico (IGF-1)– han mostrado efectos positivos en la neurogénesis y la neuroplasticidad.

Neurogénesis

La creación de nuevas neuronas o neurogénesis es uno de los efectos positivos del ejercicio y el deporte de fuerza en el cerebro. Los científicos solían creer que se nacía con un número determinado de neuronas –unos 86.000 millones– y que no podían crecer nuevas. Los estudios han demostrado que no es así y que se produce neurogénesis en zonas clave del cerebro, como el hipocampo, que es importante para la memoria.

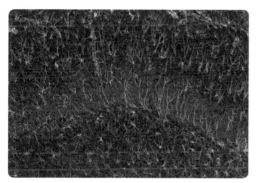

NUEVAS NEURONAS
Imagen microscópica del hipocampo, con los cuerpos celulares de las neuronas en rosa. El ejercicio de fuerza favorece la neurogénesis, o formación de neuronas.

 Conexión mente-músculo

Cuando se entrena la fuerza, es bueno trabajar sin distracciones para prestar atención a cada ejercicio. También se puede potenciar el entrenamiento desarrollando una conexión mente-músculo. Es el acto de pensar consciente y deliberadamente en mover un músculo, ya que las investigaciones muestran que esa acción puede aumentar la fuerza muscular. La práctica de este enfoque consciente conduce a la captación de más fibras musculares en un movimiento, lo que se traduce en una contracción del músculo mejor y un entrenamiento más productivo.

Neuroplasticidad

Las vías cerebrales se hacen más permanentes cuanto más se usan; la repetición refuerza y sigue construyendo la red neuronal. Esta capacidad de formar nuevas conexiones –neuroplasticidad– cambia los circuitos cerebrales. El aprendizaje de una destreza, como la necesaria para el deporte de fuerza, mejora el funcionamiento de las neuronas ya existentes y beneficia la función cerebral al completo.

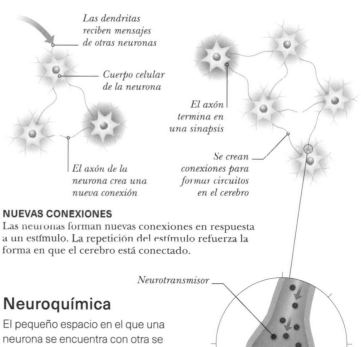

Las dendritas reciben mensajes de otras neuronas

Cuerpo celular de la neurona

El axón termina en una sinapsis

El axón de la neurona crea una nueva conexión

Se crean conexiones para formar circuitos en el cerebro

NUEVAS CONEXIONES
Las neuronas forman nuevas conexiones en respuesta a un estímulo. La repetición del estímulo refuerza la forma en que el cerebro está conectado.

Neurotransmisor

Neuroquímica

El pequeño espacio en el que una neurona se encuentra con otra se conoce como sinapsis. Para transmitir una señal eléctrica de una neurona a otra, el cerebro emplea a los neurotransmisores, unas moléculas que se difunden a través de las sinapsis y envían el mensaje a la siguiente neurona conectada. El ejercicio de fuerza aumenta los niveles de ciertos neurotransmisores, como la dopamina y las endorfinas, que mejoran el estado de ánimo y calman la ansiedad.

La sinapsis, de cerca
Las moléculas del neurotransmisor, activadas por la señal en la neurona, fluyen a través de la sinapsis en aproximadamente 1 milisegundo, transmitiendo la señal a la siguiente neurona conectada.

BENEFICIOS CEREBRALES

Además del beneficio para la salud física (pp. 6 -7), hay estudios que muestran que la práctica habitual del entrenamiento de fuerza tiene efectos positivos sobre la salud mental y el cerebro: reduce el estrés, aumenta la productividad, centra la mente y mejora la memoria, entre otros.

AUMENTA LA MEMORIA A LARGO PLAZO

Las investigaciones prueban que la actividad física, sobre todo el ejercicio aeróbico combinado con el de fuerza, ayuda al crecimiento del hipocampo junto con un aumento de los niveles de neurotrofinas, lo que mejora la memoria.

MEJORA LA FUNCIÓN COGNITIVA

El ejercicio de fuerza eleva los niveles de neurotrofinas, como el factor neurotrófico derivado del cerebro (FNDC), que influyen positivamente en la neurogénesis y la neuroplasticidad, lo que conlleva mejoras cognitivas y del aprendizaje.

MEJORA LA CONCENTRACIÓN

El entrenamiento de fuerza exige concentración y adquisición de destrezas, lo que puede ayudar a mejorar la concentración y el estado de la salud mental, al reforzarse la capacidad para centrarse en una tarea concreta.

PROTEGE FRENTE A LA DEPRESIÓN

Una metarrevisión de estudios mostró de manera consistente que el ejercicio –concretamente el de resistencia– reduce o ayuda a prevenir los síntomas depresivos.

ESTIMULA LA CREATIVIDAD

El deporte de fuerza sube el nivel de la neurotrofina FNDC, que fomenta el crecimiento de neuronas en el hipocampo. Con ellas se crean nuevas conexiones que aportan soluciones originales e innovadoras.

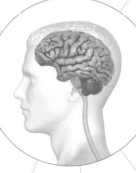

LEVANTA EL ÁNIMO

Las endorfinas resultantes de una sesión de fuerza mejoran el ánimo. Gracias a ellas, quienes hacen ejercicio tienen menos posibilidades de sufrir episodios de tristeza que quienes no hacen deporte de fuerza.

ACELERA LA FUNCIÓN CEREBRAL

Un reciente metaanálisis mostró los efectos positivos del ejercicio aeróbico y de resistencia en la mejora de las funciones cognitiva y ejecutiva en adultos mayores.

CREA MEMORIA MUSCULAR

Volver al gimnasio tras una ausencia es más fácil porque el cerebro recuerda los patrones de movimiento del pasado. Esta memoria ayuda a mejorar la recuperación muscular, ya que se tarda menos en reaprender los ejercicios.

PREVIENE LA DEMENCIA

Hay pruebas de que el deporte de fuerza eleva el nivel de neurotrofinas, que parecen prevenir la pérdida de tejido cerebral y las lesiones y placas relacionadas con trastornos como el alzhéimer.

ALIVIA EL ESTRÉS Y LA ANSIEDAD

Entrenar en el gimnasio a menudo es una actividad social, que puede reducir el estrés. Además, entrenar la fuerza mejora significativamente los síntomas de estrés y ansiedad, tanto en individuos sanos como en quienes sufren una enfermedad física o mental.

TRIUNFOS PSICOLÓGICOS

Conviene usar técnicas psicológicas para saber qué te impulsa a entrenar la fuerza y crear hábitos viables centrados en objetivos a largo plazo. Los objetivos son una forma de marcar una dirección, pero los hábitos diarios son la base para progresar.

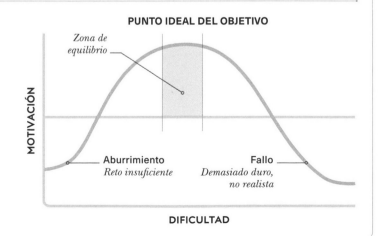

Establecer hábitos viables

La creación de rutinas y hábitos duraderos garantiza el éxito y la realización de las tareas sin tener que pensar mucho en ellas. Cuanto más se repita el ciclo, más se fortalece el vínculo entre la señal y la acción. Al principio, este proceso puede ser difícil, pero a medida que se repita la rutina, se creará automáticamente el hábito. Si cuesta empezar, hay que tener en cuenta que es importante dar pequeños pasos y encontrar una actividad con la que se disfrute.

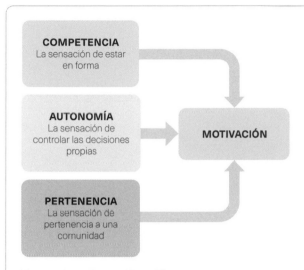

Encontrar la motivación

Todas las necesidades psicológicas básicas motivan para conseguir un objetivo, pero hay que entender también por qué se quiere alcanzar. Los motivos pueden ser intrínsecos (impulsados por necesidades básicas; cosas que nos satisfacen; cosas en las que destacamos) y extrínsecos (centrados en satisfacer a los demás). Se ha demostrado que mientras se trabaja para lograr una meta, la motivación extrínseca desaparece y la intrínseca prevalece.

Establecer objetivos factibles

Una vez identificadas las motivaciones para hacer un cambio, es importante entender cómo ponerse metas alcanzables. Se sabe que establecer objetivos contribuye positivamente a lograr lo planteado, al tiempo que se reduce el potencial de sentirse abrumado o desanimado. Al establecer un objetivo, hay que asegurarse de que sea SMART (más abajo).

Objetivos SMART

El acrónimo SMART (del inglés) es útil para fijar las características de los objetivos. Para tener éxito, un objetivo debe ser específico (identificar lo que se quiere lograr); medible (establecer un calendario y qué se va a registrar); alcanzable (empezar despacio y aumentar la intensidad o el compromiso con el tiempo); realista (considerar el impacto en la vida diaria); y temporal (marcar un plazo inicial).

EL EQUILIBRIO PERFECTO

Para llegar al equilibrio perfecto (ni mucho, ni poco, solo lo justo), es crucial encontrar el nivel de desafío adecuado.

PUNTO IDEAL DEL OBJETIVO

Zona de equilibrio

MOTIVACIÓN

Aburrimiento
Reto insuficiente

Fallo
Demasiado duro, no realista

DIFICULTAD

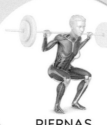

PIERNAS
pp. 52-89

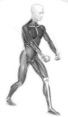

PECHO
pp. 90-107

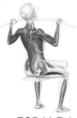

ESPALDA
pp. 108-121

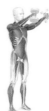

HOMBROS
pp. 122-139

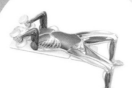

BRAZOS
pp. 140-153

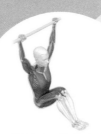

ABDOMINALES
pp. 154-171

EJERCICIOS DE FUERZA

Cuando se trata de ejercitar la fuerza, el objetivo es obtener el máximo beneficio de cada entrenamiento. Esta sección incluye 31 ejercicios básicos –muchos de ellos con variaciones para realizar en casa o con diferentes equipos– que muestran la mejor manera de ejecutar cada movimiento para maximizar los beneficios y limitar el riesgo de lesiones. Se trata de los mejores ejercicios para retar a cada uno de los grandes grupos musculares del cuerpo.

INTRODUCCIÓN A LOS EJERCICIOS

Los ejercicios de esta sección muestran la mejor manera de trabajar un grupo muscular concreto. En primer lugar, conviene conocer las bases de una ejecución correcta, cómo controlar la respiración y cómo ejercitarse con seguridad en casa o en el gimnasio.

> **! Errores comunes**
>
> En la mayoría de los ejercicios hay un recuadro con los errores más comunes. Además, es crucial no obsesionarse con los detalles (la llamada «parálisis por análisis»); no mover la carga sin pensar en los músculos que se trabajan (la intención y la concentración son claves para la conexión mente-músculo); no sacrificar la ejecución adecuada por una mayor carga en la barra o adaptar la técnica para facilitar las cosas (hacer trampas en las repeticiones).

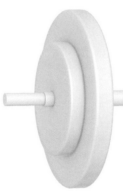

EJERCICIOS PRINCIPALES Y VARIACIONES

Los ejercicios se organizan en grupos musculares y luego en «principales» y «variaciones». Cada uno de los principales trabaja de forma eficaz uno o varios grupos musculares, en una práctica normalmente multiarticular. Cada variación ayuda a completar el ejercicio principal, a la vez que añade nuevos retos para uno o varios músculos. Los músculos empleados en cada fase de un ejercicio básico se ilustran anatómicamente, junto con los pasos para realizar el movimiento lo mejor posible. Los ejercicios componen programas con objetivos específicos (pp. 201-214), que permiten aprender de cada grupo estructurado y aplicar luego ese conocimiento en una rutina en el gimnasio o en casa.

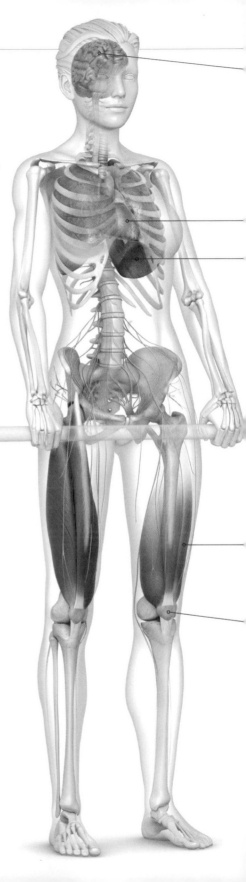

Cerebro y sistema nervioso
Una buena conexión entre el sistema nervioso y los músculos puede llevar a tener más fuerza y a mejorar la coordinación

Sistema cardiovascular
La sangre bombeada, que transporta oxígeno y combustible, activa los músculos y elimina los productos de desecho

Sistema respiratorio
Es clave respirar en sintonía con las fases correctas de un movimiento. Hay que aprender a respirar mientras te mantienes en pie (dcha.)

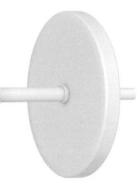

Sistema muscular
Colocar más tensión mecánica y estrés en el músculo deseado conlleva un mayor potencial de crecimiento muscular

Sistema esquelético
Los músculos tiran de los huesos para mover el cuerpo con una serie de palancas. Una postura y ejecución correcta supone menos tensión y menos lesiones para los tejidos pasivos

UNA EJECUCIÓN CORRECTA
Se necesita todo el cuerpo para mover los músculos y controlar y coordinar las extremidades. La ejecución correcta es vital para tensar los músculos objetivo, desarrollar la musculatura, ganar fuerza y coordinación, evitar lesiones y maximizar el esfuerzo (más trabajo en menos tiempo).

LA IMPORTANCIA DE RESPIRAR

Los sistemas respiratorio y circulatorio responden a las demandas del ejercicio y dan energía al músculo. Para maximizar la eficacia de un entrenamiento, es fundamental trabajar los músculos abdominales en todo momento. En todos los ejercicios se dan pautas de respiración, para saber en qué fase inspirar y en cuál espirar.

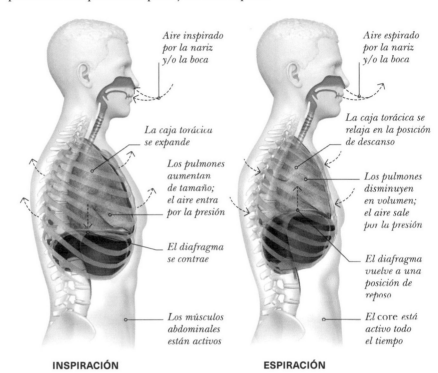

Aire inspirado por la nariz y/o la boca

La caja torácica se expande

Los pulmones aumentan de tamaño; el aire entra por la presión

El diafragma se contrae

Los músculos abdominales están activos

INSPIRACIÓN

Aire espirado por la nariz y/o la boca

La caja torácica se relaja en la posición de descanso

Los pulmones disminuyen en volumen; el aire sale por la presión

El diafragma vuelve a una posición de reposo

El core está activo todo el tiempo

ESPIRACIÓN

Terminología de los ejercicios

Es crucial conocer los términos para entender las instrucciones en cada ejercicio (ver pp. 198-199 y el glosario, pp. 215-216). Los que conviene conocer desde el principio son los siguientes.

REPETICIÓN (REP)
Un ejercicio completo (concéntrico y excéntrico, o viceversa). Generalmente, el número de repeticiones va en función del peso que se levanta.

VOLUMEN DE ENTRENAMIENTO
Hace referencia a la cantidad de ejercicio o trabajo realizado durante un período de tiempo, ya sea una sesión o una semana de entrenamiento.

SERIE
Serie de repeticiones (o rep) realizadas secuencialmente - como «3 series de 6-8 repeticiones». El número sugerido de repeticiones y series para cada ejercicio figura en el programa de entrenamiento específico (pp. 201-214).

TEMPO
La velocidad a la que se realiza un ejercicio. El tempo debe controlarse en todo momento, en las dos fases de la ejecución

DÓNDE ENTRENAR

A diferencia de otros tipos de ejercicio, el entrenamiento de fuerza se puede realizar en el gimnasio o cómodamente en casa. Elegir el entorno adecuado para hacer ejercicio es importante porque conviene evitar un lugar en el que no se esté cómodo o en el que uno se sienta cohibido o preocupado por la higiene de los de alrededor. Tanto si se opta únicamente por el gimnasio, por el hogar, o por una mezcla de ambos, es bueno saber que se puede progresar hacia los objetivos sea cual sea el lugar de entrenamiento.

Precaución

Si hay dolencias previas y algún ejercicio de esta sección causa dolor, conviene consultar con un profesional cualificado.

En casa

Una casa con espacio para hacer deporte es la mejor opción para tener equipamiento e instalaciones a medida. Entrenar en casa permite controlar el entorno (la temperatura de la habitación y la música, por ejemplo) y la higiene y los gérmenes de la sala, además de evitar la posibilidad de sentirse incómodo (si eso preocupa).

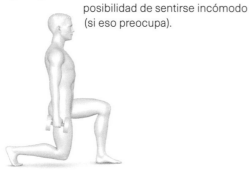

Pros

Las ventajas potenciales de entrenar en casa son:

- **se pueden hacer más ejercicios:** las innovaciones en equipamiento multifuncional, las bandas de resistencia y los pesos libres hacen que entrenar en casa sea más fácil que nunca.

- **una lista de reproducción propia** para motivarse durante los entrenamientos; la música adecuada puede animarte a trabajar más.

- **ejercitarse en casa permite hacerlo en cualquier momento.** Simplemente hay que prepararse y ponerse a ello.

Contras

Las potenciales desventajas de hacer ejercicio en casa pueden ser:

- **desmotivación.** Es fácil no sentir el impulso de esforzarse durante los entrenamientos en casa y además te pierdes otras interacciones sociales.

- **asequibilidad del equipamiento.** Adquirir el material necesario para entrenar puede ser caro, aunque cada vez lo hay más asequible.

- **límites potenciales de resistencia (peso).** Los pesos libres están disponibles solo hasta un determinado tamaño, por lo que existe la limitación de lo que se puede comprar y usar.

En el gimnasio

El gimnasio debe ser un lugar cálido, acogedor y que anime a hacer deporte. Es clave encontrar uno en el que estar a gusto y no sentirse cohibido. Si no hay instalaciones cerca que se ajusten a tus preferencias, entrenar en casa es una opción viable.

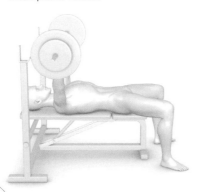

Pros

Las ventajas potenciales de acudir a un gimnasio son:

- **mejores equipamientos e instalaciones.** Un buen gimnasio tiene todo lo necesario, incluido el acceso a un entrenador personal.

- **un entorno motivador.** Entrenar en un gimnasio puede animarte a esforzarte más.

- **un entorno más social.** Se puede conocer gente afín con la que compartir el objetivo de mejorar la salud y la forma corporal.

Contras

Las desventajas potenciales pueden ser:

- **la falta de control del entorno.** Hacer ejercicio con otros ofrece ventajas sociales, pero si la música es limitada (o molesta) y hace calor o frío, eso puede empeorar la experiencia.

- **sentirse coartado.** Puede deberse a la inexperiencia o a la actitud de los demás, pero si ocurre, es preferible buscar otro gimnasio.

- **higiene en el gimnasio:** hay que estar satisfecho con la limpieza y las medidas para evitar la la transmisión de gérmenes.

Material para entrenar en casa

La llegada de equipamiento multifuncional ha facilitado como nunca el entrenamiento en casa. No hay que comprar todo el material que se enumera a continuación, pero con él se pueden hacer la mayoría de los ejercicios cómodamente en casa.

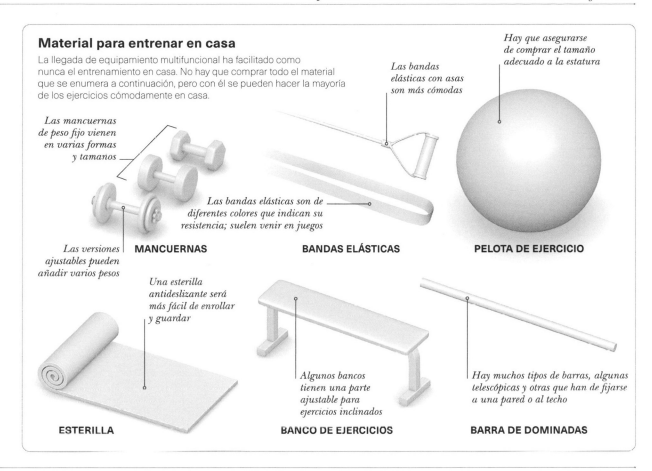

Las mancuernas de peso fijo vienen en varias formas y tamaños

Las versiones ajustables pueden añadir varios pesos

MANCUERNAS

Las bandas elásticas son de diferentes colores que indican su resistencia; suelen venir en juegos

BANDAS ELÁSTICAS

Las bandas elásticas con asas son más cómodas

Hay que asegurarse de comprar el tamaño adecuado a la estatura

PELOTA DE EJERCICIO

Una esterilla antideslizante será más fácil de enrollar y guardar

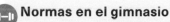

ESTERILLA

Algunos bancos tienen una parte ajustable para ejercicios inclinados

BANCO DE EJERCICIOS

Hay muchos tipos de barras, algunas telescópicas y otras que han de fijarse a una pared o al techo

BARRA DE DOMINADAS

Normas en el gimnasio

Cuando se entrena en un lugar público, como un gimnasio, es importante ser respetuoso con los demás. A continuación, se indican algunos aspectos a tener en cuenta para crear un ambiente agradable y tener en cuenta a los demás.

Colocar las pesas en su lugar después de usarlas

No dejarlas en el suelo. Retirar los pesos de las halteras y devolverlos a su sitio una vez limpios, para que estén listos para la siguiente persona.

Si se hace una foto o un vídeo, asegurarse de que está permitido; en caso de duda, preguntar a la dirección y pedir permiso a las personas de alrededor.

Estar atento a otros usuarios

Averiguar quién hace cola para una máquina o equipo en particular. No apropiarse de la máquina que quiere usar otra persona.

Compartir el equipamiento de forma equitativa

Respetar a los demás y no usar más de la cuenta las máquinas o aparatos específicos, especialmente si el gimnasio está concurrido.

Ser socialmente consciente

Respetar los límites, el espacio personal y el contacto visual. Hacerse una idea del ambiente del gimnasio y actuar de forma adecuada.

Ponerse auriculares si se escucha música

La música de un altavoz puede interrumpir e irritar a quienes hacen ejercicio cerca.

Medidas especiales

Limpiar el equipo o las pesas después de su uso es parte del protocolo del gimnasio. En la actualidad, ante las preocupaciones sanitarias, los gimnasios han de tomar medidas para garantizar la salud de los usuarios y prevenir contagios. Hay que asegurarse de limpiar el equipo antes y después de usarlo, cubrirse al toser y estornudar, lavarse las manos a menudo (o usar gel de manos), no compartir toallas ni bebidas y no ir al gimnasio si uno se siente mal.

ELECCIÓN DE PESOS

Cuando te apuntas a un gimnasio, te enseñan a utilizar el equipo de forma segura. Saber elegir el peso (selección de carga) más adecuado puede influir en la seguridad y la eficacia de los levantamientos. Conviene empezar cada ejercicio con un peso ligero y fácil de levantar e ir progresando en función de la valoración y del rango de repeticiones deseado.

Máquinas

Es probable que haya dos tipos de máquinas: las que permiten seleccionar la carga con un sistema de pasadores y las que se cargan con los mismos discos que las halteras o barras de pesas. Las máquinas que se centran en grandes grupos musculares (piernas, pecho y espalda) suelen tener más carga que las destinadas a grupos más pequeños (brazos, hombros y pantorrillas). Si no se está seguro de lo que es suficientemente ligero, conviene empezar con la clavija en la primera ranura y hacer una repetición.

Pesos libres

Los pesos libres incluyen barras y mancuernas. Las primeras suelen ser de 20 kg, 28,5 de diámetro y 2,15 m de longitud, pero las hay más cortas. Las barras se cargan con discos que se deslizan y se bloquean con un clip o abrazadera. Las mancuernas vienen en pares (dos del mismo peso y tamaño) y con el peso identificado. La recomendación es comenzar con una que se pueda levantar durante el rango de repeticiones elegido. Si se usan por primera vez, hay que probar solo con la barra y aumentar el peso (en incrementos de 2,25-4,5 kg).

TRABAJO EN MÁQUINAS

Cada máquina debe ajustarse a cada persona. Si se es novato con las máquinas, es buena idea realizar una sesión con un entrenador que enseñe su funcionamiento y los ajustes individuales. Las adaptaciones más comunes son el asiento, el respaldo y la almohadilla para los muslos; pero también hay que tener en cuenta los ejes de rotación de la máquina para alinear mejor las piernas. Si algo resulta incómodo en las primeras repeticiones, se deben revisar los ajustes hasta que el ejercicio resulte cómodo.

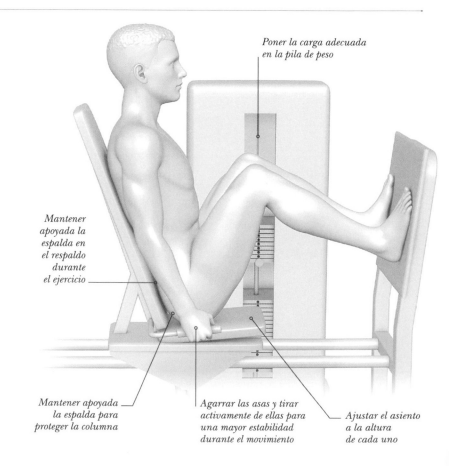

Poner la carga adecuada en la pila de peso

Mantener apoyada la espalda en el respaldo durante el ejercicio

Mantener apoyada la espalda para proteger la columna

Agarrar las asas y tirar activamente de ellas para una mayor estabilidad durante el movimiento

Ajustar el asiento a la altura de cada uno

LEVANTAR PESO CON SEGURIDAD

El aspecto más importante del entrenamiento de fuerza es la seguridad. Levantar peso de forma segura exige una atención plena tanto en el gimnasio como en casa. Esta concentración en la ejecución de un ejercicio no solo es por seguridad, sino para favorecer un trabajo que se ajuste al programa de ejercicio habitual. El agarre es clave, tanto en la forma de sujetar el peso (una barra o una mancuerna) como en la distancia de las manos entre sí al realizar un movimiento.

Cómo agarrar

Agarrar la barra de una manera determinada es esencial para sujetar el peso en una posición concreta y para evitar que duelan las manos. Los agarres más comunes son supinado, neutro y prono (abajo, y la muñeca, en p. 50); la posición semisupinada está a medio camino entre la supinada y la neutra.

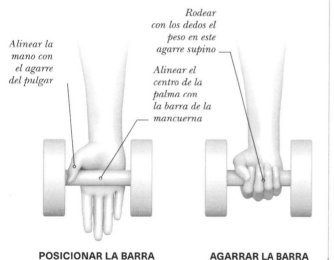

Alinear la mano con el agarre del pulgar

Rodear con los dedos el peso en este agarre supino

Alinear el centro de la palma con la barra de la mancuerna

POSICIONAR LA BARRA

AGARRAR LA BARRA

Posiciones y tipos de agarre

La anchura del agarre que se utiliza en una barra o un accesorio de la máquina (pp. 110-111), así como la posición de la muñeca, influye directamente en qué músculos trabajan más y puede contribuir mejor al movimiento. Así, modificar la anchura del agarre de ancho a estrecho o neutro implica un ligero cambio en qué músculos trabajan.

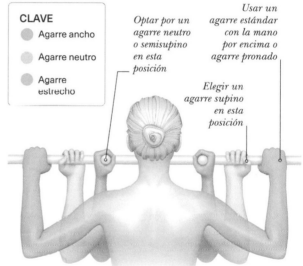

CLAVE
- Agarre ancho
- Agarre neutro
- Agarre estrecho

Optar por un agarre neutro o semisupino en esta posición

Usar un agarre estándar con la mano por encima o agarre pronado

Elegir un agarre supino en esta posición

Registro del entrenamiento

Tomar notas de cada sesión ayuda a registrar y mantener el progreso; por ejemplo, se puede echar un vistazo al peso usado la semana pasada en un ejercicio y aumentarlo, a menos que haya sido demasiado exigente. Llevar un registro - ya sea un libro real, una hoja de cálculo o una aplicación es un buen hábito. La tabla de la derecha da una idea de los detalles que conviene registrar.

FECHA DEL EJERCICIO

EJERCICIO	REPETICIONES Y SERIES	PESO EN CADA SERIE	DESCANSO	NOTAS
PRESS DE PIERNA	4 series de 10 repeticiones	Serie 1 XX kg	60 segundos	Subir el peso la semana próxima en XX kg
PRESS DE HOMBRO	4 series de 10 repeticiones	Serie 1 XX kg	60 segundos	Difícil; mantener el mismo peso la semana próxima

GUÍA DE TÉRMINOS

Las articulaciones facilitan una increíble y amplia gama de movimientos, descritos en las ilustraciones de estas páginas. A lo largo del libro, las instrucciones utilizan términos que ayudan a servir de guía en un movimiento concreto o en un ejercicio en su conjunto, por lo que es buena idea marcar esta página para usarla de referencia.

Columna

Además de dar apoyo estructural a la parte superior del cuerpo, la columna ayuda a repartir la carga entre las partes inferior y superior. Puede extenderse, flexionarse, rotar y girar lateralmente o combinar estos movimientos.

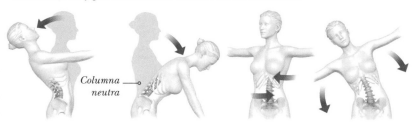

Columna neutra

EXTENSIÓN
Doblando la cintura para mover el torso hacia atrás.

FLEXIÓN
Doblando la cintura para mover el torso hacia delante.

ROTACIÓN
Girando el tronco a derecha o izquierda sobre la línea media.

FLEXIÓN LATERAL
Doblando el tronco derecha o izquierda desde la línea media

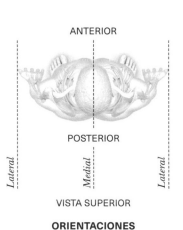

ANTERIOR

POSTERIOR

Lateral *Medial* *Lateral*

VISTA SUPERIOR

ORIENTACIONES

Codo

El codo interviene en cualquier ejercicio que use la resistencia de la mano y en los específicos del brazo.

EXTENSIÓN
Estirando el brazo, aumentando el ángulo articular.

FLEXIÓN
Doblando el brazo, reduciendo el ángulo articular.

Muñeca

La muñeca debe permanecer neutra (en línea con el antebrazo) a menos que se indique lo contrario.

SUPINACIÓN
Palma hacia arriba al rotar el antebrazo.

PRONACIÓN
Palma hacia abajo al rotar el antebrazo.

Cadera

La articulación de la cadera permite variedad de movimientos en múltiples planos, siempre con la pierna estirada, como aquí.

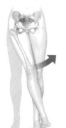
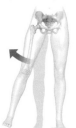
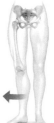
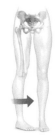
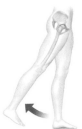
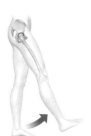

ADUCCIÓN
Acercar el muslo hacia la línea media.

ABDUCCIÓN
Alejar el muslo de la línea media.

ROTACIÓN EXTERNA
Rotación del muslo hacia fuera.

ROTACIÓN INTERNA
Rotación del muslo hacia dentro.

EXTENSIÓN
Estirar el muslo hacia atrás, enderezando el cuerpo por la cadera.

FLEXIÓN
Estirar el muslo hacia delante, doblando el cuerpo por la cadera

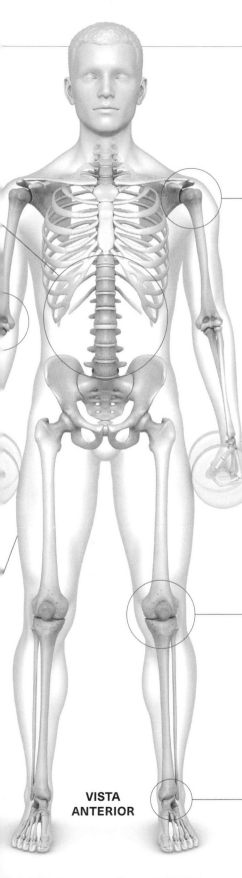

**VISTA
ANTERIOR**

Hombro

Esta compleja articulación tiene variedad de movimientos en múltiples planos. Mueve el brazo hacia delante y atrás, arriba y abajo en el lateral y rota en la propia articulación del hombro.

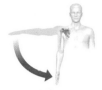

FLEXIÓN
Mover el brazo
hacia delante
desde el hombro.

EXTENSIÓN
Mover el brazo
hacia atrás
desde el hombro.

ADUCCIÓN
Acercar el brazo
al cuerpo.

ABDUCCIÓN
Alejar el brazo
del cuerpo.

ROTACIÓN EXTERNA
Rotar el brazo en
el hombro elevando
la mano.

ROTACIÓN INTERNA
Rotar el brazo en
el hombro bajando
la mano.

Rodilla

La rodilla tiene que poder soportar cargas de hasta 10 veces el peso del cuerpo. Sus movimientos principales son flexionar y extender, ambos implicados en muchos ejercicios de fuerza.

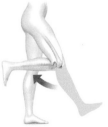

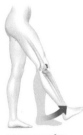

FLEXIÓN
Doblar la rodilla,
reduciendo el ángulo
de la articulación.

EXTENSIÓN
Estirar la rodilla,
aumentando el ángulo
de la articulación.

Tobillo

En el trabajo de fuerza, los movimientos importantes del tobillo implican la flexión dorsal y la plantar.

FLEXIÓN DORSAL
Doblar el tobillo para
que los dedos del pie
apunten hacia arriba.

FLEXIÓN PLANTAR
Doblar el tobillo para
que los dedos del pie
apunten hacia abajo.

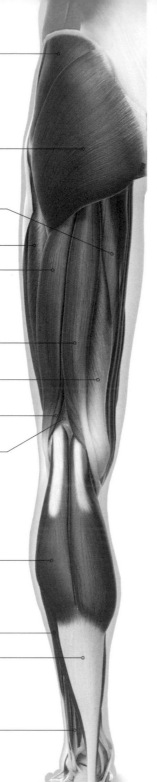

Glúteo medio
*Músculo en forma de abanico
que extiende la cadera más
lateralmente y rota la pierna*

Glúteo mayor
*Uno de los músculos más
grandes del cuerpo; extiende
la cadera y rota la pierna*

Aductor mayor
*Conocido como aductor de la
cadera, actúa también como
potente extensor de la misma*

Vasto lateral
Divide el cuádriceps

Bíceps femoral (cabeza larga)
*El más lateral de los
isquiotibiales; extiende la
cadera, flexiona la rodilla
y rota la pierna*

Semitendinoso
Uno de los isquiotibiales

Semimembranoso
Uno de los isquiotibiales

Bíceps femoral (cabeza corta)
Uno de los isquiotibiales

Fémur
*El hueso del muslo;
el más largo, más fuerte y
pesado del cuerpo*

Gastrocnemio
*Forma la mayor parte de la
pantorrilla; tiene dos cabezas y
ayuda a la flexión plantar del
tobillo y a la de la rodilla*

Sóleo
*Músculo grande y plano que se
ubica debajo del gastrocnemio;
su nombre proviene del latín y
significa «suela» o «plano»*

Tendón de Aquiles (calcáneo)
*Tendón común compartido
entre los músculos gastrocnemio
y sóleo, gira 90° en su
camino hacia el talón*

Peroné
*Hueso delgado situado
en el exterior de la pierna*

Calcáneo
El hueso del talón

Iliopsoas
*Formado por dos músculos (psoas
e ilíaco), flexiona la cadera*

Tensor de la fascia lata
*Llamado también TFL, ayuda a
estabilizar el fémur, junto con la
cadera y la articulación de la rodilla*

Pectíneo
Flexiona y aduce la cadera

Aductor largo
*Uno de los músculos aductores,
con forma de abanico*

Grácil
*Músculo superficial, largo y
delgado, que ayuda en la flexión
y la aducción de cadera y rodilla*

Sartorio
*Flexiona, abduce y rota la cadera
lateralmente, y flexiona la rodilla*

Recto femoral
*Centro del cuádriceps; flexiona
la cadera y estira la rodilla*

Vasto medial
Parte del cuádriceps

Patela
*También llamada rótula, unida
al tendón del cuádriceps*

Tibial anterior
Dorsiflexiona el tobillo

Peroneo largo (fibularis)
*Mueve el pie y el tobillo en
varias direcciones; su tendón
envuelve el pie*

Tibia
La espinilla

Extensor largo de los dedos
*Extiende los cuatro dedos
pequeños y dorsiflexiona el tobillo*

Flexor largo de los dedos
*Flexiona del segundo al quinto
dedo y ayuda a la flexión plantar
del tobillo*

Extensor largo del dedo gordo
*Flexiona el dedo gordo y ayuda
a la flexión plantar del tobillo*

VISTA POSTERIOR

VISTA ANTERIOR

EJERCICIOS DE PIERNAS

Los principales grupos musculares responsables del movimiento del tren inferior son: en la zona delantera, los cuádriceps, que dan forma a la parte superior de la pierna; en la posterior, los isquiotibiales; los músculos de los glúteos, que se apoyan en la pelvis; y los músculos de la pantorrilla, en la parte de atrás de la parte inferior de pierna.

La función principal de los cuádriceps es extender la rodilla, y uno de ellos (el recto femoral) permite flexionar la cadera. Los isquiotibiales doblan la rodilla y estiran la cadera, al igual que los glúteos, que ayudan también a la rotación interna y externa de la pierna. Las pantorrillas hacen la flexión plantar del tobillo y doblan la rodilla.

Al ejercitar esta zona, múltiples grupos musculares se coordinan para mover las articulaciones de cadera, rodilla y tobillo.

- **Cuando se hacen ejercicios compuestos** (que implican más de una articulación), músculos de toda la parte inferior realizan el movimiento y controlan las fuerzas de alrededor de la articulación. Un ejemplo son las sentadillas y el peso muerto.

- **En los ejercicios aislados** (que implican solo una articulación), se favorece un grupo muscular sobre otros. Aún así, otros músculos estabilizan las fuerzas en torno a la articulación que trabaja. Algunos ejemplos son la extensión de pierna y la elevación de talones.

CONTENIDOS DE ESTA SECCIÓN

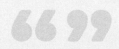

*Desarrollar la musculatura y la **fuerza de las piernas** puede **mejorar el rendimiento** durante el ejercicio.*

SENTADILLA CON BARRA

Este ejercicio multiarticular o compuesto ayuda a fortalecer los cuádriceps, los aductores y los glúteos, además de los isquiotibiales, los erectores de la columna y los abdominales. Una postura correcta es clave para evitar lesiones en la columna vertebral.

INDICACIONES

La coordinación y la mecánica son cruciales en este ejercicio. Activar el core aumenta la estabilidad y evita tensar la zona lumbar. Conviene empezar con un peso bajo y subirlo solo cuando se domine el ejercicio.

Los principiantes pueden probar con 4 series de 8-10 repeticiones; para otras variaciones, ver las pp. 56-57 y las series de los programas de entrenamiento (pp. 201-214).

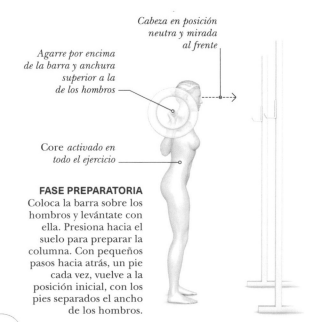

Cabeza en posición neutra y mirada al frente

Agarre por encima de la barra y anchura superior a la de los hombros

Core *activado en todo el ejercicio*

FASE PREPARATORIA
Coloca la barra sobre los hombros y levántate con ella. Presiona hacia el suelo para preparar la columna. Con pequeños pasos hacia atrás, un pie cada vez, vuelve a la posición inicial, con los pies separados el ancho de los hombros.

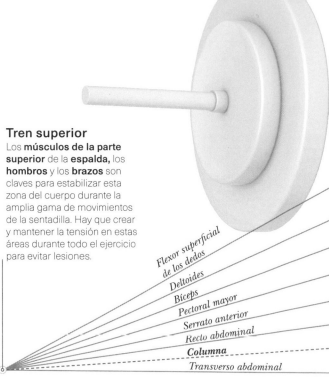

Tren superior
Los **músculos de la parte superior** de la **espalda,** los **hombros** y los **brazos** son claves para estabilizar esta zona del cuerpo durante la amplia gama de movimientos de la sentadilla. Hay que crear y mantener la tensión en estas áreas durante todo el ejercicio para evitar lesiones.

Flexor superficial de los dedos
Deltoides
Bíceps
Pectoral mayor
Serrato anterior
Recto abdominal
Columna
Transverso abdominal

PRIMERA FASE
Inspira y, con el *core* activo, empuja las caderas hacia atrás para iniciar la sentadilla. Flexiona las rodillas, manteniéndolas en línea con los pies al ir hacia delante. Desciende lentamente hasta que los muslos estén, más o menos, paralelos al suelo.

Piernas
Los **cuádriceps,** los **glúteos** y los **aductores** son los principales impulsores, mientras que los **isquiotibiales** y los **músculos de la pantorrilla** estabilizan la pelvis y la rodilla, respectivamente. La sentadilla es una acción excéntrica que puede tensar mucho los tejidos de la parte inferior del cuerpo.

Psoas mayor
Glúteo mayor
Recto femoral
Bíceps femoral
Rodilla
Gastrocnemio
Sóleo
Tibial anterior
Peroneo largo
Tobillo
Extensor largo de los dedos

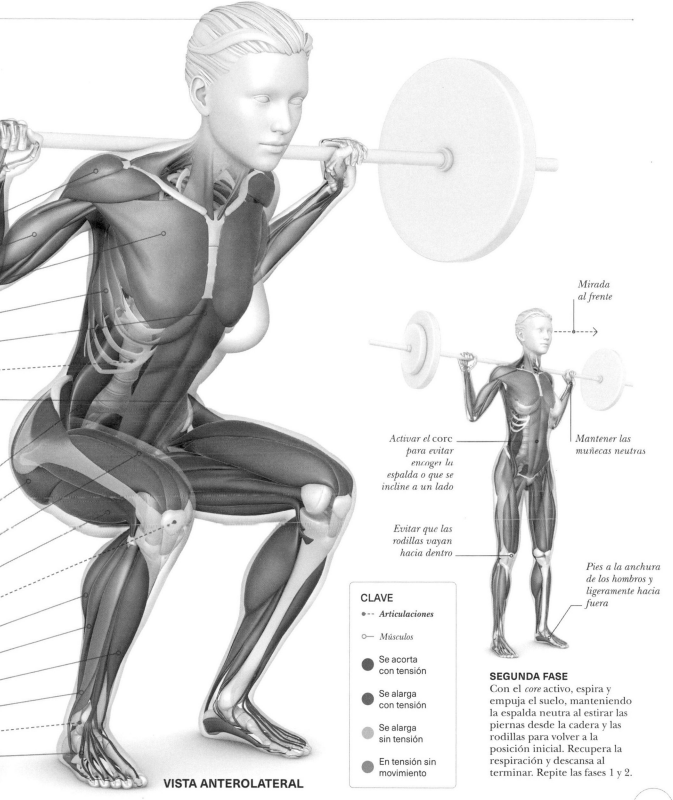

Mirada
al frente

Activar el *core*
para evitar
encoger la
espalda o que se
incline a un lado

Mantener las
muñecas neutras

Evitar que las
rodillas vayan
hacia dentro

Pies a la anchura
de los hombros y
ligeramente hacia
fuera

CLAVE

- - - *Articulaciones*

○— *Músculos*

● Se acorta
con tensión

● Se alarga
con tensión

● Se alarga
sin tensión

● En tensión sin
movimiento

VISTA ANTEROLATERAL

SEGUNDA FASE

Con el *core* activo, espira y
empuja el suelo, manteniendo
la espalda neutra al estirar las
piernas desde la cadera y las
rodillas para volver a la
posición inicial. Recupera la
respiración y descansa al
terminar. Repite las fases 1 y 2.

55

» VARIACIONES

Aunque el movimiento de la sentadilla siempre ejercita los glúteos, cuádriceps e isquiotibiales, estas variaciones de la sentadilla con barra emplean pesos que se sujetan de diferentes maneras, para facilitar el ejercicio o trabajar otros músculos. Conviene dominar la ejecución de las sentadillas con mancuernas antes de abordar la frontal con barra.

CLAVE

● Principal músculo trabajado

● Otros músculos implicados

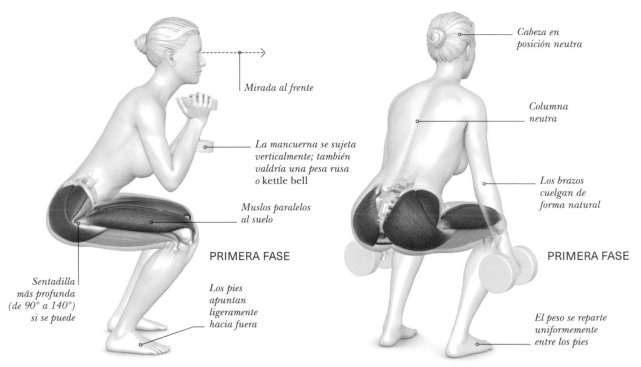

Mirada al frente

La mancuerna se sujeta verticalmente; también valdría una pesa rusa o kettle bell

Muslos paralelos al suelo

PRIMERA FASE

Sentadilla más profunda (de 90° a 140°) si se puede

Los pies apuntan ligeramente hacia fuera

Cabeza en posición neutra

Columna neutra

Los brazos cuelgan de forma natural

PRIMERA FASE

El peso se reparte uniformemente entre los pies

SENTADILLA *GOBLET*

Esta variación sin barra se puede hacer en casa. Es la versión más fácil para quienes nunca han realizado sentadillas. Sostener la pesa delante envía la carga a la parte superior de la espalda y permite erguir el torso más.

FASE PREPARATORIA
Con los pies a la anchura de los hombros, sostén la pesa con ambas manos frente al pecho, debajo de la barbilla. Los antebrazos están casi verticales.

PRIMERA FASE
Inspira y lleva las caderas hacia atrás, dobla las rodillas y agáchate al máximo. Mantén las rodillas separadas en línea con los dedos de los pies, sin que vayan hacia adentro.

SEGUNDA FASE
Incorpórate, espira y vuelve a la posición inicial. Mantén activados los abdominales en todo momento. Repite las fases 1 y 2.

SENTADILLA CON MANCUERNAS

Esta sentadilla con mancuernas es otra variación para principiantes. Sostener las pesas a los lados al hacer la sentadilla permite trabajar los músculos de los antebrazos, los brazos y la parte superior de la espalda.

FASE PREPARATORIA
De pie con los pies paralelos a la anchura de los hombros, sostén las mancuernas con los brazos rectos a los lados. Mira al frente y tensa el torso.

PRIMERA FASE
Con el *core* activo, inspira y flexiona las caderas y las rodillas, alineando estas últimas con los dedos de los pies. Mira al frente con los brazos colgando a los lados.

SEGUNDA FASE
Espira para volver a la posición inicial y ponte de pie, manteniendo los abdominales activos en todo momento. Repite las fases 1 y 2.

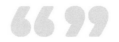

*La sentadilla es un **ejercicio multiarticular** para la rodilla, la cadera y el torso; una mayor **movilidad** y **equilibrio** y unos **músculos más fuertes** mejoran la vida diaria.*

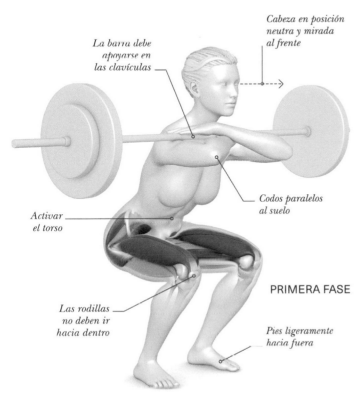

La barra debe apoyarse en las clavículas

Cabeza en posición neutra y mirada al frente

Activar el torso

Codos paralelos al suelo

Las rodillas no deben ir hacia dentro

Pies ligeramente hacia fuera

PRIMERA FASE

SENTADILLA FRONTAL CON BARRA

Si te duele la espalda al hacer la sentadilla con barra o si tienes una lesión de hombro, puede que te sirva esta variación. Esta versión pone a prueba los músculos de la espalda superior porque la carga se desplaza de atrás hacia delante.

FASE PREPARATORIA
De pie con los pies separados a la anchura de los hombros, levanta la barra y colócala en la parte superior de los hombros, en línea con las clavículas.

PRIMERA FASE
Inspira, activa el *core* y realiza una sentadilla profunda, con el torso lo más erguido posible. Mantén la mirada hacia delante y no muevas la barra.

SEGUNDA FASE
Espira mientras empujas con los pies y levántate, estirando las piernas desde la cadera y la rodilla, con el *core* activo. Repite las fases 1 y 2.

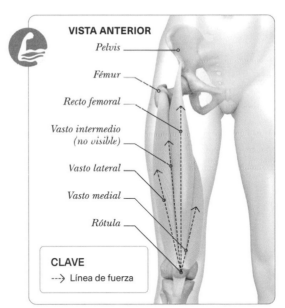

VISTA ANTERIOR

Pelvis

Fémur

Recto femoral

Vasto intermedio (no visible)

Vasto lateral

Vasto medial

Rótula

CLAVE

--→ Línea de fuerza

Líneas de fuerza en el cuádriceps
El cuádriceps no es un músculo, sino varios que trabajan juntos; las diferentes divisiones tienen también distintas líneas de fuerza, o de tirón, en función del momento en que más se necesitan a lo largo de un movimiento. En una sentadilla, algunas partes del cuádriceps participan más en determinados momentos del ejercicio. En general, los músculos del cuádriceps trabajan de forma sincronizada.

57

PRESS DE PIERNA

Este sencillo ejercicio hace trabajar una amplia gama de músculos. La máquina de prensa para piernas fortalece los cuádriceps, los aductores y los glúteos y hace trabajar también a los isquiotibiales. Este movimiento compuesto imita la sentadilla (pp. 54-55), pero sin necesidad de cargar la columna, por lo que es especialmente bueno para evitar lesiones o cuando ya las hay.

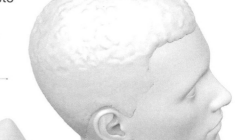

CLAVE

•-- *Articulaciones*

○— *Músculos*

● Se acorta con tensión

● Se alarga con tensión

● Se alarga sin tensión

● En tensión sin movimiento

INDICACIONES

La prensa ofrece un entrenamiento completo para las piernas. Coloca el peso, siéntate y ajusta la plataforma de los pies. Para lograr la máxima eficacia, es necesario doblar solo las caderas y las rodillas. Agarra las asas de la máquina para estabilizar el torso y empuja hacia abajo con el cuerpo.

Los principiantes pueden probar con 4 series de 8-10 repeticiones; los programas de entrenamiento ofrecen otras series (pp. 201-214).

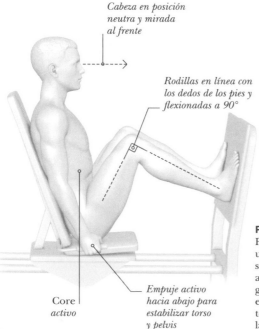

Cabeza en posición neutra y mirada al frente

Rodillas en línea con los dedos de los pies y flexionadas a 90°

Core activo

Empuje activo hacia abajo para estabilizar torso y pelvis

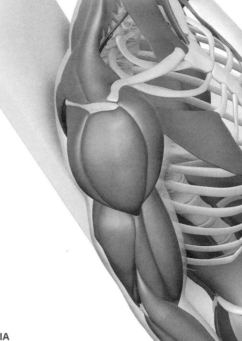

FASE PREPARATORIA
Prepara la máquina y adopta una postura similar a la de la sentadilla. Los pies, a un ancho algo mayor al de los hombros, giran un poco hacia fuera. Activa el abdomen para mantener el torso estable y la parte inferior de la espalda plana sobre el respaldo.

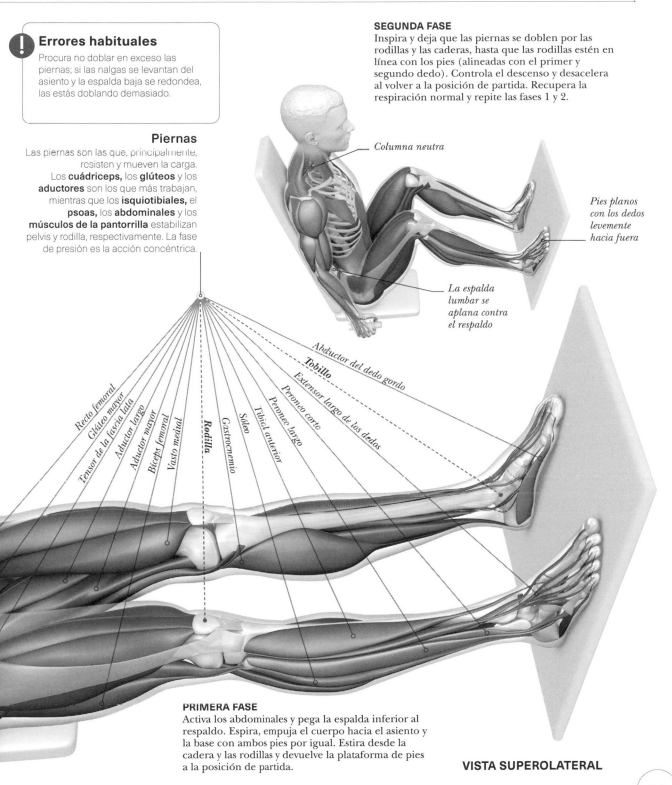

Errores habituales

Procura no doblar en exceso las piernas; si las nalgas se levantan del asiento y la espalda baja se redondea, las estás doblando demasiado.

Piernas

Las piernas son las que, principalmente, resisten y mueven la carga. Los **cuádriceps,** los **glúteos** y los **aductores** son los que más trabajan, mientras que los **isquiotibiales,** el **psoas,** los **abdominales** y los **músculos de la pantorrilla** estabilizan pelvis y rodilla, respectivamente. La fase de presión es la acción concéntrica.

SEGUNDA FASE

Inspira y deja que las piernas se doblen por las rodillas y las caderas, hasta que las rodillas estén en línea con los pies (alineadas con el primer y segundo dedo). Controla el descenso y desacelera al volver a la posición de partida. Recupera la respiración normal y repite las fases 1 y 2.

Columna neutra

Pies planos con los dedos levemente hacia fuera

La espalda lumbar se aplana contra el respaldo

Recto femoral
Glúteo mayor
Tensor de la fascia lata
Aductor largo
Aductor mayor
Bíceps femoral
Vasto medial
Rodilla
Gastrocnemio
Sóleo
Tibial anterior
Peroneo largo
Peroneo corto
Extensor largo de los dedos
Tobillo
Abductor del dedo gordo

PRIMERA FASE

Activa los abdominales y pega la espalda inferior al respaldo. Espira, empuja el cuerpo hacia el asiento y la base con ambos pies por igual. Estira desde la cadera y las rodillas y devuelve la plataforma de pies a la posición de partida.

VISTA SUPEROLATERAL

SENTADILLA *HACK*

Esta sentadilla fortalece el cuádriceps, los aductores y los glúteos, además de los isquiotibiales. El patrón de movimiento predefinido de la máquina permite trabajar los músculos grandes de la pierna y evita las lesiones o que empeoren las ya existentes.

INDICACIONES

Este movimiento multiarticular o compuesto se integra en rutinas para completar otros movimientos de fuerza del tren inferior. Activa el *core* para evitar tensar las lumbares y asegúrate de ejercitarte en tu rango de movimiento (activo). Antes de empezar, fija los pesos y comprueba el movimiento arriba y abajo en la máquina.

Los principiantes pueden comenzar con 4 series de 8-10 repeticiones; para otras series específicas, consultar las pp. 201-204.

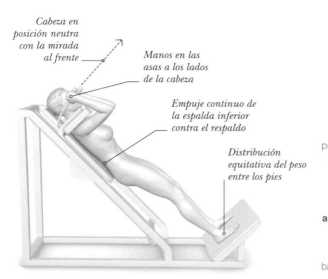

Cabeza en posición neutra con la mirada al frente

Manos en las asas a los lados de la cabeza

Empuje continuo de la espalda inferior contra el respaldo

Distribución equitativa del peso entre los pies

FASE PREPARATORIA
Sitúate en la máquina en la posición de partida, de pie. La colocación de los pies es prácticamente la misma que en la sentadilla con barra (pp. 54-55); deben estar a una anchura algo superior a la de los hombros y ligeramente orientados hacia fuera.

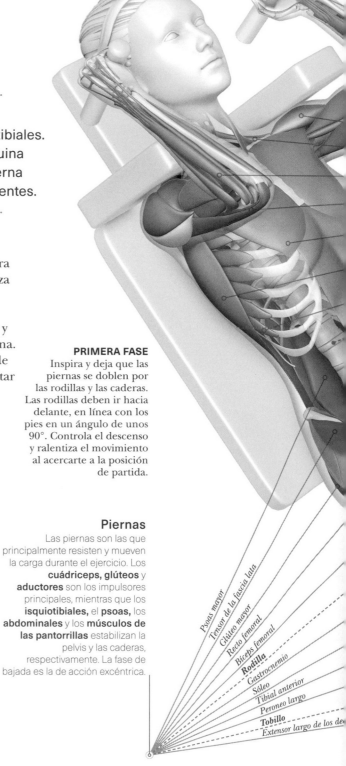

PRIMERA FASE
Inspira y deja que las piernas se doblen por las rodillas y las caderas. Las rodillas deben ir hacia delante, en línea con los pies en un ángulo de unos 90°. Controla el descenso y ralentiza el movimiento al acercarte a la posición de partida.

Piernas
Las piernas son las que principalmente resisten y mueven la carga durante el ejercicio. Los **cuádriceps, glúteos** y **aductores** son los impulsores principales, mientras que los **isquiotibiales,** el **psoas,** los **abdominales** y los **músculos de las pantorrillas** estabilizan la pelvis y las caderas, respectivamente. La fase de bajada es la de acción excéntrica.

Psoas mayor
Tensor de la fascia lata
Glúteo mayor
Recto femoral
Bíceps femoral
Rodilla
Gastrocnemio
Sóleo
Tibial anterior
Peroneo largo
Tobillo
Extensor largo de los de

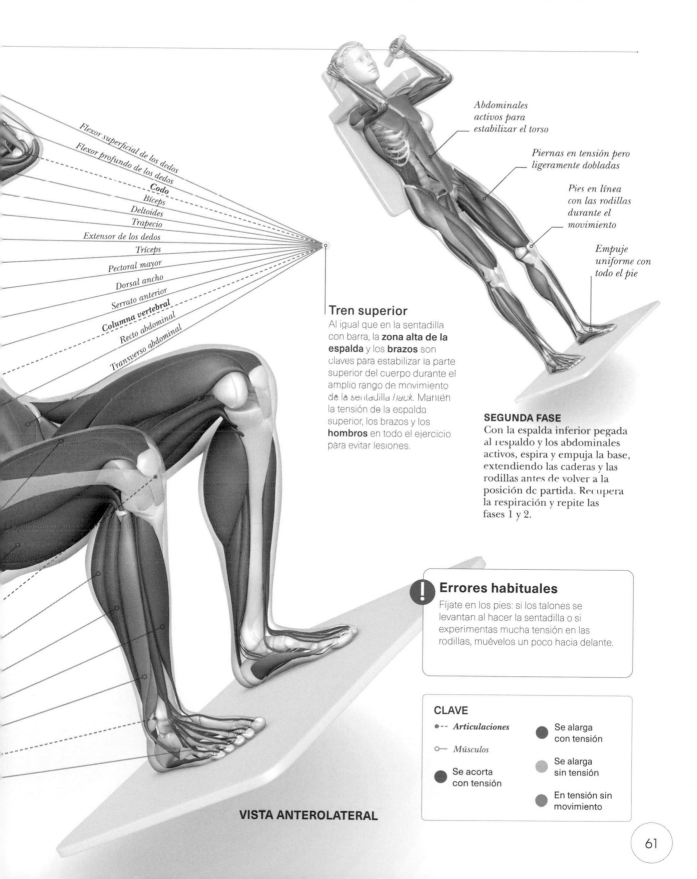

Flexor superficial de los dedos
Flexor profundo de los dedos
Codo
Bíceps
Deltoides
Trapecio
Extensor de los dedos
Tríceps
Pectoral mayor
Dorsal ancho
Serrato anterior
Columna vertebral
Recto abdominal
Transverso abdominal

*Abdominales
activos para
estabilizar el torso*

*Piernas en tensión pero
ligeramente dobladas*

*Pies en línea
con las rodillas
durante el
movimiento*

*Empuje
uniforme con
todo el pie*

Tren superior

Al igual que en la sentadilla con barra, la **zona alta de la espalda** y los **brazos** son claves para estabilizar la parte superior del cuerpo durante el amplio rango de movimiento de la sentadilla *hack*. Mantén la tensión de la espalda superior, los brazos y los **hombros** en todo el ejercicio para evitar lesiones.

SEGUNDA FASE

Con la espalda inferior pegada al respaldo y los abdominales activos, espira y empuja la base, extendiendo las caderas y las rodillas antes de volver a la posición de partida. Recupera la respiración y repite las fases 1 y 2.

❗ Errores habituales

Fíjate en los pies: si los talones se levantan al hacer la sentadilla o si experimentas mucha tensión en las rodillas, muévelos un poco hacia delante.

CLAVE

- •-- *Articulaciones*
- ○— *Músculos*
- ⬤ Se acorta con tensión
- ⬤ Se alarga con tensión
- ⬤ Se alarga sin tensión
- ⬤ En tensión sin movimiento

VISTA ANTEROLATERAL

ZANCADA FIJA CON MANCUERNAS

La zancada es útil para trabajar el cuádriceps, los glúteos y también los músculos que estabilizan el core. Ambas piernas se ejercitan intensamente, principalmente los músculos de la que está adelantada.

INDICACIONES

El movimiento de la zancada va hacia abajo más que hacia delante y orejas, caderas, codos y manos deben estar alineados. Durante el ejercicio, asegúrate de que el torso está estable, el core activo y el peso repartido entre el pie delantero y la almohadilla del pie posterior. Agarra las pesas a los lados y sostenlas con naturalidad durante el ejercicio. Para que ambas piernas trabajen igual, altérnalas en cada repetición o haz series completas con cada una.

Los principiantes pueden probar con 4 series de 8-10 repeticiones; en los programas de entrenamiento hay variaciones de este ejercicio (pp. 64-65) y otras series específicas (pp. 210-214).

Tren superior

Los **músculos del** *core,* la **espalda superior,** los **brazos** y los **hombros** estabilizan esta zona. Mantén la tensión durante el ejercicio para maximizar la fuerza.

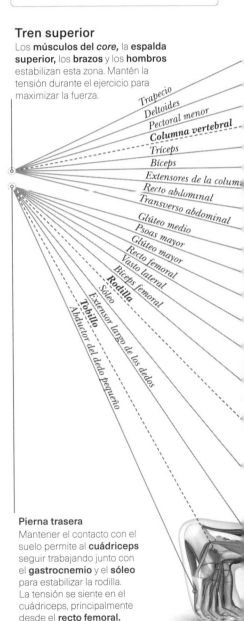

Trapecio
Deltoides
Pectoral menor
Columna vertebral
Tríceps
Bíceps
Extensores de la columna
Recto abdominal
Transverso abdominal
Glúteo medio
Psoas mayor
Glúteo mayor
Recto femoral
Vasto lateral
Bíceps femoral
Rodilla
Sóleo
Extensor largo de los dedos
Tobillo
Abductor del dedo pequeño

> **! Errores habituales**
>
> Un paso demasiado amplio o corto redunda en una mala ejecución de la zancada. No redondees la parte superior de la espalda.

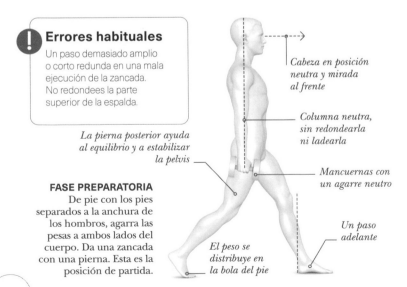

Cabeza en posición neutra y mirada al frente

Columna neutra, sin redondearla ni ladearla

Mancuernas con un agarre neutro

La pierna posterior ayuda al equilibrio y a estabilizar la pelvis

FASE PREPARATORIA
De pie con los pies separados a la anchura de los hombros, agarra las pesas a ambos lados del cuerpo. Da una zancada con una pierna. Esta es la posición de partida.

El peso se distribuye en la bola del pie

Un paso adelante

Pierna trasera

Mantener el contacto con el suelo permite al **cuádriceps** seguir trabajando junto con el **gastrocnemio** y el **sóleo** para estabilizar la rodilla. La tensión se siente en el cuádriceps, principalmente desde el **recto femoral.**

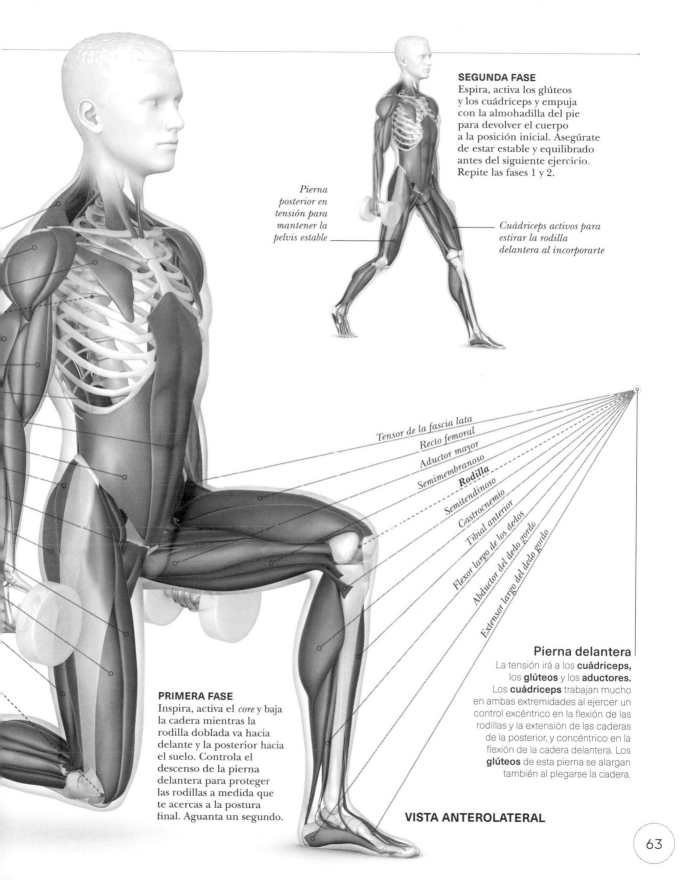

Espira, activa los glúteos
y los cuádriceps y empuja
con la almohadilla del pie
para devolver el cuerpo
a la posición inicial. Asegúrate
de estar estable y equilibrado
antes del siguiente ejercicio.
Repite las fases 1 y 2.

*Pierna
posterior en
tensión para
mantener la
pelvis estable*

*Cuádriceps activos para
estirar la rodilla
delantera al incorporarte*

Tensor de la fascia lata
Recto femoral
Aductor mayor
Semimembranoso
Rodilla
Semitendinoso
Gastrocnemio
Tibial anterior
Flexor largo de los dedos
Abductor del dedo gordo
Extensor largo del dedo gordo

PRIMERA FASE

Inspira, activa el *core* y baja
la cadera mientras la
rodilla doblada va hacia
delante y la posterior hacia
el suelo. Controla el
descenso de la pierna
delantera para proteger
las rodillas a medida que
te acercas a la postura
final. Aguanta un segundo.

Pierna delantera

La tensión irá a los **cuádriceps**,
los **glúteos** y los **aductores.**
Los **cuádriceps** trabajan mucho
en ambas extremidades al ejercer un
control excéntrico en la flexión de las
rodillas y la extensión de las caderas
de la posterior, y concéntrico en la
flexión de la cadera delantera. Los
glúteos de esta pierna se alargan
también al plegarse la cadera.

VISTA ANTEROLATERAL

» VARIACIONES

Para mejorar la zancada, se puede practicar antes sin peso; todas las variaciones tienen como objetivo el trabajo de cuádriceps, isquiotibiales y glúteos. Las mancuernas han de quedarse siempre a los lados y cargarlas con naturalidad durante el movimiento.

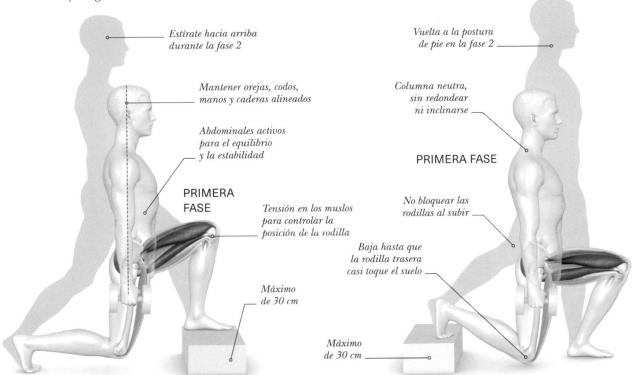

Estírate hacia arriba durante la fase 2

Mantener orejas, codos, manos y caderas alineados

Abdominales activos para el equilibrio y la estabilidad

PRIMERA FASE

Tensión en los muslos para controlar la posición de la rodilla

Máximo de 30 cm

Vuelta a la postura de pie en la fase 2

Columna neutra, sin redondear ni inclinarse

PRIMERA FASE

No bloquear las rodillas al subir

Baja hasta que la rodilla trasera casi toque el suelo

Máximo de 30 cm

ZANCADA FIJA CON MANCUERNAS Y PIE DELANTERO ELEVADO

Esta variación eleva el pie delantero sobre un escalón o cajón para aumentar el rango de movimiento y reducir la carga en la rodilla adelantada; las piernas activas estabilizan la pelvis. Esta versión más fácil es ideal para principiantes.

FASE PREPARATORIA
Con los pies a la anchura de los hombros, sube la pierna adelantada a la caja. No bloquees las rodillas y activa la pierna posterior para equilibrar.

PRIMERA FASE
Inspira mientras bajas la cadera y empuja la rodilla frontal hacia delante y la posterior hacia el suelo. Activa los abdominales todo el tiempo.

SEGUNDA FASE
Espira y usa los cuádriceps y los glúteos para subir. Repite las fases 1 y 2 hasta alcanzar el número de repeticiones deseado. Repite con la otra pierna.

ZANCADA FIJA CON MANCUERNAS Y PIE POSTERIOR ELEVADO

En esta variación, el cajón aumenta la flexión de la cadera y hace trabajar más a los cuádriceps. Sin embargo, si hay demasiada altura, las caderas pueden perder la alineación. Mantén el torso inmóvil y los brazos a ambos lados del cuerpo.

FASE PREPARATORIA
Colócate con los pies a la anchura de los hombros delante de la caja. Da un paso atrás para que el peso recaiga en la bola del pie. Activa la pierna trasera para estabilizarte.

PRIMERA FASE
Inspira y empuja hacia abajo con la rodilla de atrás mientras flexionas la pierna delantera. Mantén el abdomen activo y la columna neutra todo el tiempo.

SEGUNDA FASE
Espira y usa los cuádriceps y los glúteos para subir. Repite las fases 1 y 2 con el número de repeticiones deseado. Repite con la otra pierna.

ZANCADA CAMINANDO CON MANCUERNAS

Esta variación pretende añadir dificultad y coordinación a la zancada fija. Al principio es mejor usar poca o ninguna carga para poder mantener el equilibrio y la coordinación mientras se va ganando confianza en la zancada en movimiento. Después, se puede ir añadiendo peso.

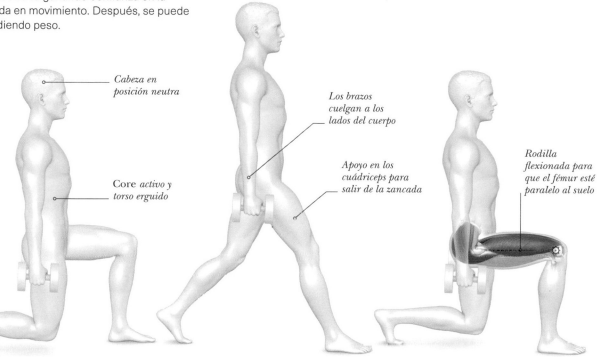

Cabeza en posición neutra

Core *activo y torso erguido*

Los brazos cuelgan a los lados del cuerpo

Apoyo en los cuádriceps para salir de la zancada

Rodilla flexionada para que el fémur esté paralelo al suelo

FASE PREPARATORIA
Sitúa los pies a la anchura de los hombros. Inspira y da un paso hacia delante para hacer la zancada –la rodilla adelantada se flexiona a 90°, la de detrás está cerca del suelo–.

PRIMERA FASE
Espira al incorporarte y luego da un paso con la otra pierna. Tira de la cabeza hacia arriba y mantén el abdomen activo en todo el ejercicio.

SEGUNDA FASE
Inspira al bajar la cadera y llevar la rodilla hacia delante, permitiendo que la rodilla trasera se flexione, como antes. Repite y ve alternando las piernas.

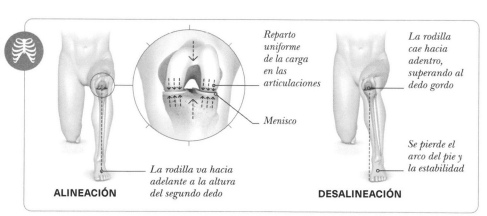

Reparto uniforme de la carga en las articulaciones

Menisco

La rodilla cae hacia adentro, superando al dedo gordo

Se pierde el arco del pie y la estabilidad

La rodilla va hacia adelante a la altura del segundo dedo

ALINEACIÓN

DESALINEACIÓN

Alineación de rodilla

Si la rodilla se desplaza hacia dentro y no está alineada con el pie, superando al dedo gordo, se pueden causar problemas de rodilla, dolor o una lesión. Lleva la rodilla hacia delante y alineada con el segundo dedo; eso mantendrá la estabilidad y evitará que te lesiones.

SUBIDA DE ESCALÓN CON MANCUERNAS

Este ejercicio fortalece el cuádriceps y los glúteos, al tiempo que hace trabajar los músculos que estabilizan el core.

INDICACIONES

Este ejercicio requiere un escalón aeróbico de al menos 30 cm de alto. La pierna que trabaja es la que se queda en el escalón y el *core* está activo en todo momento. La planta debe estar apoyada en el escalón y los pies, a la anchura de las caderas. El impulso para subir lo da la pierna delantera; no hay que empujar con el pie de detrás. Para ejercitar ambas piernas, conviene alternarlas o hacer toda una serie con una pierna y luego con la otra.

Para empezar se hacen 4 series de 8-10 repeticiones; hay otras rutinas específicas en los programas de entrenamiento (pp. 201-214).

Cadera y pierna

Al subir al escalón, céntrate en **glúteos** y **cuádriceps.** La fase concéntrica refuerza los **glúteos, isquiotibiales proximales** y **cuádriceps** de la pierna adelantada al estirar por completo la cadera y la rodilla, mientras que los **músculos de la pantorrilla** estabilizan. Mantén tensos los **cuádriceps** y **glúteos** al bajar (acción excéntrica) en lugar de dejarte caer.

CLAVE

--- • Articulaciones
—○ Músculos

● Se acorta con tensión
● Se alarga con tensión
● Se alarga sin tensión
● En tensión sin movimiento

Esternocleidomastoideo
Trapecio
Deltoides
Pectoral menor
Bíceps
Tríceps
Braquial
Columna
Recto abdominal
Braquiorradial
Transverso abdominal

Glúteo medio
Glúteo de la fascia lata
Tensor de la fascia lata
Iliopsoas

Tren superior y core

Los músculos del *core*, de la **espalda superior**, los **brazos** y los **hombros** se activan para contribuir a mantener neutra la columna durante las dos fases del ejercicio.

VISTA ANTEROLATERAL

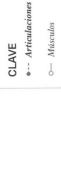

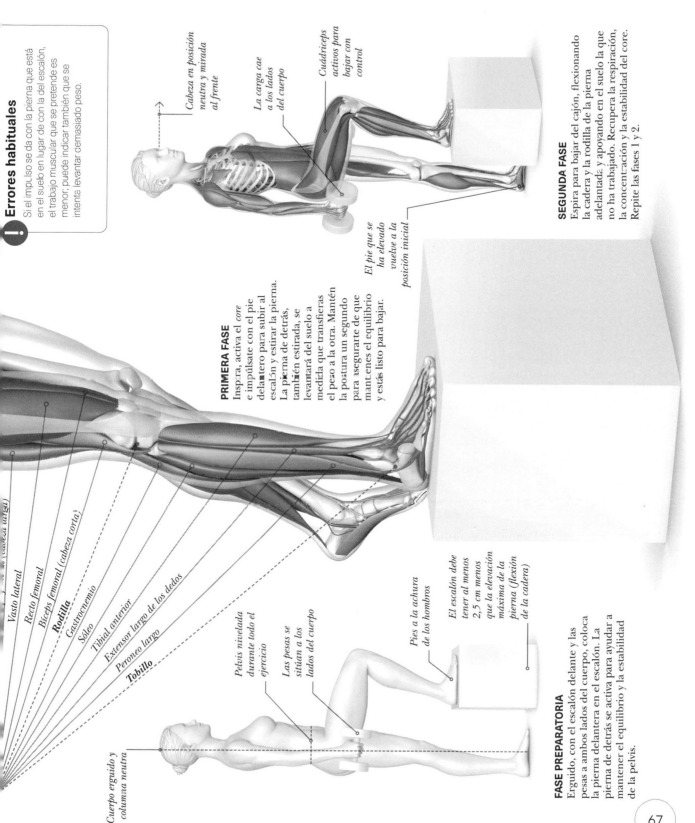

Errores habituales

Si el impulso se da con la pierna que está en el suelo en lugar de con la del escalón, el trabajo muscular que se pretende es menor; puede indicar también que se intenta levantar demasiado peso.

Cabeza en posición
neutra y mirada
al frente

La carga cae
a los lados
del cuerpo

Cuádriceps
activos para
bajar con
control

El pie que se
ha elevado
vuelve a la
posición inicial

SEGUNDA FASE

Espira para bajar del cajón, flexionando la cadera y la rodilla de la pierna adelantada y apoyando en el suelo la que no ha trabajado. Recupera la respiración, la concentración y la estabilidad del core. Repite las fases 1 y 2.

PRIMERA FASE

Inspira, activa el *core* e impúlsate con el pie delantero para subir al escalón y estirar la pierna. La pierna de detrás, también estirada, se levantará del suelo a medida que transfieras el peso a la otra. Mantén la postura un segundo para asegurarte de que mantienes el equilibrio y estás listo para bajar.

Vasto lateral

Recto femoral

Bíceps femoral (cabeza corta)

Rodilla

Gastrocnemio

Sóleo

Tibial anterior

Extensor largo de los dedos

Peroneo largo

Tobillo

Pelvis nivelada
durante todo el
ejercicio

Las pesas se
sitúan a los
lados del cuerpo

Pies a la achura
de los hombros

El escalón debe
tener al menos
2,5 cm menos
que la elevación
máxima de la
pierna (flexión
de la cadera)

Cuerpo erguido y
columna neutra

FASE PREPARATORIA

Erguido, con el escalón delante y las pesas a ambos lados del cuerpo, coloca la pierna delantera en el escalón. La pierna de detrás se activa para ayudar a mantener el equilibrio y la estabilidad de la pelvis.

CURL DE PIERNA

Este ejercicio se centra en los isquiotibiales
y en el músculo principal de la pantorrilla
–el gastrocnemio–, que permiten doblar la rodilla.
Desde esta posición prona fija, se puede flexionar
la rodilla con fuerza sin cargar la columna.

INDICACIONES

El esfuerzo de este movimiento, que se
hace tumbado boca abajo, recae en la
articulación de la rodilla al doblar la
pierna. Es importante activar el abdomen
para estabilizar el torso y no tensar la
espalda. Coloca primero los pesos y
comprueba la almohadilla del tobillo.

Para empezar se hacen 4 series de
8-10 repeticiones; hay variaciones en
las pp. 70-71 y otras rutinas concretas
en los planes de entrenamiento
(pp. 201-214).

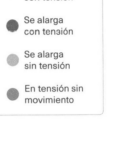

CLAVE

●--- *Articulaciones*

○— *Músculos*

● Se acorta
con tensión

● Se alarga
con tensión

● Se alarga
sin tensión

● En tensión sin
movimiento

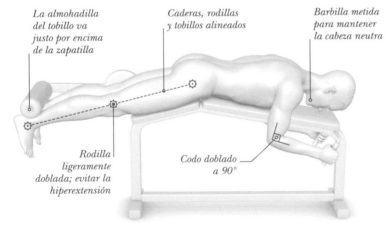

La almohadilla
del tobillo va
justo por encima
de la zapatilla

Caderas, rodillas
y tobillos alineados

Barbilla metida
para mantener
la cabeza neutra

Rodilla
ligeramente
doblada; evitar la
hiperextensión

Codo doblado
a 90°

FASE PREPARATORIA
Túmbate boca abajo con las piernas estiradas y la
almohadilla del tobillo justo por encima de la
zapatilla. Desde ahí, activa el abdomen y el dorsal
ancho tirando de las asas de la máquina y apretando
los glúteos para estabilizar la pelvis.

Tren superior
El control de los **músculos
de la parte superior del cuerpo,**
como el **dorsal ancho,** los **bíceps**
y el **deltoides,** estabiliza más
el ejercicio, lo que se traduce
directamente en un mayor potencial
de los músculos de la parte inferior
del cuerpo y exigencia en los que
se ejercitan.

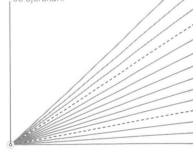

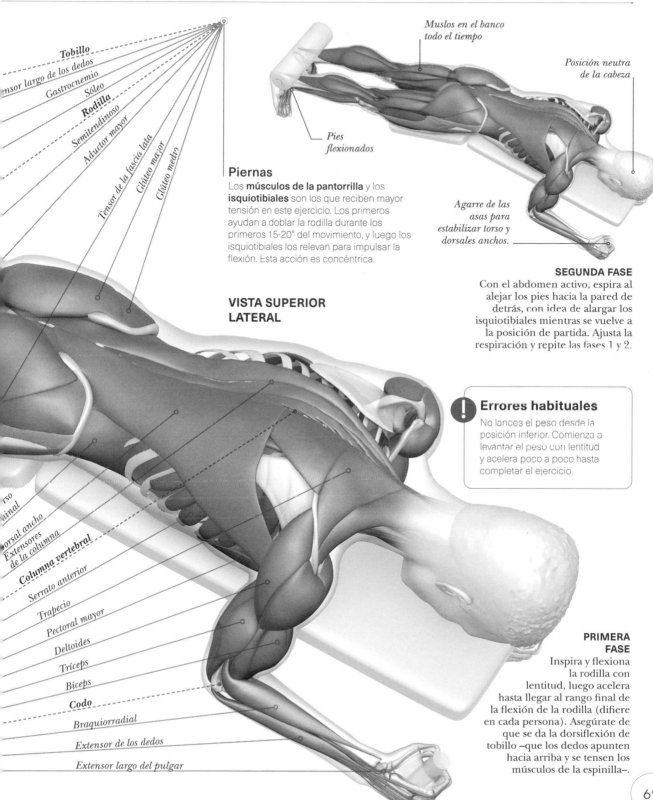

Tobillo

Extensor largo de los dedos

Gastrocnemio

Sóleo

Rodilla

Semitendinoso

Aductor mayor

Tensor de la fascia lata

Glúteo mayor

Glúteo medio

Muslos en el banco todo el tiempo

Posición neutra de la cabeza

Pies flexionados

Piernas

Los **músculos de la pantorrilla** y los **isquiotibiales** son los que reciben mayor tensión en este ejercicio. Los primeros ayudan a doblar la rodilla durante los primeros 15-20° del movimiento, y luego los isquiotibiales los relevan para impulsar la flexión. Esta acción es concéntrica.

Agarre de las asas para estabilizar torso y dorsales anchos.

SEGUNDA FASE

Con el abdomen activo, espira al alejar los pies hacia la pared de detrás, con idea de alargar los isquiotibiales mientras se vuelve a la posición de partida. Ajusta la respiración y repite las fases 1 y 2.

VISTA SUPERIOR LATERAL

so

minal

orsal ancho

Extensores de la columna

Columna vertebral

Serrato anterior

Trapecio

Pectoral mayor

Deltoides

Tríceps

Bíceps

Codo

Braquiorradial

Extensor de los dedos

Extensor largo del pulgar

! Errores habituales

No lances el peso desde la posición inferior. Comienza a levantar el peso con lentitud y acelera poco a poco hasta completar el ejercicio.

PRIMERA FASE

Inspira y flexiona la rodilla con lentitud, luego acelera hasta llegar al rango final de la flexión de la rodilla (difiere en cada persona). Asegúrate de que se da la dorsiflexión de tobillo –que los dedos apunten hacia arriba y se tensen los músculos de la espinilla–.

» VARIACIONES

Al igual que el *curl* de pierna anterior, estas variaciones hacen trabajar los isquiotibiales y el gastrocnemio. La posibilidad de hacer estas versiones de pie o sentado abre la puerta al ejercicio en casa o a usar distintas máquinas del gimnasio.

CLAVE
● Principal músculo trabajado
● Otros músculos implicados

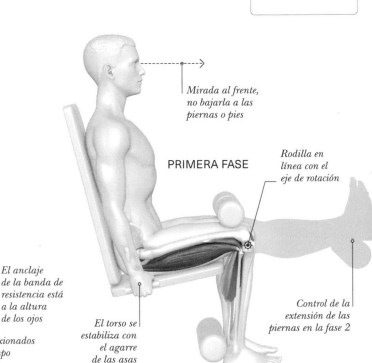

Abdominales activos todo el tiempo

PRIMERA FASE

El anclaje de la banda de resistencia está a la altura de los ojos

Tobillos flexionados todo el tiempo

Mirada al frente, no bajarla a las piernas o pies

PRIMERA FASE

Rodilla en línea con el eje de rotación

Control de la extensión de las piernas en la fase 2

El torso se estabiliza con el agarre de las asas

CURL DE PIERNA SENTADO CON BANDA ELÁSTICA

Elige una banda de resistencia adecuada (p. 47) y sujétala a un punto estable; el lugar de anclaje debe estar a la altura de los ojos. Este ejercicio se centra en una pierna cada vez, así que asegúrate de alternarlas.

FASE PREPARATORIA
Coloca la banda. Siéntate erguido con las piernas separadas y los pies en el suelo. Pon la banda encima de la parte posterior de la zapatilla con la pierna extendida.

PRIMERA FASE
Inspira y luego espira al doblar la parte inferior de la pierna hacia el asiento, sin que el pie toque el suelo. Siente el aumento de la resistencia de la banda.

SEGUNDA FASE
Activa los abdominales y dorsiflexiona el tobillo, inspira al estirar la pierna hasta la posición inicial, con control. Repite las fases 1 y 2.

CURL DE PIERNA SENTADO

Esta variación en máquina estabiliza más la pelvis mientras pone a prueba la flexión de la rodilla y los isquiotibiales en la posición alargada. Con esta versión puedes ejercitar eficazmente isquiotibiales y gastrocnemio en una máquina de gimnasio diferente.

FASE PRELIMINAR
Prepara la máquina. Siéntate con la espalda apoyada y las rodillas en contacto con el borde del asiento. Pon los tobillos sobre la almohadilla inferior y agarra las asas.

PRIMERA FASE
Flexiona la rodilla con control mientras espiras. Continúa hasta el final de la flexión, asegurándote de dorsiflexionar los tobillos.

SEGUNDA FASE
Inspira y estira a la vez las piernas de forma controlada; imagina que alargas los isquiotibiales. Repite las fases 1 y 2.

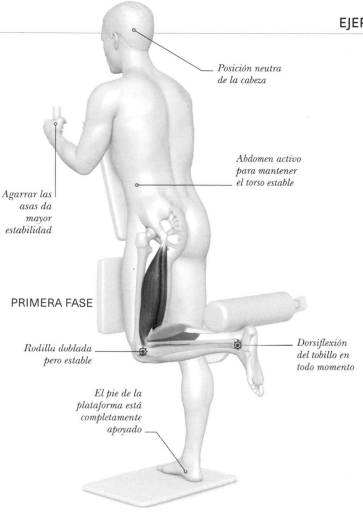

Posición neutra de la cabeza

Abdomen activo para mantener el torso estable

Agarrar las asas da mayor estabilidad

PRIMERA FASE

Rodilla doblada pero estable

Dorsiflexión del tobillo en todo momento

El pie de la plataforma está completamente apoyado

CURL DE PIERNA DE PIE

Esta variación en máquina se realiza de pie. Dado que se trabaja una pierna cada vez, conviene llevar la cuenta para trabajar ambas por igual. Tira activamente de las asas para estabilizar el dorsal ancho de la espalda y con él, la pelvis.

FASE PREPARATORIA
De pie con los muslos contra la máquina ya preparada, empuja una de las piernas contra la almohadilla baja. La mirada va al frente.

PRIMERA FASE
Inspira, activa los abdominales y espira mientras flexionas la rodilla en todo su rango de movimiento. Tensa los músculos de la espinilla para dorsiflexionar el tobillo.

SEGUNDA FASE
Inspira para volver a la postura inicial extendiendo por completo la pierna que trabaja y resistiendo el peso. Repite las fases 1 y 2.

> 66 99
>
> *Las variaciones de la flexión de rodilla son perfectas para* **trabajar isquiotibiales y otros flexores de la rodilla** *de forma segura y controlada.*

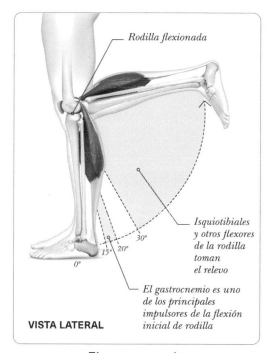

Rodilla flexionada

Isquiotibiales y otros flexores de la rodilla toman el relevo

El gastrocnemio es uno de los principales impulsores de la flexión inicial de rodilla

30°   20°   15°   0°

VISTA LATERAL

El gastrocnemio en la flexión de rodilla

La integración del gastrocnemio y otros flexores de la rodilla (como los isquiotibiales) permite una buena estabilidad de la rodilla durante el rango de movimiento en el que los isquiotibiales carecen de acción de palanca (entre 0 y 15°). Para evitar el error habitual de empujar mucho al comienzo de un ejercicio de flexión, es mejor combinar gemelos e isquiotibiales de forma controlada, para que al doblar la rodilla trabajen los músculos correctos.

CURL DE PIERNA CON PELOTA

Este ejercicio trabaja los isquiotibiales y los gemelos (gastrocnemio) sin cargar la espalda y sin necesidad de utilizar máquinas. Gran parte del ejercicio lo hacen el core y los glúteos, que mantienen el torso arriba mientras la pelota va adelante y atrás.

INDICACIONES

Se necesita un balón suizo con un diámetro de al menos 55-65 cm. La espalda debe estar plana en el suelo y las caderas extendidas, con la parte inferior de las piernas y los talones apoyados en la pelota. A continuación, eleva el cuerpo en posición de puente. Uno de los retos principales de este movimiento es flexionar las rodillas desde los isquiotibiales mientras se mantienen las caderas levantadas y el torso estable.

Los principiantes pueden empezar con 4 series de 8-10 repeticiones; hay otras series específicas en los programas de entrenamiento (pp. 201-214). Si las caderas empiezan a bajar, reduce las repeticiones de cada serie y aumenta el número de series totales. Para trabajar aún más los músculos del *core,* cruza los brazos en el pecho.

Parte superior de la pierna

Los **isquiotibiales** se contraen concéntricamente para flexionar las rodillas. Hunde los talones en la pelota y céntrate en elevar las rodillas y no en llevar el balón hacia ti. Los **glúteos** permiten el puente y se alargan con la flexión de cadera. Los **flexores de la cadera** trabajan concéntricamente, como el **gastrocnemio,** que se contrae para doblar la rodilla y tirar de los talones hacia el cuerpo.

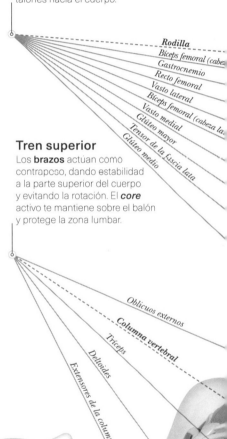

Rodilla
Bíceps femoral (cabez
Gastrocnemio
Recto femoral
Vasto lateral
Bíceps femoral (cabeza la
Vasto medial
Glúteo mayor
Tensor de la fascia lata
Glúteo medio

Tren superior

Los **brazos** actúan como contrapeso, dando estabilidad a la parte superior del cuerpo y evitando la rotación. El *core* activo te mantiene sobre el balón y protege la zona lumbar.

Oblicuos externos
Columna vertebral
Tríceps
Deltoides
Extensores de la columna

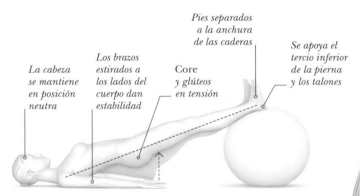

La cabeza se mantiene en posición neutra

Los brazos estirados a los lados del cuerpo dan estabilidad

Core y glúteos en tensión

Pies separados a la anchura de las caderas

Se apoya el tercio inferior de la pierna y los talones

FASE PREPARATORIA
Túmbate boca arriba con los brazos a los lados del cuerpo y las palmas hacia abajo. Con las piernas y talones sobre la pelota, activa el *core* y los glúteos para elevar el cuerpo en una posición de puente. Mantén la cabeza y la columna en posición neutra.

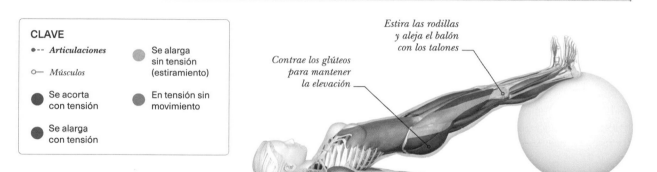

*Estira las rodillas
y aleja el balón
con los talones*

*Contrae los glúteos
para mantener
la elevación*

SEGUNDA FASE
Inspira y rueda la pelota lentamente
hacia la posición de inicio, con las
rodillas y las caderas estiradas.
Aguanta un momento para
recuperar la respiración, la posición
de la cadera y la estabilidad del
torso. Repite las fases 1 y 2.

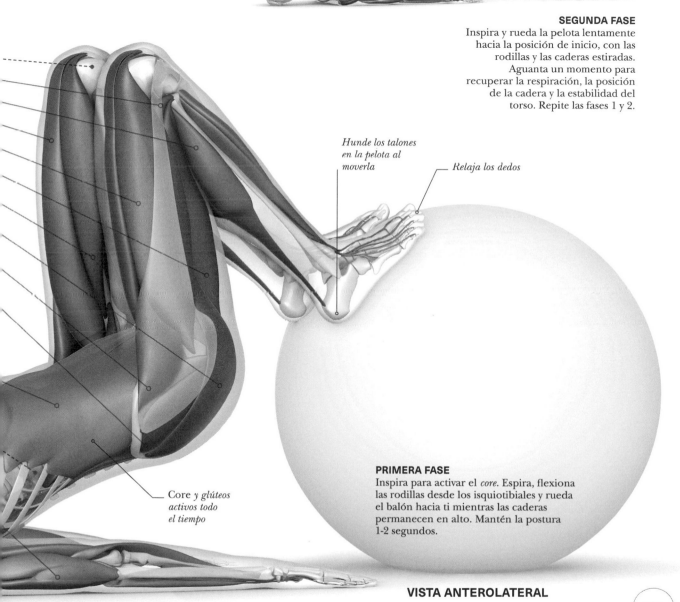

*Hunde los talones
en la pelota al
moverla*

Relaja los dedos

*Core y glúteos
activos todo
el tiempo*

PRIMERA FASE
Inspira para activar el *core*. Espira, flexiona
las rodillas desde los isquiotibiales y rueda
el balón hacia ti mientras las caderas
permanecen en alto. Mantén la postura
1-2 segundos.

VISTA ANTEROLATERAL

EXTENSIÓN DE PIERNA

Este ejercicio entrena específicamente los cuádriceps mientras flexionas y extiendes las piernas a la altura de las rodillas. Es un magnífico ejercicio con máquina, incluso para principiantes, porque carga con eficacia los cuádriceps en su posición acortada.

INDICACIONES

Ajusta el respaldo para que, al sentarte, tus rodillas se ajusten al asiento con comodidad. Esta postura alinea las rodillas con el eje de rotación de la máquina. Comienza con lentitud y acelera hasta que llegues al punto más alto. La vuelta también debe ser controlada.

Los principiantes pueden probar con 4 series de 8-10 repeticiones. Hay variaciones en las pp. 76-77 y ejercicios específicos en los programas de entrenamiento (pp. 201-214).

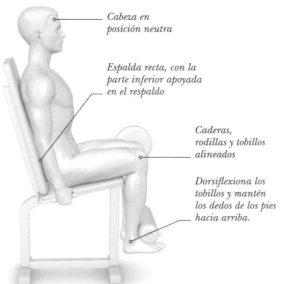

Cabeza en posición neutra

Espalda recta, con la parte inferior apoyada en el respaldo

Caderas, rodillas y tobillos alineados

Dorsiflexiona los tobillos y mantén los dedos de los pies hacia arriba.

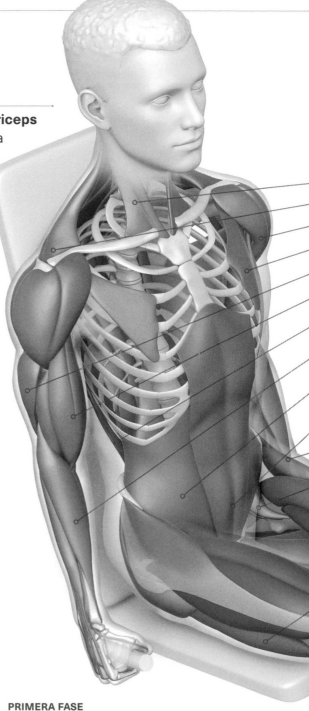

FASE PREPARATORIA
Coloca las pesas y siéntate con las rodillas dobladas y los tobillos bajo la almohadilla, que debe quedar justo por encima de las zapatillas. Agarra los asideros y tira para afirmarte en el asiento y que la pelvis esté estable en todo momento. Inspira.

PRIMERA FASE
Espira mientras levantas con lentitud los pies, empujando con los tobillos la almohadilla, y acelera hasta que la rodilla alcance su extensión máxima (varía según la persona). Mantén dorsiflexionados los tobillos en todo momento. El objetivo es contraer los cuádriceps por completo. Para añadir dificultad, mantén la elevación máxima 1-2 segundos.

Tren superior

Tira de los asideros para tensar la **parte superior** del cuerpo **(espalda, brazos y hombros),** lo que ayuda a estabilizar la pelvis. Cuanto más estable se halle, más fuerza podrán hacer los **cuádriceps.**

nocleidomastoideo
Trapecio
Deltoides
Pectoral menor
Tríceps
Bíceps
Dorsal ancho
Braquiorradial
Transverso abdominal
Recto abdominal

Piernas

Los **cuádriceps** se tensan durante el ejercicio. Esta extensión de pierna también carga el **recto femoral** (músculo del cuádriceps implicado en la articulación de la cadera) en su posición acortada, que ayuda a estabilizar la pelvis. Controla el descenso (la contracción excéntrica) en cada repetición para mantener tensos los cuádriceps.

Tensor de la fascia lata
Iliopsoas
Vasto medial
Recto femoral
Bíceps femoral
Aductor mayor
Rodilla
Tibial anterior
Gastrocnemio
Extensor largo de los dedos
Sóleo

VISTA SUPEROLATERAL ANTERIOR

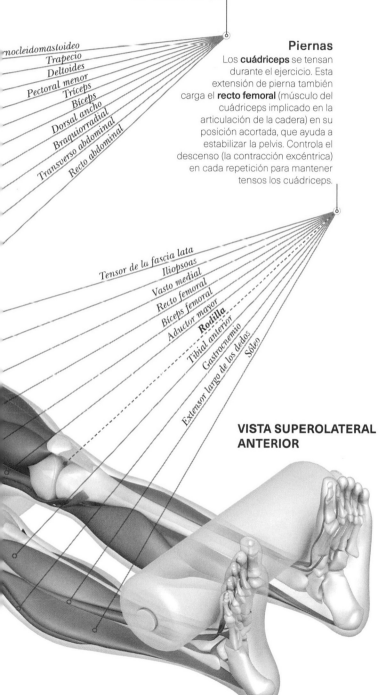

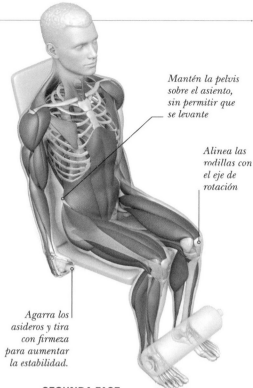

Mantén la pelvis sobre el asiento, sin permitir que se levante

Alinea las rodillas con el eje de rotación

Agarra los asideros y tira con firmeza para aumentar la estabilidad.

SEGUNDA FASE

Mantén los abdominales activados para que la parte baja de la espalda esté apoyada en el respaldo en todo momento. Respira mientras continúas empujándote hacia abajo en el asiento y dobla las rodillas de forma lenta y controlada para que los tobillos bajen de nuevo hasta su posición inicial. Volver a inspirar y repetir las etapas 1 y 2.

Errores habituales

Apresurar el movimiento –lanzando la almohadilla sin sujetarla con los tobillos, por ejemplo– predispone a lesiones y puede destensar los músculos que se desea trabajar. Salirte del asiento en cada repetición demuestra que tu torso y pelvis no están lo bastante estables.

CLAVE

- --- *Articulaciones*
- ○— *Músculos*
- ● Se acorta con tensión
- ● Se alarga con tensión
- ● Se alarga sin tensión
- ● En tensión sin movimiento

» VARIACIONES

Estas variaciones de extensión de piernas pueden parecer poco exigentes. Pero, si se hacen correctamente, cada uno de estos ejercicios tiene un gran impacto, centrándose en los cuádriceps y poniéndolos a prueba en su rango corto, lo cual no es un movimiento fácil.

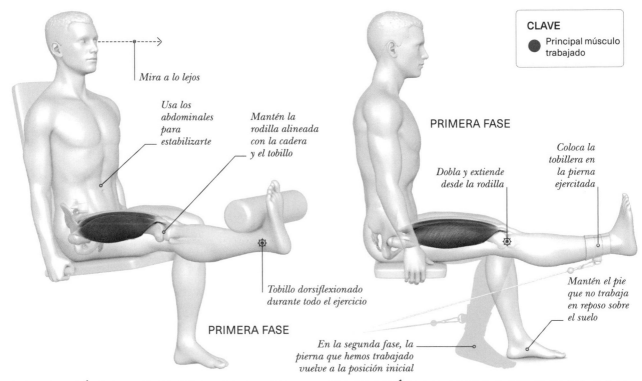

Mira a lo lejos

Usa los abdominales para estabilizarte

Mantén la rodilla alineada con la cadera y el tobillo

Tobillo dorsiflexionado durante todo el ejercicio

PRIMERA FASE

CLAVE
● Principal músculo trabajado

PRIMERA FASE

Dobla y extiende desde la rodilla

Coloca la tobillera en la pierna ejercitada

Mantén el pie que no trabaja en reposo sobre el suelo

En la segunda fase, la pierna que hemos trabajado vuelve a la posición inicial

EXTENSIÓN DE PIERNA UNILATERAL

Este ejercicio permite trabajar con cada pierna por separado, lo cual puede ser ideal para quien está recobrando musculatura y fuerza tras una lesión o un periodo sin entrenamiento. Como ocurre con todos los movimientos de una sola extremidad, asegúrate de hacerlos con las dos.

FASE PREPARATORIA
Prepara la máquina. Siéntate contra el respaldo con una pierna doblada en reposo y el tobillo de la otra bajo la almohadilla correspondiente. Agarra los asideros y tira.

PRIMERA FASE
Espira y, flexionando el tobillo, extiende la rodilla de la pierna que estás trabajando para levantar la almohadilla. Mantén la columna neutra y los abdominales contraídos.

SEGUNDA FASE
Inspira, mientras continúas tirando de los asideros, para devolver de manera controlada la pierna a la posición de partida. Repetir con la otra pierna.

EXTENSIÓN DE PIERNA EN POLEA BAJA

Este ejercicio utiliza una máquina de polea con tobillera, pero se puede hacer también con una banda elástica. La carga se reduce a medida que se desarrolla la parte concéntrica del movimiento (primera fase), lo cual no es deseable. Para contrarrestar eso, puedes mantener la posición en alto durante 1-4 segundos cuando la pierna llegue a su máxima extensión.

FASE PREPARATORIA
Con la pierna que vas a trabajar en reposo, ajusta el cable y fija la tobillera al pie. Siéntate estirado, con la columna vertebral recta y los glúteos apoyados por completo en el asiento.

PRIMERA FASE
Espira, dorsiflexiona el tobillo y extiende la pierna ejercitada a partir de la rodilla para levantar el pie, venciendo la resistencia del cable.

SEGUNDA FASE
Manteniendo agarrados con firmeza los asideros, inspira y devuelve la pierna levantada a la posición inicial. Completa la serie y luego pasa a la otra pierna.

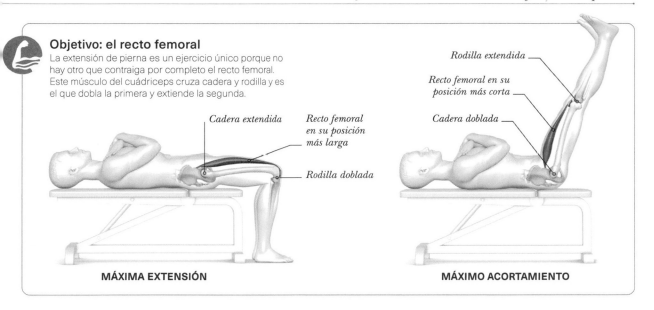

Objetivo: el recto femoral

La extensión de pierna es un ejercicio único porque no hay otro que contraiga por completo el recto femoral. Este músculo del cuádriceps cruza cadera y rodilla y es el que dobla la primera y extiende la segunda.

Cadera extendida

Recto femoral en su posición más larga

Rodilla doblada

Rodilla extendida

Recto femoral en su posición más corta

Cadera doblada

MÁXIMA EXTENSIÓN

MÁXIMO ACORTAMIENTO

EXTENSIÓN DE PIERNA TUMBADO CON BANDA

Esta extensión de pierna sin máquina requiere de una banda elástica y es fácil de hacer en casa o el gimnasio. Es preciso escoger la banda apropiada (p. 47) y encontrar un anclaje estable al que fijarla.

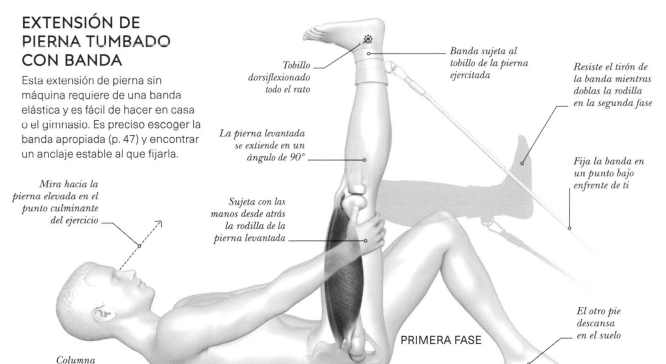

Tobillo dorsiflexionado todo el rato

Banda sujeta al tobillo de la pierna ejercitada

Resiste el tirón de la banda mientras doblas la rodilla en la segunda fase

La pierna levantada se extiende en un ángulo de 90°

Fija la banda en un punto bajo enfrente de ti

Mira hacia la pierna elevada en el punto culminante del ejercicio

Sujeta con las manos desde atrás la rodilla de la pierna levantada

PRIMERA FASE

El otro pie descansa en el suelo

Columna neutra

FASE PREPARATORIA
Fija la banda elástica a un anclaje a escasa altura frente a ti. Túmbate sobre la espalda con la banda alrededor del tobillo de la pierna que vas a trabajar y la otra doblada.

PRIMERA FASE
Con el tobillo flexionado y la rodilla sujeta, espira y extiende la rodilla de la pierna que estás trabajando hasta estirarla por completo. Mantén la postura 1-4 segundos.

SEGUNDA FASE
Inspira mientras doblas con lentitud la rodilla, resistiéndote a la tracción de la banda de manera controlada. Completa la serie y repítela con la otra pierna.

PUENTE DE GLÚTEOS CON BARRA

Tren superior
Los **abdominales** son fundamentales para estabilizar la columna y la pelvis en este ejercicio y para coordinar el movimiento entre la parte superior e inferior del cuerpo. Los músculos de **brazos** y **hombros** ayudan a mantener la carga en posición durante todo el movimiento.

El puente o elevación de la pelvis trabaja los glúteos cuando se flexionan y estiran las caderas. Al igual que la extensión de piernas para los cuádriceps (pp. 74-75), este ejercicio hace trabajar a los glúteos en su posición acortada, sin cargar peso en la columna.

INDICACIONES

El ejercicio requiere un banco o un escalón resistente como apoyo. Coloca la barra en el pliegue de la cadera antes de estirarla y flexionarla subiendo y bajando el cuerpo; si resulta incómodo, pon una almohadilla. La alineación correcta de pies, tobillos y rodillas es importante para facilitar el movimiento y evitar lesiones.

Se puede empezar con 4 series de 8-10 repeticiones; hay variaciones en las pp. 80-81 y series específicas en los planes de entrenamiento (pp. 201-214).

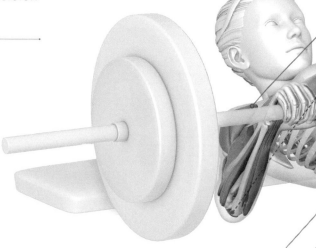

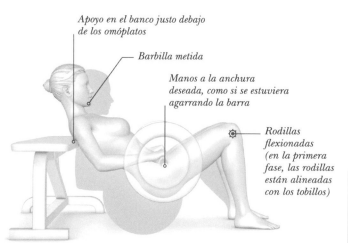

Apoyo en el banco justo debajo de los omóplatos

Barbilla metida

Manos a la anchura deseada, como si se estuviera agarrando la barra

Rodillas flexionadas (en la primera fase, las rodillas están alineadas con los tobillos)

Piernas
Los **glúteos** son los principales músculos implicados. Concéntrate en elevar las caderas y la barra usando los glúteos, mientras el abdomen está activo. La coordinación entre torso y pelvis permite tensar más el glúteo. Los **isquiotibiales, aductores** y **músculos de la pantorrilla** ayudan a estabilizar la carga en la parte inferior del cuerpo.

Tensor de la fascia lata
Recto femoral
Glúteo mayor
Aductor largo
Bíceps femoral (cabeza larga)
Vasto lateral
Aductor mayor
Semimembranoso
Rodilla
Gastrocnemio
Sóleo
Tibial anterior
Peroneo largo
Peroneo corto
Tobillo
Extensor largo de los d...
Extensor largo del dedo...

FASE PREPARATORIA
Siéntate con la espalda apoyada en el banco, las piernas flexionadas y los pies a una anchura algo mayor a la de los hombros. Con la barra en el pliegue de las caderas, activa los glúteos para empujar hacia arriba las caderas hasta la posición de partida. Inspira para activar el *core*.

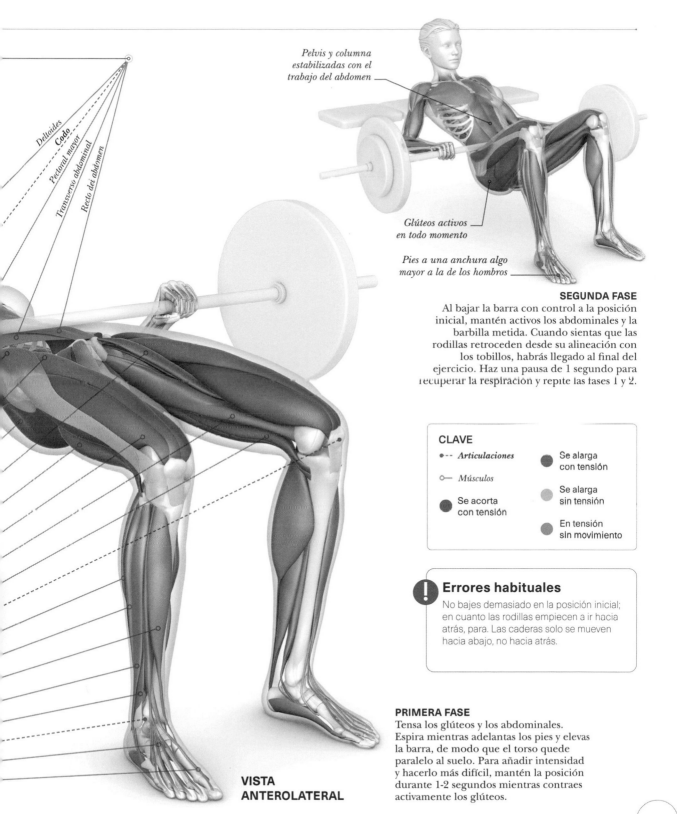

Deltoides
Codo
Pectoral mayor
Transverso abdominal
Recto del abdomen

Pelvis y columna
estabilizadas con el
trabajo del abdomen

Glúteos activos
en todo momento

Pies a una anchura algo
mayor a la de los hombros

SEGUNDA FASE

Al bajar la barra con control a la posición
inicial, mantén activos los abdominales y la
barbilla metida. Cuando sientas que las
rodillas retroceden desde su alineación con
los tobillos, habrás llegado al final del
ejercicio. Haz una pausa de 1 segundo para
recuperar la respiración y repite las fases 1 y 2.

CLAVE

●-- *Articulaciones*

○— *Músculos*

● Se alarga
con tensión

● Se alarga
sin tensión

● Se acorta
con tensión

● En tensión
sin movimiento

! Errores habituales

No bajes demasiado en la posición inicial;
en cuanto las rodillas empiecen a ir hacia
atrás, para. Las caderas solo se mueven
hacia abajo, no hacia atrás.

**VISTA
ANTEROLATERAL**

PRIMERA FASE

Tensa los glúteos y los abdominales.
Espira mientras adelantas los pies y elevas
la barra, de modo que el torso quede
paralelo al suelo. Para añadir intensidad
y hacerlo más difícil, mantén la posición
durante 1-2 segundos mientras contraes
activamente los glúteos.

» VARIACIONES

Estos ejercicios van dirigidos a los glúteos y aíslan la función de la extensión de la cadera a través de los isquiotibiales. El trabajo unilateral puede ser particularmente efectivo, ya que permite aumentar la intensidad al poner más tensión en el glúteo de la pierna que se trabaja.

CLAVE
- ● Principal músculo trabajado
- ● Otros músculos implicados

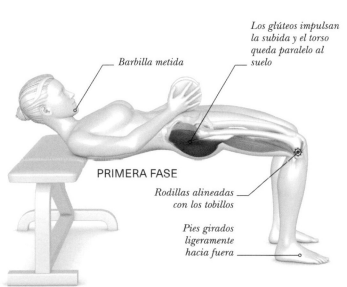

Barbilla metida

Los glúteos impulsan la subida y el torso queda paralelo al suelo

PRIMERA FASE

Rodillas alineadas con los tobillos

Pies girados ligeramente hacia fuera

Leve inclinación hacia delante

PRIMERA FASE

Extensión de la pierna que trabaja en 20-30°

Leve rotación externa de la pierna desde la cadera

El peso recae en el centro del pie que no trabaja

PUENTE DE GLÚTEOS CON PESA

Esta variación sigue el mismo movimiento que el ejercicio principal de las páginas anteriores pero con una pesa. Trabajar con una carga menor te permite mejorar la ejecución antes de subir la carga.

ETAPA PREPARATORIA
Apóyate en el banco con las piernas flexionadas. Coloca la pesa en el pliegue de la cadera y activa los glúteos para levantar las caderas ligeramente del suelo.

PRIMERA FASE
Con glúteos y abdominales tensos, espira mientras llevas el torso y la pesa hacia arriba. Si es posible, mantén la posición más elevada durante 1-2 segundos.

SEGUNDA FASE
Activa el abdomen y mete la barbilla mientras bajas el torso hasta la posición inicial. Haz una pausa breve antes de repetir las fases 1 y 2.

PATADA DE GLÚTEOS CON POLEA

Compagina esta versión con otros ejercicios de glúteos si no tienes pesos libres o si te gustaría añadir volumen aislado a los glúteos. Asegúrate de no redondear la zona lumbar o usar el impulso para dar la patada.

FASE PREPARATORIA
Coloca la correa en el tobillo, por encima de la zapatilla. Con los pies separados al ancho de la cadera, pon las manos en la máquina para estabilizarte.

PRIMERA ETAPA
Inspira para activar el abdomen. Espira al llevar la pierna hacia atrás unos 20-30°. Para trabajar más, quédate en la posición durante 1-2 segundos.

SEGUNDA ETAPA
Mantén los abdominales activos y la columna neutra para volver a la posición inicial con control, a la vez que inspiras. Repite las fases 1 y 2.

PUENTE DE GLÚTEOS CON UNA PIERNA

La opción de una pierna puede ser útil si el peso es limitado o si se quiere trabajar más. Ejercitarse con una sola pierna aumenta la intensidad de la carga de la extremidad que trabaja; se puede hacer con o sin pesas. Cuenta las repeticiones para trabajar las piernas por igual.

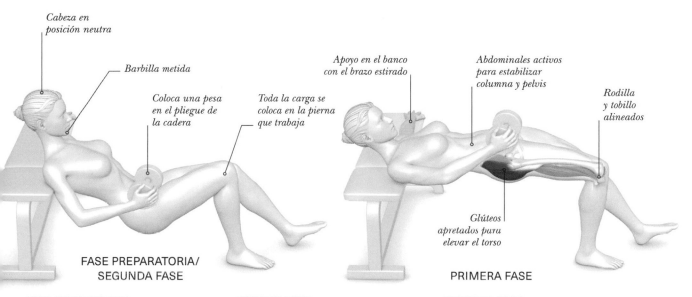

Cabeza en posición neutra

Barbilla metida

Coloca una pesa en el pliegue de la cadera

Toda la carga se coloca en la pierna que trabaja

FASE PREPARATORIA/ SEGUNDA FASE

Apoyo en el banco con el brazo estirado

Abdominales activos para estabilizar columna y pelvis

Rodilla y tobillo alineados

Glúteos apretados para elevar el torso

PRIMERA FASE

FASE PREPARATORIA

Apóyate en el banco con la pierna que trabaja flexionada y la otra adelantada y apoyada en el talón. Activa los glúteos para levantar ligeramente las caderas del suelo.

PRIMERA FASE

Tensa los glúteos y los abdominales y espira al elevar el torso con una sola pierna. Aguanta 1-2 segundos para trabajar más.

SEGUNDA FASE

Baja el torso con lentitud hasta la posición inicial, mientras mantienes activos los abdominales y la barbilla metida. Haz una breve pausa antes de repetir las fases 1 y 2.

El glúteo mayor es el de mayor tamaño y el más superficial de los tres

El glúteo medio, en forma de abanico, se sitúa entre el mayor y el menor

El glúteo menor es el más profundo y de menor tamaño de los tres

GLÚTEO MAYOR

Este músculo trabaja para extender la parte posterior de la cadera y rotar la pierna.

GLÚTEO MEDIO

Ayuda al glúteo mayor a estirar la cadera lateralmente y a rotar la pierna.

GLÚTEO MENOR

Este músculo ayuda al glúteo mayor a extender la cadera más lateralmente.

LOS TRES GLÚTEOS

Los glúteos son fundamentales para dar fuerza y estabilidad a la cadera en actividades como caminar, saltar, correr y entrenar la resistencia. Los glúteos mayor, medio y menor ayudan a estirar la cadera, a rotarla interna y externamente y a la abducción (p. 50). Unos glúteos fuertes y funcionales pueden aliviar el dolor de la parte inferior de la espalda y facilitar movimientos habituales como estar de pie, caminar y subir escaleras.

ELEVACIÓN DE TALONES

Este ejercicio en máquina fortalece la función plantar (ponerse de puntillas) del **gastrocnemio** y el **sóleo** y también trabaja el tendón de Aquiles. Unos gemelos fuertes pueden ayudar a tener unas rodillas sanas.

INDICACIONES

Mientras elevas y bajas los talones, las almohadillas de los pies deben estar en pleno contacto con la plataforma. Los pies pueden estar paralelos o un poco hacia fuera, lo que sea más cómodo.

Es crucial que la ejecución sea correcta y el movimiento lento y controlado. Tensa los músculos de las piernas al tiempo que haces un «bloqueo suave» (una ligera flexión de las rodillas) para evitar la hiperextensión de la articulación hacia atrás.

Los principiantes pueden probar con 4 series de 8-10 repeticiones; hay más variaciones en las pp. 84-85 y series específicas en los programas de entrenamiento (pp. 201-214).

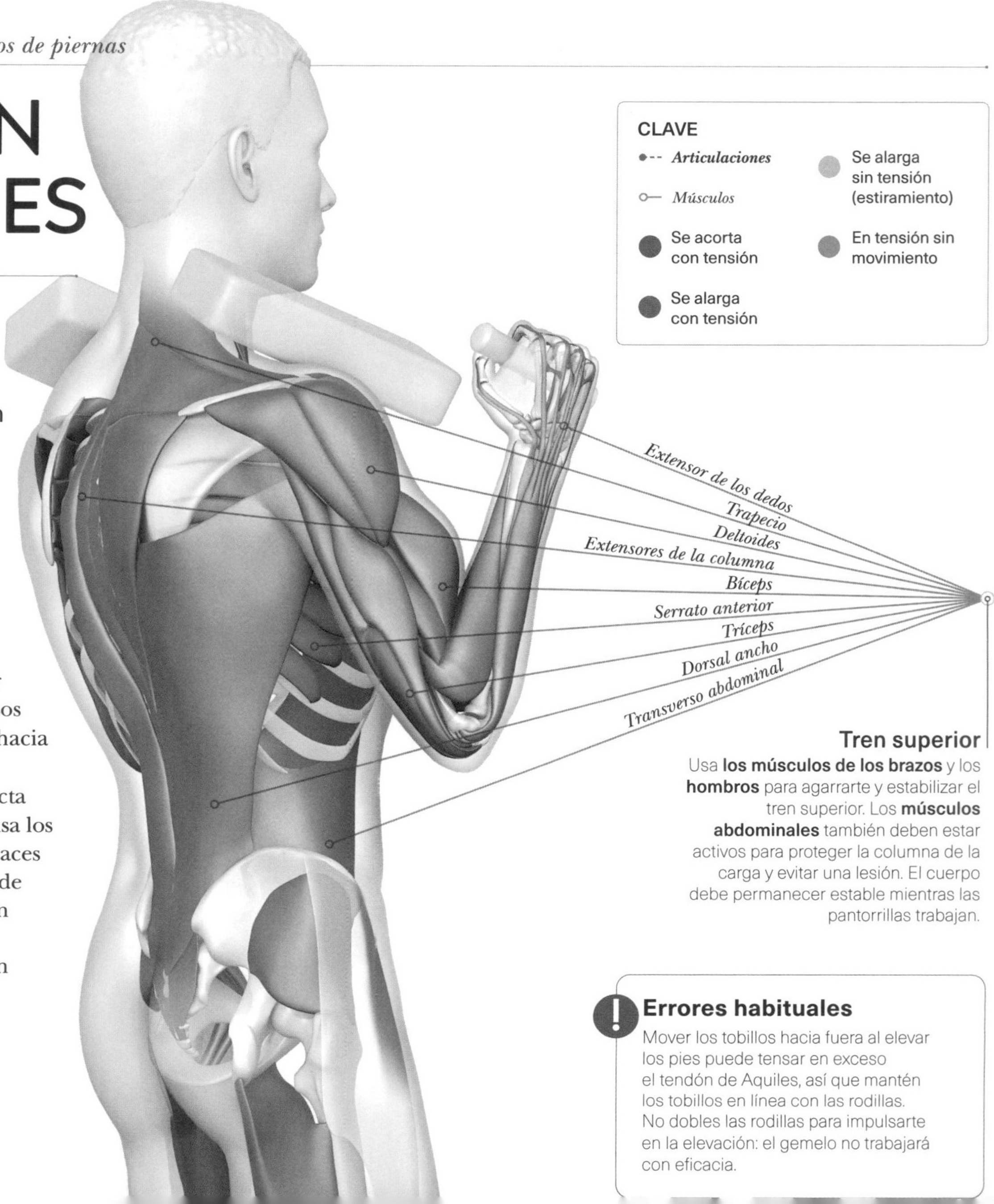

CLAVE

- - - - Articulaciones
- ○— *Músculos*
- ● Se acorta con tensión
- ● Se alarga con tensión
- ● Se alarga sin tensión (estiramiento)
- ● En tensión sin movimiento

Extensor de los dedos
Trapecio
Deltoides
Extensores de la columna
Bíceps
Serrato anterior
Tríceps
Dorsal ancho
Transverso abdominal

Tren superior

Usa **los músculos de los brazos** y los **hombros** para agarrarte y estabilizar el tren superior. Los **músculos abdominales** también deben estar activos para proteger la columna de la carga y evitar una lesión. El cuerpo debe permanecer estable mientras las pantorrillas trabajan.

Errores habituales

Mover los tobillos hacia fuera al elevar los pies puede tensar en exceso el tendón de Aquiles, así que mantén los tobillos en línea con las rodillas. No dobles las rodillas para impulsarte en la elevación: el gemelo no trabajará con eficacia.

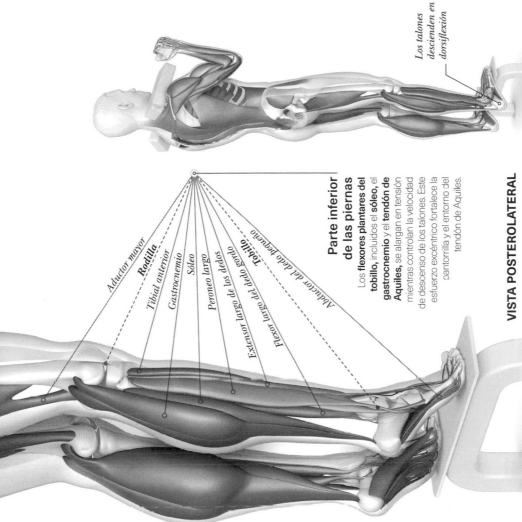

Los talones descienden en dorsiflexión

Parte inferior de las piernas

Los **flexores plantares del tobillo**, incluidos el **sóleo**, el **gastrocnemio** y el **tendón de Aquiles**, se alargan en tensión mientras controlan la velocidad de descenso de los talones. Este esfuerzo excéntrico fortalece la pantorrilla y el entorno del tendón de Aquiles.

Aductor mayor
Rodilla
Tibial anterior
Gastrocnemio
Sóleo
Peroneo largo
Extensor largo de los dedos
Tobillo
Abductor del dedo pequeño
Flexor largo del dedo gordo

VISTA POSTEROLATERAL

PRIMERA FASE

Inspira para ayudar a estabilizar el *core*. Espira y contrae los gemelos mientras elevas los talones en un movimiento lento y controlado hasta ponerte de puntillas. Los tobillos están en línea con las rodillas todo el tiempo.

SEGUNDA FASE

Inspira y baja los talones todo lo que puedas, en un movimiento lento, suave y controlado. Abajo, haz una pausa de 1 a 2 segundos para liberar la tensión pasiva del tendón de Aquiles. Recupera la respiración; repite las fases 1 y 2 de forma rítmica.

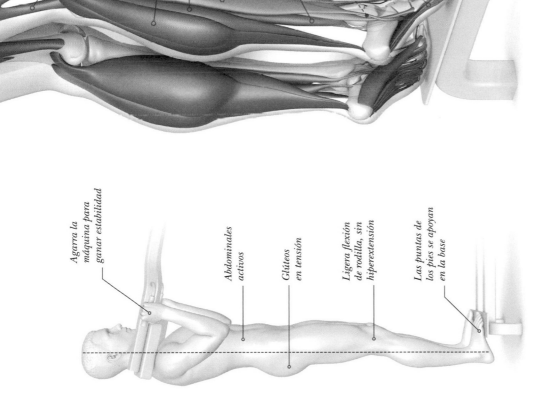

Agarra la máquina para ganar estabilidad

Abdominales activos

Glúteos en tensión

Ligera flexión de rodilla, sin hiperextensión

Las puntas de los pies se apoyan en la base

FASE PREPARATORIA

Coloca los pesos en la máquina, los hombros bajo las almohadillas y las puntas de los pies al borde del escalón, con los pies separados al ancho de las caderas. Torso y pelvis se mantienen estables. Ahora, baja los talones hasta la posición inicial.

83

» VARIACIONES

Fortalecer el gemelo ayuda a que la rodilla se mantenga estable y sana. Al igual que en la elevación de talones anterior, estas variaciones hacen trabajar el gastrocnemio y el sóleo, además del tendón de Aquiles.

CLAVE
● Principal músculo trabajado

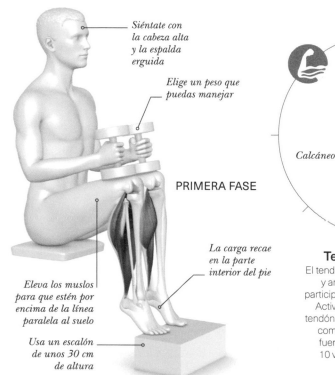

Siéntate con la cabeza alta y la espalda erguida

Elige un peso que puedas manejar

PRIMERA FASE

Eleva los muslos para que estén por encima de la línea paralela al suelo

Usa un escalón de unos 30 cm de altura

La carga recae en la parte interior del pie

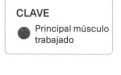

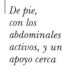

El tendón de Aquiles fija el sóleo y el gastrocnemio al calcáneo (el hueso del talón)

Calcáneo

VISTA POSTERIOR

Tendón de Aquiles

El tendón de Aquiles da elasticidad y amortiguación a los pies y participa en la flexión plantar (p. 51). Activo al caminar y correr, este tendón es lo suficientemente fuerte como para soportar enormes fuerzas de tracción, de hasta 10 veces el peso del cuerpo.

De pie, con los abdominales activos, y un apoyo cerca

PRIMERA FASE

ELEVACIÓN DE TALONES SENTADO

La posición sentado da preponderancia al sóleo sobre el gastrocnemio, al estar las rodillas flexionadas. Esta elevación añade variedad a la rutina, ya sea en casa o en el gimnasio.

FASE PREPARATORIA
Siéntate con los pies separados a la anchura de la cadera y las almohadillas apoyadas en un bloque o un escalón situado delante. Apoya las mancuernas en las rodillas.

PRIMERA FASE
Inspira y activa el *core*. Espira mientras contraes los gemelos para elevar los talones, llevando los pies arriba y los tobillos hacia delante, con control.

SEGUNDA FASE
Inspira y baja los talones con lentitud, manteniendo los tobillos en línea con las rodillas. Haz una pausa al final de cada repetición. Repite las fases 1 y 2.

ELEVACIÓN DE TALONES CON UNA PIERNA

En esta variación unilateral no se necesitan pesos adicionales porque apoyar el peso del cuerpo en la pierna que se eleva es suficiente carga. Asegúrate de trabajar las piernas por igual.

FASE DE PREPARACIÓN
De pie, coloca la almohadilla del pie en el escalón y rodea con la pierna que no está trabajando la parte posterior de la otra. Baja el talón hasta la posición inicial.

PRIMERA FASE
Inspira y activa el *core*. Espira mientras levantas el talón contrayendo el gemelo. Ten un apoyo cerca si te cuesta mantener el equilibrio.

SEGUNDA FASE
Inspira y baja el talón de forma controlada, manteniendo la carga en la parte interior del pie. Mantén la posición abajo y luego repite las fases 1 y 2.

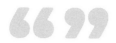

*Trabajar los **gemelos** no solo aporta **tamaño y fuerza** a la parte inferior de la pierna, sino que también ayuda a **aumentar la estabilidad de la rodilla**.*

ELEVACIÓN DE TALONES EN PRENSA

Esta variación emula la elevación de talones pero permite una postura más estable y sin ninguna carga en la columna vertebral. Es una alternativa ideal para cualquier persona que se sienta inestable o incómoda utilizando una máquina de elevación de talones.

Dorsiflexión y flexión plantar del tobillo

Los músculos del tobillo son importantes en sus funciones de dorsiflexión y flexión plantar. También trabajan junto con los músculos del pie para estabilizar el paso y garantizar el funcionamiento saludable del pie y el tobillo. El trabajo adecuado del gastrocnemio, el sóleo y otros músculos de la pierna ayudan a crear un patrón de movimiento saludable y a prevenir lesiones a largo plazo.

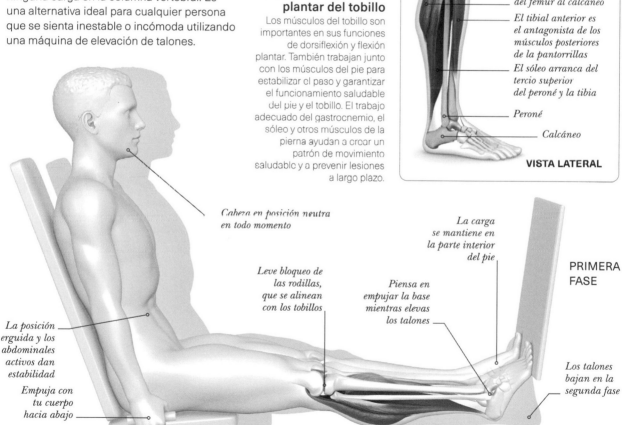

Fémur

Tibia

El gastrocnemio va del fémur al calcáneo

El tibial anterior es el antagonista de los músculos posteriores de la pantorrillas

El sóleo arranca del tercio superior del peroné y la tibia

Peroné

Calcáneo

VISTA LATERAL

Cabeza en posición neutra en todo momento

La carga se mantiene en la parte interior del pie

PRIMERA FASE

La posición erguida y los abdominales activos dan estabilidad

Empuja con tu cuerpo hacia abajo

Leve bloqueo de las rodillas, que se alinean con los tobillos

Piensa en empujar la base mientras elevas los talones

Los talones bajan en la segunda fase

FASE PREPARATORIA
Coloca el peso. Siéntate con las almohadillas de los pies apoyadas en la base y los pies separados a la anchura de las caderas. Los talones bajan.

PRIMERA FASE
Inspira para activar el core, y empuja con tu cuerpo hacia abajo. Espira mientras empujas con las almohadillas de los pies para elevar los talones.

SEGUNDA FASE
Inspira y baja los talones a la posición de partida, manteniendo el control en todo momento. Haz una pausa abajo y repite las fases 1 y 2.

PESO MUERTO CONVENCIONAL

Este ejercicio entrena la mayoría de los músculos de la parte inferior del cuerpo y otros muchos de la superior. La extensión de la cadera fortalece glúteos e isquiotibiales (la llamada cadena posterior), mientras que la extensión de la rodilla ejercita el cuádriceps. Para que sea seguro, trabaja la mecánica del movimiento antes de subir la carga.

INDICACIONES

Para este ejercicio se necesita una haltera con discos de tamaño normal o discos *bumper*. En lugar de pensar en levantar la barra, deja que se eleve por el movimiento ascendente generado por cuádriceps, isquiotibiales y glúteos. Asegúrate de controlar la vuelta a la posición inicial.

Se puede empezar con 4 series de 8-10 repeticiones; hay otras versiones en las pp.88-89 y series específicas en los programas de entrenamiento (pp. 201-214).

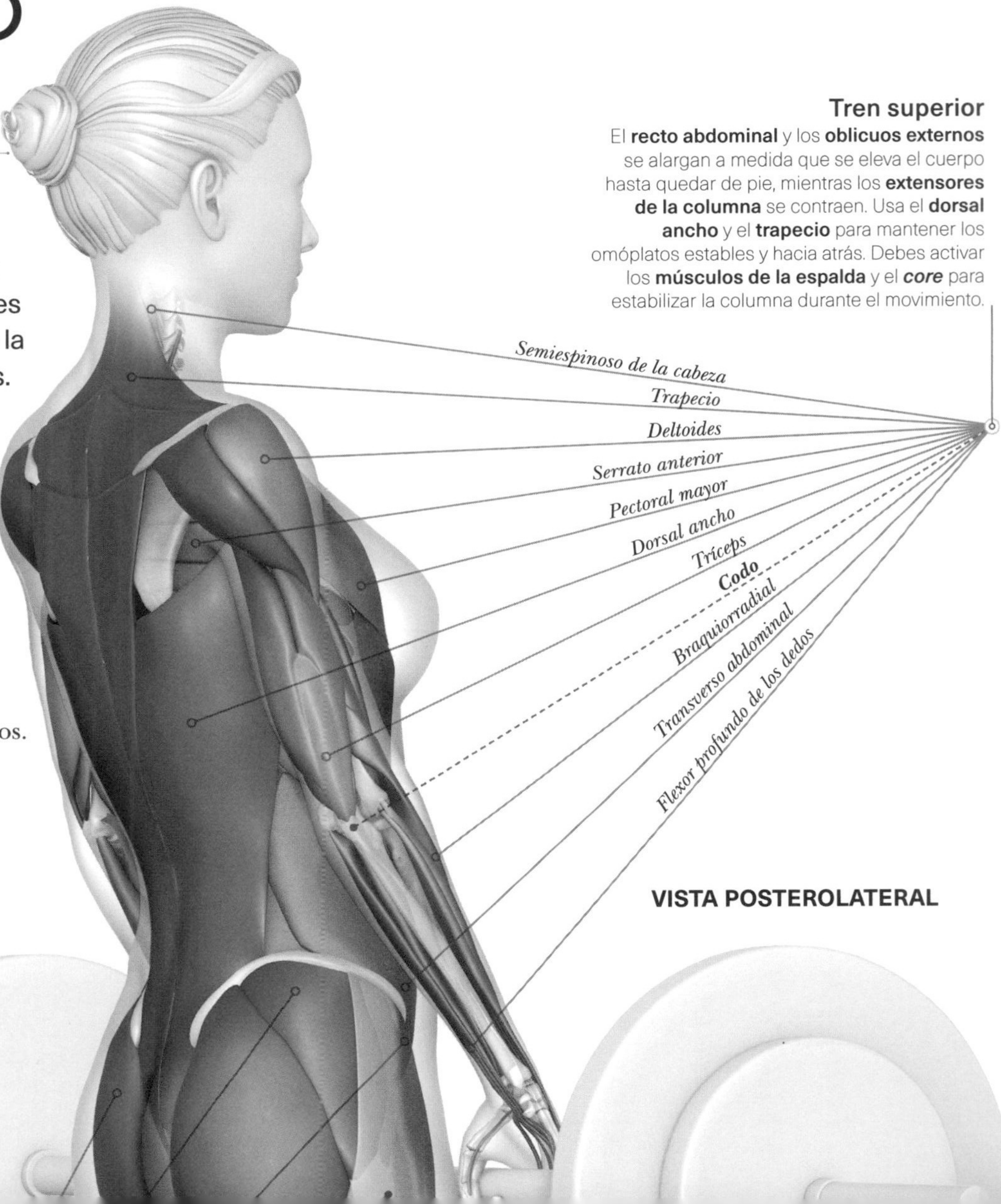

! Errores habituales

No activar el *core* y estabilizar la parte superior del cuerpo durante todo el movimiento puede provocar tensiones en la parte inferior de la espalda. Es fundamental empezar con un peso bajo.

Tren superior

El **recto abdominal** y los **oblicuos externos** se alargan a medida que se eleva el cuerpo hasta quedar de pie, mientras los **extensores de la columna** se contraen. Usa el **dorsal ancho** y el **trapecio** para mantener los omóplatos estables y hacia atrás. Debes activar los **músculos de la espalda** y el *core* para estabilizar la columna durante el movimiento.

Semiespinoso de la cabeza

Trapecio

Deltoides

Serrato anterior

Pectoral mayor

Dorsal ancho

Tríceps

Codo

Braquiorradial

Transverso abdominal

Flexor profundo de los dedos

VISTA POSTEROLATERAL

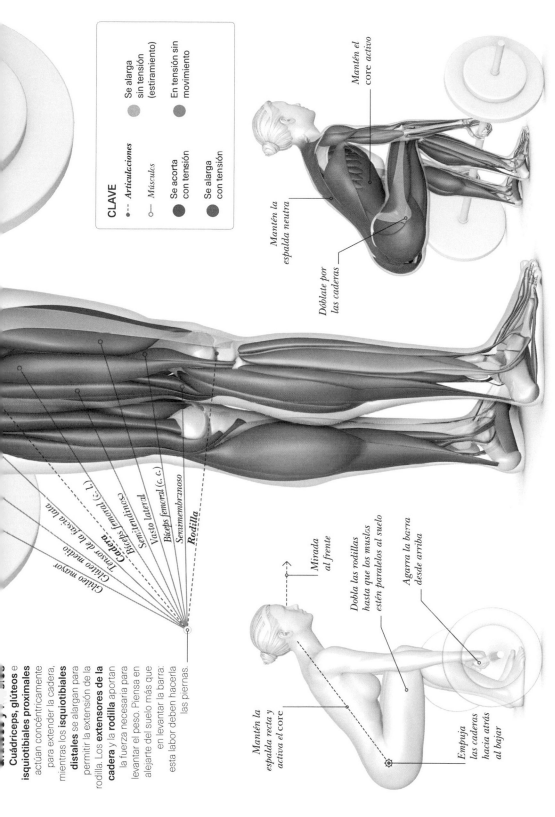

Cuádriceps, glúteos e isquiotibiales proximales actúan concéntricamente para extender la cadera, mientras los isquiotibiales distales se alargan para permitir la extensión de la rodilla. Los extensores de la cadera y la rodilla aportan la fuerza necesaria para levantar el peso. Piensa en alejarte del suelo más que en levantar la barra: esta labor deben hacerla las piernas.

Glúteo mayor

Glúteo medio

Tensor de la fascia lata

Cadera (femoral)

Semitendinoso

Vasto lateral

Biceps femoral (c. l.)

Biceps femoral (c. c.)

Semimembranoso

Rodilla

CLAVE

--- *Articulaciones*

○ *Músculos*

● Se acorta con tensión

● Se alarga con tensión

● Se alarga sin tensión (estiramiento)

● En tensión sin movimiento

Mantén el core activo

Mantén la espalda neutra

Dóblate por las caderas

Mantén la espalda recta y activa el core

Mirada al frente

Dobla las rodillas hasta que los muslos estén paralelos al suelo

Agarra la barra desde arriba

Empuja las caderas hacia atrás al bajar

FASE PREPARATORIA

Con los pies separados al ancho de las caderas y un poco hacia fuera, flexiona caderas y rodillas para agarrar la barra. Las espinillas quedan cerca de la barra. Mantén la columna neutra, con los hombros hacia atrás y los músculos de la parte superior de la espalda activos.

PRIMERA FASE

Inspira y activa el tren superior y el *core*. Empuja con los cuádriceps y levanta la haltera, espirando y deslizando las caderas hacia delante mientras la subes. Mantén el peso para comprobar si estás estable.

SEGUNDA FASE

Dóblate por la cadera y baja con control hasta la posición inicial. Mantén la mirada al frente y la cabeza en posición neutra. Recupera la respiración y el equilibrio antes de repetir las fases 1 y 2.

87

›› VARIACIONES

Todas estas variaciones del peso muerto convencional trabajan también los glúteos, los cuádriceps, los erectores de la columna vertebral y los músculos de la parte superior de la espalda y el torso. Este tipo de ejercicios suelen incluirse en los programas de entrenamiento de la fuerza, ya que implican muchos músculos.

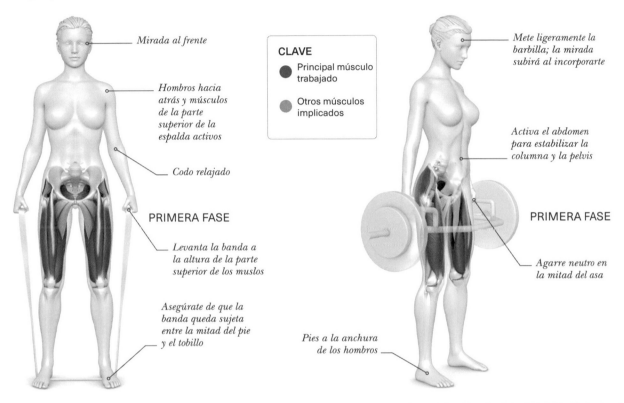

Mirada al frente

Hombros hacia atrás y músculos de la parte superior de la espalda activos

Codo relajado

CLAVE
● Principal músculo trabajado
● Otros músculos implicados

PRIMERA FASE

Levanta la banda a la altura de la parte superior de los muslos

Asegúrate de que la banda queda sujeta entre la mitad del pie y el tobillo

Mete ligeramente la barbilla; la mirada subirá al incorporarte

Activa el abdomen para estabilizar la columna y la pelvis

PRIMERA FASE

Agarre neutro en la mitad del asa

Pies a la anchura de los hombros

PESO MUERTO CON BANDA

Esta variación hace trabajar los mismos músculos que el ejercicio principal pero en condiciones de resistencia a la fuerza de la goma. Si quieres añadir dificultad, sujeta unas mancuernas con la banda (p. 97).

FASE PREPARATORIA
Elige una banda elástica adecuada (p. 47). Pisa la banda con los pies, colocados a la anchura de los hombros. Inclínate para agarrar la banda a la altura de la rodilla.

PRIMERA FASE
Inspira y activa el *core*. Empuja el suelo desde los cuádriceps al tiempo que empujas las caderas hacia delante y espiras.

SEGUNDA FASE
Inclínate desde las caderas para bajar a la posición de inicio, con la mirada al frente y resistiendo la cinta en todo momento. Repite las fases 1 y 2.

PESO MUERTO CON BARRA HEXAGONAL

Una barra hexagonal ayuda a centrar el peso y mantiene la carga en los cuádriceps sin dejar de implicar a los glúteos. Este ejercicio es menos lesivo para las articulaciones y más sencillo de hacer, por lo que puede ser una buena opción para los principiantes que quieran entrenar los cuádriceps.

FASE PREPARATORIA
Pon las pesas y colócate dentro de la barra hexagonal. Con los pies ligeramente hacia fuera, empuja las caderas hacia atrás para doblar las rodillas y agarrar la barra.

PRIMERA FASE
Inspira, activa el *core* y empuja las caderas hacia delante para incorporarte, espirando a la vez. La barra se mueve en línea recta a 90° del suelo.

SEGUNDA FASE
Dobla las caderas para bajar a la posición inicial, con los hombros hacia atrás y la mirada hacia delante. Repite las fases 1 y 2.

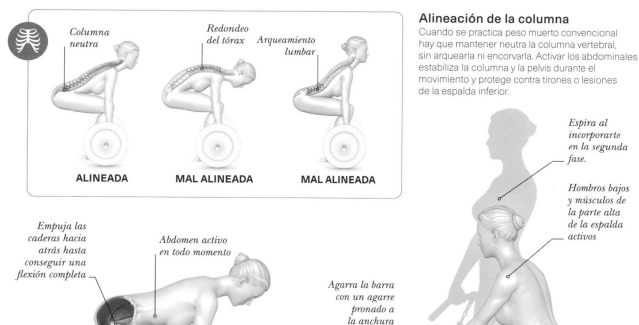

ALINEADA   **MAL ALINEADA**   **MAL ALINEADA**

Columna neutra

Redondeo del tórax

Arqueamiento lumbar

Alineación de la columna

Cuando se practica peso muerto convencional hay que mantener neutra la columna vertebral, sin arquearla ni encorvarla. Activar los abdominales estabiliza la columna y la pelvis durante el movimiento y protege contra tirones o lesiones de la espalda inferior.

Empuja las caderas hacia atrás hasta conseguir una flexión completa

Abdomen activo en todo momento

Espira al incorporarte en la segunda fase.

Hombros bajos y músculos de la parte alta de la espalda activos

Agarra la barra con un agarre pronado a la anchura de los hombros

Brazos perpendiculares al suelo

Rodillas un poco flexionadas

Peso distribuido por igual en ambos pies

PRIMERA FASE

PRIMERA FASE

El peso recae en las almohadillas de los pies

PESO MUERTO RUMANO

Esta variación comienza en posición vertical y luego pasa a inclinada. Los isquiotibiales y los glúteos son los músculos que controlan la flexión de la cadera al descender y la extensión al volver; los cuádriceps desempeñan un papel secundario.

FASE PREPARATORIA
Con los pies a la anchura de los hombros, agarra la barra de forma que resulte cómoda. Activa el *core* y tira del tronco hacia arriba.

PRIMERA FASE
Inspira y empuja las caderas hacia atrás hasta conseguir la flexión completa. Controla la fase excéntrica de bajada mientras mantienes la cabeza en posición neutra y el *core* fuerte.

SEGUNDA FASE
Empuja el suelo mientras llevas las caderas hacia delante, espirando al volver a la posición de partida. Repite las fases 1 y 2.

PESO MUERTO CON POLEA

La carga en esta variante del peso muerto usa un sistema de polea que hace que el movimiento se perciba ligeramente distinto a la versión con barra. Pasas de estar de pie a una postura de sentadilla. Empieza con un peso bajo y ve progresando.

FASE PREPARATORIA
Frente a la máquina, toma el asa y da un paso atrás. Con los pies a la anchura de los hombros y en un leve ángulo hacia fuera, mantén la mirada hacia delante.

PRIMERA FASE
Inspira y empuja las caderas hacia atrás hasta conseguir la flexión completa, controlando el descenso. La cabeza está en posición neutra y el *core* activo en todo momento.

SEGUNDA FASE
Desde la posición más baja, empuja el suelo y lleva las caderas hacia delante, espirando al volver a la posición de partida. Repite las fases 1 y 2.

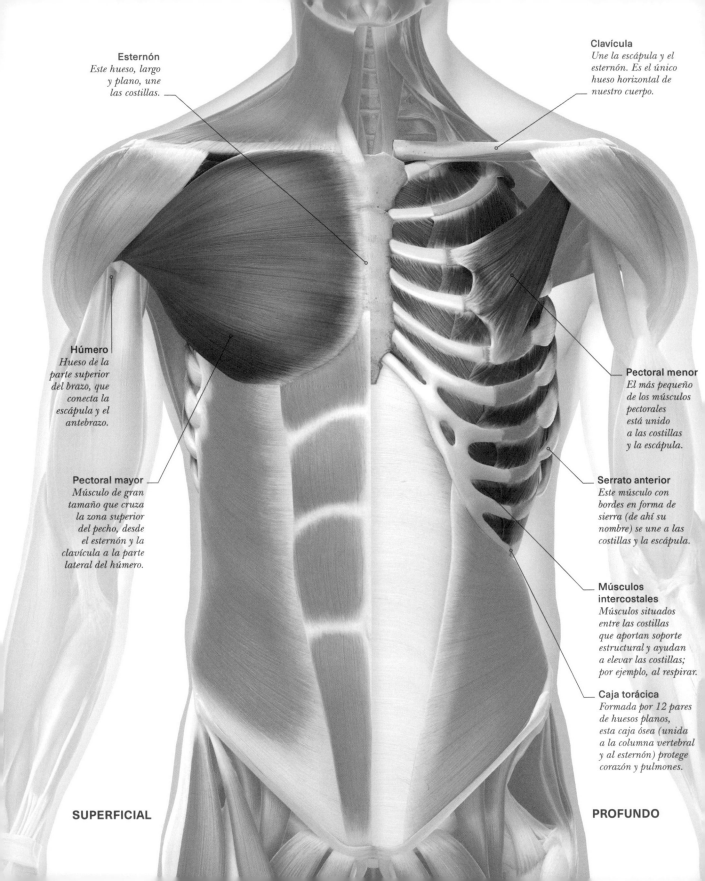

Esternón
Este hueso, largo y plano, une las costillas.

Clavícula
Une la escápula y el esternón. Es el único hueso horizontal de nuestro cuerpo.

Húmero
Hueso de la parte superior del brazo, que conecta la escápula y el antebrazo.

Pectoral menor
El más pequeño de los músculos pectorales está unido a las costillas y la escápula.

Pectoral mayor
Músculo de gran tamaño que cruza la zona superior del pecho, desde el esternón y la clavícula a la parte lateral del húmero.

Serrato anterior
Este músculo con bordes en forma de sierra (de ahí su nombre) se une a las costillas y la escápula.

Músculos intercostales
Músculos situados entre las costillas que aportan soporte estructural y ayudan a elevar las costillas; por ejemplo, al respirar.

Caja torácica
Formada por 12 pares de huesos planos, esta caja ósea (unida a la columna vertebral y al esternón) protege corazón y pulmones.

SUPERFICIAL

PROFUNDO

EJERCICIOS DE PECHO

Los principales músculos implicados en el movimiento del pecho son el pectoral mayor, que es el que le da su aspecto exterior; el pectoral menor, muy por debajo del anterior y unido a la caja torácica y la escápula, y el serrato anterior, también profundo y unido a la caja torácica.

El pectoral mayor trabaja alrededor de la articulación de la espalda, permitiendo una amplia y funcional gama de movimientos en la parte superior del cuerpo. El pectoral menor y el serrato anterior ayudan a alargar la espalda en los movimientos de *press* y apertura.

La principal función de los pectorales en el entrenamiento es ayudar a tirar de la parte superior del brazo a través del pecho hacia la parte media del cuerpo.

- **Cuando empujas en horizontal** (como en el *press* de banca), integras los pectorales con ayuda de los deltoides y tríceps para alcanzar el rango completo del movimiento. Así que, más que en llevar el peso hasta la posición más alta, hay que centrarse en combinar bien las acciones de empujar y dirigir.

- **Cuando haces aperturas, los deltoides y los tríceps siguen interviniendo,** pero mucho menos. Al practicar este ejercicio, céntrate en dirigir la parte superior de los brazos hacia el esternón (en medio del pecho) y no tanto en juntar las mancuernas o los asideros.

El pectoral menor ayuda sobre todo a empujar hacia adelante en el *press* y las aperturas, ayudado por el serrato anterior. También coopera para liberar de presión al hombro al hacer *pulldowns*..

" "

*Ejercitar **el pecho** no solo consiste en levantar el peso hasta arriba, sino en **empujar** y **dirigir** la parte superior del brazo.*

PRESS DE BANCA CON BARRA

Ejercicio clásico para el pecho en el que se levanta y desciende una barra sobre el pecho con la espalda apoyada en un banco. El movimiento de empuje ejercita los músculos de pecho y espalda y el tríceps.

INDICACIONES

Es crucial colocar bien el soporte de la barra. Ponlo a 15-20 cm de las pesas, de modo que puedas coger y dejar la barra fácilmente. Sitúalo a una altura que te permita descolgarla con facilidad cuando estés en posición.

Los principiantes pueden comenzar con 4 series de 8-10 repeticiones. Tienes variaciones de este ejercicio en las pp. 94-95 y series específicas en los programas de entrenamiento (pp. 201-214).

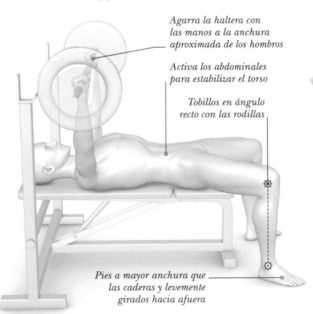

Agarra la haltera con las manos a la anchura aproximada de los hombros

Activa los abdominales para estabilizar el torso

Tobillos en ángulo recto con las rodillas

Pies a mayor anchura que las caderas y levemente girados hacia afuera

FASE PREPARATORIA
Tras preparar el soporte, túmbate de espaldas con las nalgas apoyadas por completo en el banco y la planta de los pies en el suelo. Coge la barra con un agarre pronado (palmas hacia fuera) y levántala en vertical. Cabeza en posición neutra todo el rato.

PRIMERA FASE
Toma aire y tensa los abdominales para estabilizar el *core*. Activa los músculos de la parte alta de la espalda y dobla los codos, sujetando el peso que cae hacia el pecho. La barra se mueve de la mitad del pecho a la parte baja del esternón. Puede llegar a tocar el pecho o quedarse cerca.

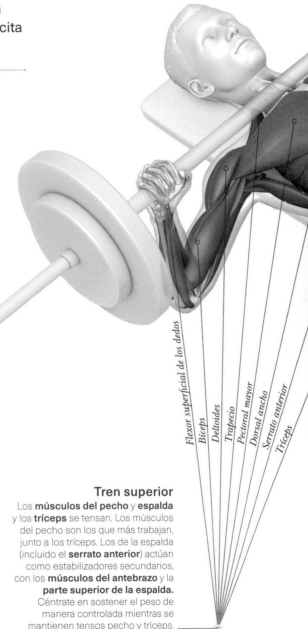

Flexor superficial de los dedos
Bíceps
Deltoides
Trapecio
Pectoral mayor
Dorsal ancho
Serrato anterior
Tríceps

Tren superior
Los **músculos del pecho** y **espalda** y los **tríceps** se tensan. Los músculos del pecho son los que más trabajan, junto a los tríceps. Los de la espalda (incluido el **serrato anterior**) actúan como estabilizadores secundarios, con los **músculos del antebrazo** y la **parte superior de la espalda**. Céntrate en sostener el peso de manera controlada mientras se mantienen tensos pecho y tríceps.

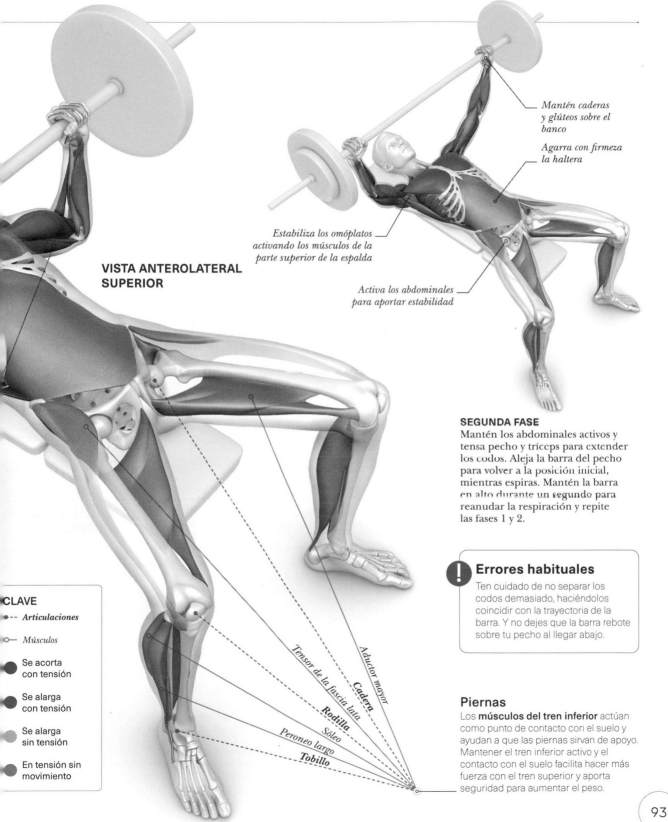

**Mantén caderas
y glúteos sobre el
banco**

**Agarra con firmeza
la haltera**

**Estabiliza los omóplatos
activando los músculos de la
parte superior de la espalda**

**Activa los abdominales
para aportar estabilidad**

**VISTA ANTEROLATERAL
SUPERIOR**

SEGUNDA FASE
Mantén los abdominales activos y
tensa pecho y tríceps para extender
los codos. Aleja la barra del pecho
para volver a la posición inicial,
mientras espiras. Mantén la barra
en alto durante un segundo para
reanudar la respiración y repite
las fases 1 y 2.

! Errores habituales

Ten cuidado de no separar los
codos demasiado, haciéndolos
coincidir con la trayectoria de la
barra. Y no dejes que la barra rebote
sobre tu pecho al llegar abajo.

CLAVE
●--- *Articulaciones*

○— *Músculos*

● Se acorta
con tensión

● Se alarga
con tensión

● Se alarga
sin tensión

● En tensión sin
movimiento

Aductor mayor

Tensor de la fascia lata

Cadera

Rodilla

Sóleo

Peroneo largo

Tobillo

Piernas
Los **músculos del tren inferior** actúan
como punto de contacto con el suelo y
ayudan a que las piernas sirvan de apoyo.
Mantener el tren inferior activo y el
contacto con el suelo facilita hacer más
fuerza con el tren superior y aporta
seguridad para aumentar el peso.

» VARIACIONES

El *press* de banca es un ejercicio de fuerza popular por la cantidad de músculos que entrena a la vez (pectorales, deltoides y tríceps). De hecho, ejercita todo el cuerpo, pues *core,* espalda y piernas también se activan para ayudar a los músculos del tren superior. Muscular la parte superior del cuerpo puede ser útil para algunos deportes, como carreras de velocidad, fútbol y tenis.

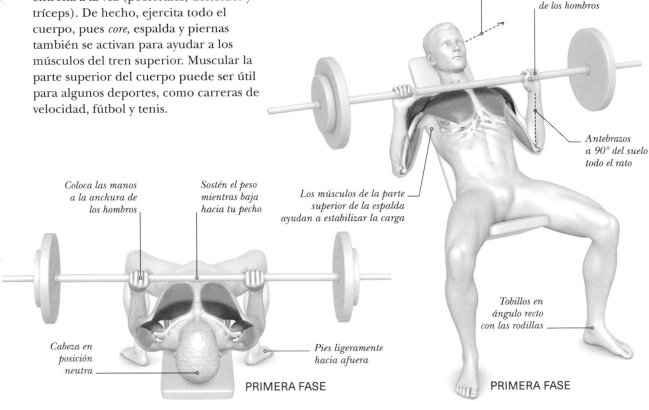

Mira hacia adelante

Manos aproximadamente a la anchura de los hombros

Antebrazos a 90° del suelo todo el rato

Los músculos de la parte superior de la espalda ayudan a estabilizar la carga

Tobillos en ángulo recto con las rodillas

Coloca las manos a la anchura de los hombros

Sostén el peso mientras baja hacia tu pecho

Cabeza en posición neutra

Pies ligeramente hacia afuera

PRIMERA FASE

PRIMERA FASE

PRESS DE BANCA CON BARRA CON AGARRE ESTRECHO

Aunque similar en esencia al *press* de banca de agarre ancho visto en las páginas previas, acortar la posición de las manos convierte esta variación en un ejercicio más enfocado a los tríceps. Si experimentas molestias articulares al hacerlo, prueba la versión con mancuernas de las pp. 96-97.

FASE PREPARATORIA
Colócate en el banco como se explica en las pp. 92-93. Coge la barra con un agarre pronado (palmas hacia fuera), con las manos a la anchura de los hombros. Levanta la barra a la altura de los ojos.

PRIMERA FASE
Inspira y tensa los abdominales antes de doblar los codos y bajar el peso de manera controlada hacia el pecho. El peso puede llegar a tocar el pecho o quedarse cerca.

SEGUNDA FASE
Mientras espiras, activa pecho y tríceps para extender los codos y devolver la barra a su posición inicial. Repetir las fases 1 y 2.

PRESS DE BANCA INCLINADO

Esta versión sentada del *press* de banca ofrece un movimiento similar, pero al usar una postura más erguida, trabaja más el pecho medio y superior, a la vez que hombros y tríceps. El respaldo del banco debe estar a unos 45°.

FASE PREPARATORIA
Siéntate en el banco con la espalda sobre el respaldo y la barra en el regazo. Levántala sobre tu cabeza, hasta que los brazos queden a 90° del suelo.

PRIMERA FASE
Inspira y tensa los abdominales y músculos de la parte superior de la espalda mientras doblas los codos y sujetas el peso en su descenso hacia el pecho.

SEGUNDA FASE
Activa pecho y tríceps para extender los codos y devolver la barra a la posición de partida mientras espiras. Repite las fases 1 y 2.

Intensidad de trabajo

Las flexiones son una excelente variación de *press* que usa el peso corporal. Las flexiones básicas, con los pies en el suelo, levantan el equivalente al 64 % de tu peso; pero si los apoyas sobre un cajón o banco a 30 cm de altura, la carga con la que trabajas aumenta al 70 % de tu peso. Por tanto, elevar los pies es una progresión simple pero efectiva, si quieres dificultad extra.

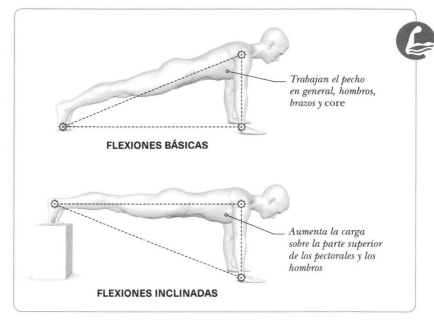

Trabajan el pecho en general, hombros, brazos y core

FLEXIONES BÁSICAS

Aumenta la carga sobre la parte superior de los pectorales y los hombros

FLEXIONES INCLINADAS

CLAVE

● Principal músculo trabajado

● Otros músculos implicados

FLEXIONES

Esta variación usa el mismo movimiento de empuje que el **press** de banca con barra (y fortalece los mismos músculos), pero usando el peso del cuerpo tumbado boca abajo. Es un ejercicio que puede hacerse en cualquier momento y lugar.

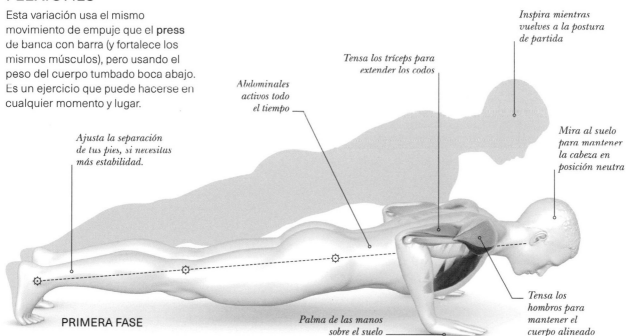

Inspira mientras vuelves a la postura de partida

Tensa los tríceps para extender los codos

Abdominales activos todo el tiempo

Mira al suelo para mantener la cabeza en posición neutra

Ajusta la separación de tus pies, si necesitas más estabilidad.

Tensa los hombros para mantener el cuerpo alineado

PRIMERA FASE

Palma de las manos sobre el suelo

FASE PREPARATORIA

Túmbate boca abajo con los pies separados al ancho de las caderas y las manos un poco más separadas que la anchura de los hombros. Mantén el cuerpo compacto y ligeramente elevado sobre el suelo.

PRIMERA FASE

Inspira y activa los abdominales y la parte alta de la espalda. Extiende los codos, levantando el cuerpo del suelo mientras espiras.

SEGUNDA FASE

Inspira mientras regresas a la postura inicial, descendiendo de manera controlada y con el cuerpo alineado todo el tiempo. Repite las fases 1 y 2.

95

PRESS DE BANCA CON MANCUERNAS

Este ejercicio fortalece pecho, tríceps y hombros.
Usar mancuernas en vez de haltera permite una posición
más natural y un poco más baja del brazo y, por tanto,
un movimiento más amplio y un mayor grado de
extensión de la espalda.

INDICACIONES

El movimiento utiliza la misma posición tumbada que el *press* de
banca con barra (pp. 92-93). Dado que las pesas van a estar sobre ti,
afianza el agarre con los pulgares sobre los dedos. Tronco y piernas
permanecen quietos y firmes mientras subes y bajas el peso.

Los principiantes pueden empezar con 4 series de 8-10
repeticiones. Descubre variaciones en las pp. 98-99 y otras series
específicas en los programas de entrenamiento (pp. 201-214).

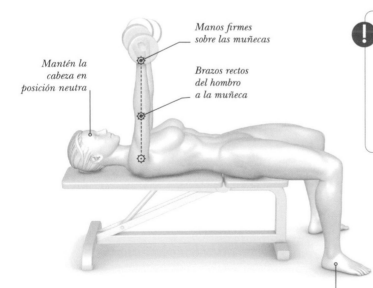

*Mantén la
cabeza en
posición neutra*

*Manos firmes
sobre las muñecas*

*Brazos rectos
del hombro
a la muñeca*

**! Errores
habituales**

Es fácil forzar la articulación
del hombro o del codo en
este ejercicio. Fortalecer el
pecho y mover de modo
adecuado el brazo ayudará
a evitarlo.

FASE PREPARATORIA
Túmbate con las nalgas apoyadas por completo en el
banco y la planta de los pies sobre el suelo. Agarra las
mancuernas con firmeza y apóyalas sobre las piernas.
Levántalas directamente sobre tus hombros, de modo que
tus muñecas se alineen con la parte alta de los brazos.

*Pies separados
a una anchura
superior a las
caderas*

Braquiorradial
Bíceps
Esternocleidomastoideo
Dorsal ancho
Pectoral mayor
Deltoides
Transverso abdominal

Tren superior
Los **músculos de pecho** y
hombros y los **tríceps** se
tensan. Los que más trabajan
son los del pecho y los tríceps.
Los de los hombros (incluido el
serrato anterior) intervienen
más como estabilizadores, junto
a los de los antebrazos y la
parte superior de la espalda.
Céntrate en sostener y dirigir el
peso mientras mantienes tensos
pecho y tríceps.

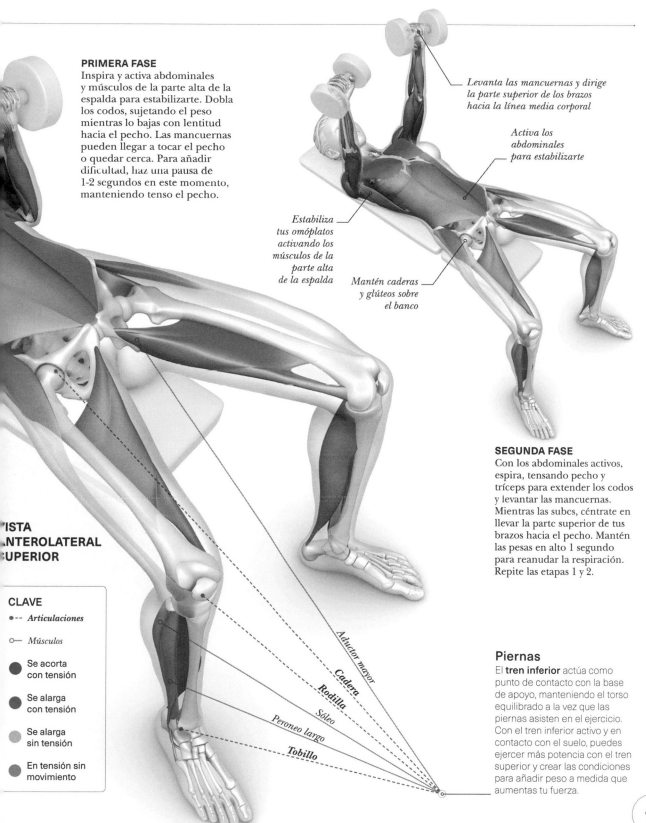

PRIMERA FASE
Inspira y activa abdominales y músculos de la parte alta de la espalda para estabilizarte. Dobla los codos, sujetando el peso mientras lo bajas con lentitud hacia el pecho. Las mancuernas pueden llegar a tocar el pecho o quedar cerca. Para añadir dificultad, haz una pausa de 1-2 segundos en este momento, manteniendo tenso el pecho.

Levanta las mancuernas y dirige la parte superior de los brazos hacia la línea media corporal

Activa los abdominales para estabilizarte

Estabiliza tus omóplatos activando los músculos de la parte alta de la espalda

Mantén caderas y glúteos sobre el banco

VISTA ANTEROLATERAL SUPERIOR

CLAVE
- ●-- *Articulaciones*
- ○— *Músculos*
- ● Se acorta con tensión
- ● Se alarga con tensión
- ● Se alarga sin tensión
- ● En tensión sin movimiento

Aductor mayor
Cadera
Rodilla
Sóleo
Peroneo largo
Tobillo

SEGUNDA FASE
Con los abdominales activos, espira, tensando pecho y tríceps para extender los codos y levantar las mancuernas. Mientras las subes, céntrate en llevar la parte superior de tus brazos hacia el pecho. Mantén las pesas en alto 1 segundo para reanudar la respiración. Repite las etapas 1 y 2.

Piernas
El **tren inferior** actúa como punto de contacto con la base de apoyo, manteniendo el torso equilibrado a la vez que las piernas asisten en el ejercicio. Con el tren inferior activo y en contacto con el suelo, puedes ejercer más potencia con el tren superior y crear las condiciones para añadir peso a medida que aumentas tu fuerza.

» VARIACIONES

El *press* de banca se puede hacer tumbado, sentado o de pie con las mancuernas. Si eres principiante en este ejercicio, puede serte útil practicar el movimiento en pie o con cada brazo de forma individual.

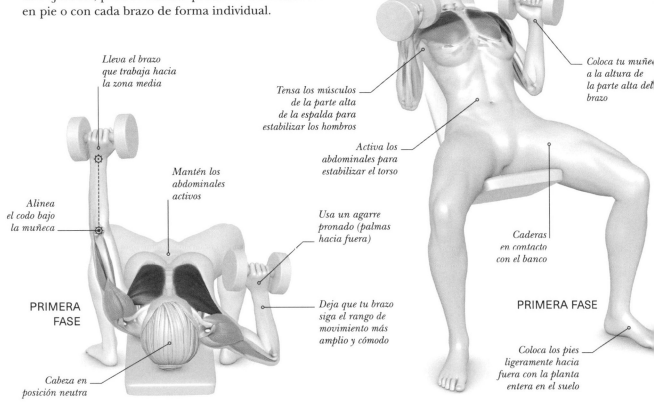

Lleva el brazo que trabaja hacia la zona media

Tensa los músculos de la parte alta de la espalda para estabilizar los hombros

Coloca tu muñeca a la altura de la parte alta del brazo

Mantén los abdominales activos

Activa los abdominales para estabilizar el torso

Alinea el codo bajo la muñeca

Usa un agarre pronado (palmas hacia fuera)

Caderas en contacto con el banco

Deja que tu brazo siga el rango de movimiento más amplio y cómodo

PRIMERA FASE

PRIMERA FASE

Cabeza en posición neutra

Coloca los pies ligeramente hacia fuera con la planta entera en el suelo

PRESS DE BANCA CON MANCUERNAS ALTERNO

Esta variación estando tumbado se centra en pecho, hombros y tríceps. Pero hacer el movimiento con un solo brazo cada vez también implica al *core* y la estabilidad de la cadera, además de ampliar las opciones de empuje. Trabaja ambos brazos por igual, alternándolos en una misma serie o cada vez con uno.

FASE PREPARATORIA
Túmbate en el banco como en las pp. 96-97. Coge las mancuernas con un agarre pronado (palmas hacia fuera). Lleva la parte superior de los brazos hacia la línea media de tu cuerpo para levantar el peso.

PRIMERA FASE
Inspira, activa los abdominales y la parte alta de la espalda. Dobla el codo del brazo que trabaja y sujeta el peso mientras desciende.

SEGUNDA FASE
Con los abdominales activos y los tríceps y el pecho tensos, extiende el brazo que trabaja para empujar el peso mientras espiras. Repite las fases 1 y 2.

PRESS DE BANCA CON MANCUERNAS INCLINADO

Esta variación estando sentado está relacionada con el *press* de banca inclinado (p. 94) pero es más versátil, al ir cada brazo por separado y permitir más libertad de movimiento la mancuerna que la haltera. Trabajarás más la parte superior y media del pecho, junto a los hombros y tríceps.

FASE PREPARATORIA
Siéntate como en la p. 96 pero con las mancuernas en el regazo. Cogiéndolas con un agarre pronado, levántalas hacia la parte media del cuerpo.

PRIMERA FASE
Inspira y activa los abdominales y la parte alta de la espalda. Dobla los codos y sujeta el peso en su descenso hacia el pecho.

SEGUNDA FASE
Con los abdominales activos y pecho y tríceps tensos, extiende el brazo para empujar el peso, espirando a la vez. Repite las fases 1 y 2.

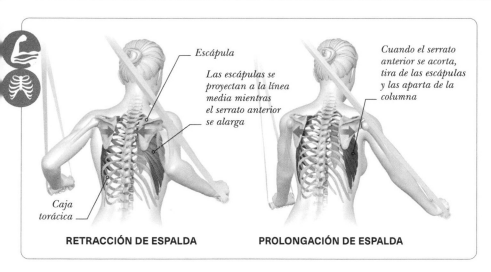

Escápula

Las escápulas se proyectan a la línea media mientras el serrato anterior se alarga

Caja torácica

Cuando el serrato anterior se acorta, tira de las escápulas y las aparta de la columna

RETRACCIÓN DE ESPALDA

PROLONGACIÓN DE ESPALDA

El papel del serrato anterior

Se le llama «el músculo del boxeador» por su relación con el movimiento de alargar el brazo y golpear. El serrato anterior es un músculo profundo en forma de abanico situado bajo la escápula y que envuelve a la caja torácica. Sujeta la escápula y es clave para que esta se prolongue y se alce la caja torácica. También contribuye a estabilizar el hombro en los empujes por encima de la cabeza.

PRESS DE PECHO CON BANDA

Esta variación en pie permite entrenarse en el *press*. La intención es llevar los brazos lejos de la línea media usando la musculatura de la parte alta de la espalda para echar atrás el brazo, al tiempo que se mantiene tenso el pecho.

FASE PREPARATORIA

Elige una banda de la resistencia adecuada (p. 47) y fíjala a un anclaje alto. Ponte con un pie delante del otro, la banda agarrada con las manos y los codos doblados.

PRIMERA FASE

Inspira y tensa los abdominales. Activa los músculos de la parte alta de la espalda para llevar los brazos atrás, doblando los codos y resistiendo a la tracción de la banda.

SEGUNDA FASE

Tensa los tríceps y el pecho y extiende el brazo, empujando hacia la línea media del cuerpo mientras espiras. Repite las fases 1 y 2.

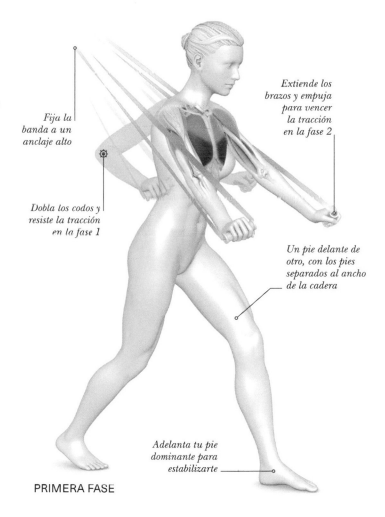

Fija la banda a un anclaje alto

Dobla los codos y resiste la tracción en la fase 1

Extiende los brazos y empuja para vencer la tracción en la fase 2

Un pie delante de otro, con los pies separados al ancho de la cadera

Adelanta tu pie dominante para estabilizarte

PRIMERA FASE

CLAVE

● Principal músculo trabajado

● Otros músculos implicados

CRUCES CON POLEA

Este movimiento de brazos de arriba a abajo refuerza los músculos del pecho y los hombros, en especial el serrato anterior y el pectoral menor. La máquina de poleas permite al brazo seguir su propio recorrido.

INDICACIONES

El movimiento refuerza la parte inferior de los pectorales, por lo que el cable debe estar alto. Si te molestan las articulaciones, intenta ajustar la posición; el cable debe seguir el mismo recorrido que el brazo.

Los principiantes pueden probar con 4 series de 8-10 repeticiones; hay variaciones en las pp. 102-103 y otras series específicas en los programas de entrenamiento (pp. 201-214).

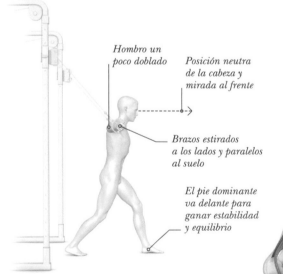

Hombro un poco doblado

Posición neutra de la cabeza y mirada al frente

Brazos estirados a los lados y paralelos al suelo

El pie dominante va delante para ganar estabilidad y equilibrio

VISTA ANTEROLATERAL

FASE PREPARATORIA
Coloca los pesos y fija la altura del cable. Agarra las asas (si te molesta el hombro, toma una primero y luego la otra), coloca un pie delante del otro, colócate de espaldas a la máquina con las caderas niveladas. Activa el *core*.

PRIMERA FASE
Inspira y activa los músculos de la espalda superior. Espira y prepara el pecho y los hombros para que los brazos bajen con suavidad hacia la línea media, con los brazos estirados con naturalidad. Aguanta 1 segundo.

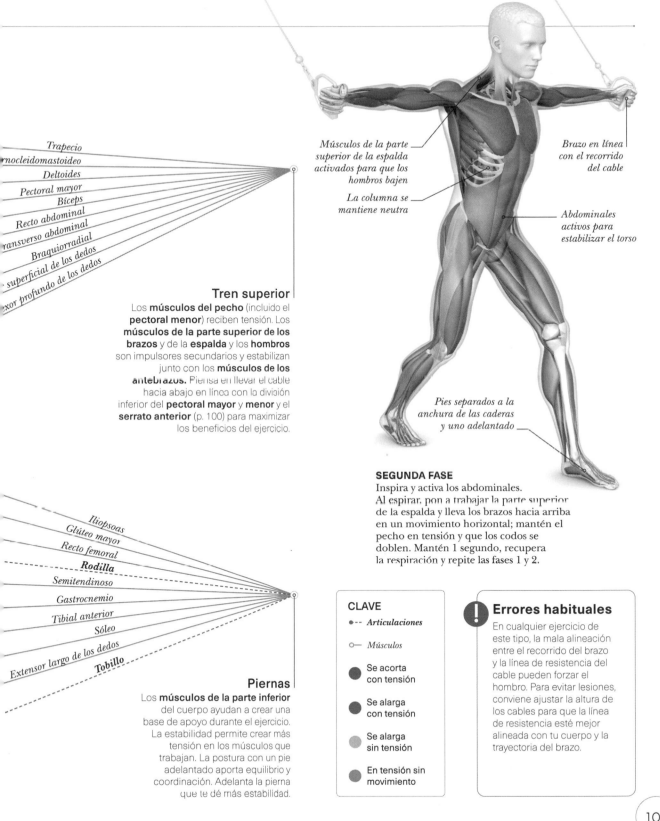

Trapecio
nocleidomastoideo
Deltoides
Pectoral mayor
Bíceps
Recto abdominal
ransverso abdominal
Braquiorradial
superficial de los dedos
xor profundo de los dedos

Músculos de la parte
superior de la espalda
activados para que los
hombros bajen

La columna se
mantiene neutra

Brazo en línea
con el recorrido
del cable

Abdominales
activos para
estabilizar el torso

Tren superior
Los **músculos del pecho** (incluido el
pectoral menor) reciben tensión. Los
**músculos de la parte superior de los
brazos** y de la **espalda** y los **hombros**
son impulsores secundarios y estabilizan
junto con los **músculos de los
antebrazos.** Piensa en llevar el cable
hacia abajo en línea con la división
inferior del **pectoral mayor** y **menor** y el
serrato anterior (p. 100) para maximizar
los beneficios del ejercicio.

Pies separados a la
anchura de las caderas
y uno adelantado

SEGUNDA FASE
Inspira y activa los abdominales.
Al espirar, pon a trabajar la parte superior
de la espalda y lleva los brazos hacia arriba
en un movimiento horizontal; mantén el
pecho en tensión y que los codos se
doblen. Mantén 1 segundo, recupera
la respiración y repite las fases 1 y 2.

Iliopsoas
Glúteo mayor
Recto femoral
Rodilla
Semitendinoso
Gastrocnemio
Tibial anterior
Sóleo
Extensor largo de los dedos
Tobillo

Piernas
Los **músculos de la parte inferior**
del cuerpo ayudan a crear una
base de apoyo durante el ejercicio.
La estabilidad permite crear más
tensión en los músculos que
trabajan. La postura con un pie
adelantado aporta equilibrio y
coordinación. Adelanta la pierna
que te dé más estabilidad.

CLAVE
- -- *Articulaciones*

○— *Músculos*

● Se acorta
con tensión

● Se alarga
con tensión

● Se alarga
sin tensión

● En tensión sin
movimiento

❗ Errores habituales
En cualquier ejercicio de
este tipo, la mala alineación
entre el recorrido del brazo
y la línea de resistencia del
cable pueden forzar el
hombro. Para evitar lesiones,
conviene ajustar la altura de
los cables para que la línea
de resistencia esté mejor
alineada con tu cuerpo y la
trayectoria del brazo.

≫ VARIACIONES

Cambiar la posición inicial y final del cable en los cruces en polea alta hace que trabajen zonas musculares distintas. Un cambio en la posición inicial afectará a los brazos, cambiando la resistencia en el pecho y la parte del pectoral mayor, que se fortalece. Hay una opción con bandas de resistencia, ideal para el entrenamiento en casa.

66 99

Trabaja los músculos del pecho de forma segura y eficaz **con los cables.** *La máquina mantiene tensión en el pectoral* **tanto al subir como al bajar.**

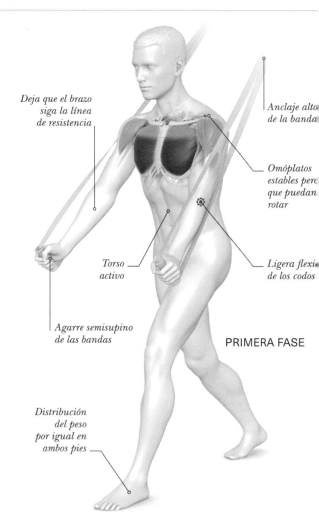

Deja que el brazo
siga la línea
de resistencia

Anclaje alto
de la banda

Omóplatos
estables pero
que puedan
rotar

Torso
activo

Ligera flexi
de los codos

Agarre semisupino
de las bandas

PRIMERA FASE

Distribución
del peso
por igual en
ambos pies

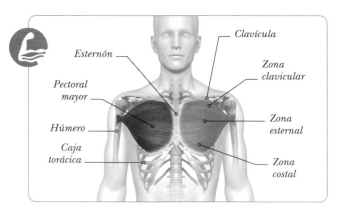

Clavícula

Esternón

Zona
clavicular

Pectoral
mayor

Húmero

Zona
esternal

Caja
torácica

Zona
costal

Las tres zonas del pectoral mayor

El pectoral mayor se divide en: costal (inferior), esternal (medio) y clavicular (superior). El recorrido del brazo y la línea de resistencia (que forman el cable o las bandas) determinará cuál trabaja más durante un movimiento de cruce o empuje.

CRUCES CON BANDA ALTA

Esta opción para hacer en casa permite realizar el patrón de movimiento de los cruces sin necesidad de pesos libres o cables; es una forma más efectiva de fortalecer los músculos del pecho que las flexiones o el *press*.

FASE PREPARATORIA
Fija dos bandas en la parte alta de una puerta u otro anclaje, adopta la posición inicial que viene en las pp. 100-101, con el pie dominante adelantado, y agarra las bandas.

PRIMERA FASE
Inspira y activa el *core*. Espira y desplaza los brazos hacia abajo y hacia la línea central, siguiendo el recorrido de las bandas. Aguanta 1 segundo.

SEGUNDA FASE
Inspira y activa el *core*. Espira y lleva los brazos hacia atrás, alejándolos de la línea central, usando los músculos de la espalda superior. Repite las fases 1 y 2.

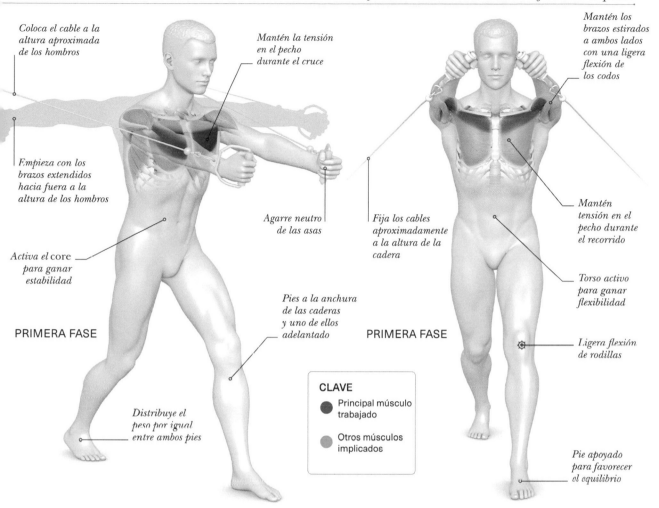

Coloca el cable a la altura aproximada de los hombros

Mantén la tensión en el pecho durante el cruce

Mantén los brazos estirados a ambos lados con una ligera flexión de los codos

Empieza con los brazos extendidos hacia fuera a la altura de los hombros

Agarre neutro de las asas

Fija los cables aproximadamente a la altura de la cadera

Mantén tensión en el pecho durante el recorrido

Activa el core para ganar estabilidad

Torso activo para ganar flexibilidad

PRIMERA FASE

Pies a la anchura de las caderas y uno de ellos adelantado

PRIMERA FASE

Ligera flexión de rodillas

Distribuye el peso por igual entre ambos pies

Pie apoyado para favorecer el equilibrio

CLAVE
● Principal músculo trabajado
● Otros músculos implicados

CRUCES CON POLEA MEDIA

Mantén una ligera flexión de los codos para reducir la tensión en el bíceps durante este ejercicio. Los brazos deben estar en la línea de resistencia del cable. Evita redondear los hombros cuando vayas hacia delante.

FASE PREPARATORIA
Coloca el cable en la posición de salida a la altura de los hombros y adopta la postura de partida de las páginas 100-101. Mantén los brazos estirados hacia los lados.

PRIMERA FASE
Inspira para activar el *core* y espira mientras juntas los brazos para que queden estirados en paralelo frente a ti.

SEGUNDA FASE
Inspira de nuevo para activar el *core*; espira al llevar los brazos hacia atrás hasta la posición inicial, flexionando ligeramente los hombros. Repite las fases 1 y 2.

CRUCES CON POLEA BAJA

Esta variación ejercita los músculos superiores del pecho y los deltoides frontales. Los omóplatos deben estar estables, con tensión en la parte superior de la espalda, pero deben poder rotar en todo el rango del movimiento.

FASE PREPARATORIA
Coloca el cable en posición inicial, a la altura aproximada de la cadera o un poco por debajo, y adopta la misma postura de las pp. 100-101, con los brazos a los lados.

PRIMERA FASE
Inspira para activar el *core*, luego espira al subir los brazos hacia la linea media, usando los músculos de la parte superior del pecho y los deltoides frontales.

SEGUNDA FASE
Inspira para activar el *core* de nuevo, mantén y espira para devolver los brazos a la posición de partida utilizando los músculos de la espalda superior. Repite las fases 1 y 2.

APERTURAS CON MÁQUINA

Este ejercicio, también llamado *peck deck,* fortalece la musculatura del pecho y los hombros. La máquina permite trabajar en un entorno de entrenamiento seguro y eficaz.

INDICACIONES

Es importante que el asiento se ajuste a la estructura corporal y a la trayectoria deseada de los brazos, para minimizar así cualquier molestia en los hombros durante el ejercicio. Los brazos deben poder moverse con facilidad, paralelos al suelo, entre la línea media y lateralmente hacia fuera, en una apertura controlada.

Se puede comenzar con 4 series de 8-10 repeticiones; hay otras series específicas en los programas de entrenamiento (pp. 201-214).

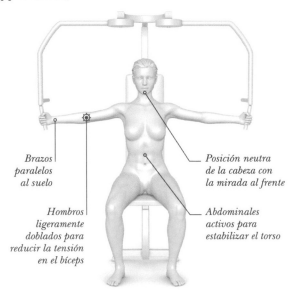

Brazos
paralelos
al suelo

Hombros
ligeramente
doblados para
reducir la tensión
en el bíceps

Posición neutra
de la cabeza con
la mirada al frente

Abdominales
activos para
estabilizar el torso

FASE PREPARATORIA
Coloca el peso y ajusta la altura del asiento.
Siéntate en una posición estable y cómoda,
con los pies en el suelo y la espalda recta pegada
al respaldo. Estira los brazos a los lados y agarra las
asas (si sientes molestias en el hombro, agarra
primero una y luego la otra).

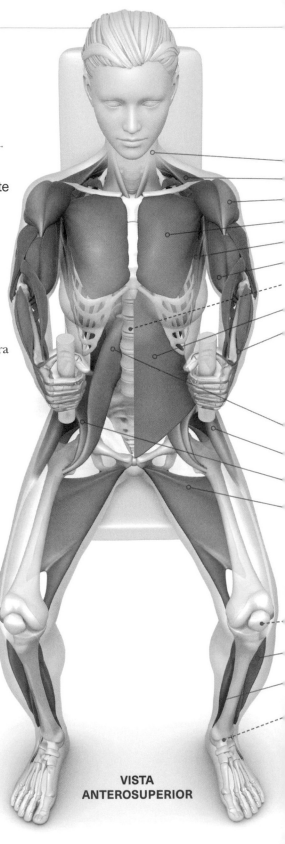

**VISTA
ANTEROSUPERIOR**

PRIMERA FASE

Inspira y activa los abdominales y la parte superior de la espalda. Espira y conecta los músculos de pecho y hombros, llevando la parte superior de los brazos hacia el esternón; los brazos se estiran de forma natural. Para trabajar más, aguanta durante 1-2 segundos, manteniendo la tensión en el pecho.

Errores habituales

Son habituales las molestias en la articulación del hombro por no alinear de forma correcta la máquina con el recorrido del brazo. En lugar de pensar en juntar las asas o las manos, hay que centrarse en llevar la parte superior de los brazos hacia la línea media, para hacer trabajar los músculos correctos.

Esternocleidomastoideo
Trapecio
Deltoides
Pectoral mayor
Serrato anterior
Bíceps
Columna vertebral
Transverso abdominal
Extensor de los dedos

Tren superior

En este ejercicio se tensan los **músculos del pecho.** Los de los **brazos,** la **espalda superior** y los **hombros** (incluido el **serrato anterior**) actúan de impulsores secundarios y estabilizadores, junto con los **músculos de los antebrazos.** Piensa en llevar la parte superior de los brazos hacia la línea media para maximizar la tensión en el pecho.

Activa los músculos superiores de la espalda para mantener los hombros atrás

Asegúrate de que la espalda está pegada al respaldo

Psoas mayor
Tensor de la fascia lata
Ilíaco
Aductor mayor

Rodilla
Peroneo largo
Sóleo
Tobillo

SEGUNDA FASE

Inspira y activa el abdomen. Espira y conecta los músculos de la parte superior de la espalda para ayudar a los brazos a volver a la posición inicial, con los codos doblados y el pecho en tensión; mantén activados los músculos de la parte alta de la espalda. Recupera la respiración y repite las fases 1 y 2.

Piernas

Los **músculos de la parte inferior** del cuerpo ayudan a dar apoyo durante este movimiento. La estabilidad permite crear más tensión en los músculos que deseas trabajar. Si se tiene una estatura baja, habrá que poner un escalón para apoyar los pies y mantener el contacto con el suelo durante el ejercicio.

Mantén los pies en el suelo para repartir el peso de forma uniforme

APERTURAS CON MANCUERNAS

Este ejercicio se basa en el aislamiento de una zona. Pone en tensión solo una zona, el pecho y los deltoides frontales. Mover las pesas lejos de la línea media permite que el efecto de la gravedad ofrezca un mayor desafío en la contracción excéntrica (fase inferior) que otras aperturas de pecho.

INDICACIONES

Es posible que las aperturas de pecho en posición supina resulten más difíciles; la técnica es crucial para evitar lesiones. Asegúrate de ralentizar el movimiento al final para evitar tensión en los músculos o las articulaciones. Si sientes molestias, opta por las versiones con polea o máquina (pp. 100-101 y pp. 104-105).

Los principiantes pueden probar con 4 series de 8-10 repeticiones; hay otras series específicas en los programas de entrenamiento (pp. 201-214).

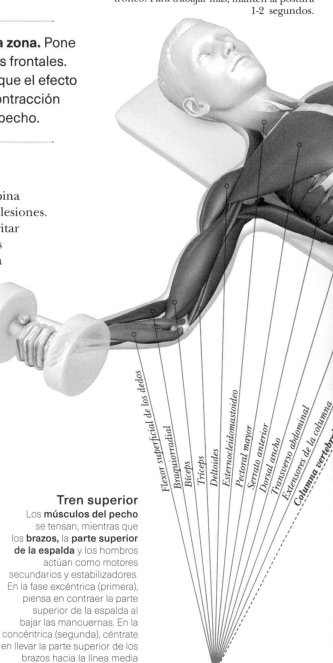

PRIMERA FASE
Inspira y activa el *core* y la parte superior de la espalda para estabilizarte. Espira al llevar los brazos hacia fuera lateralmente, manteniendo la tensión en el pecho y los hombros. Las mancuernas deben permanecer paralelas al tronco. Para trabajar más, mantén la postura 1-2 segundos.

Flexor superficial de los dedos
Braquiorradial
Bíceps
Tríceps
Deltoides
Esternocleidomastoideo
Pectoral mayor
Serrato anterior
Dorsal ancho
Transverso abdominal
Extensores de la columna
Columna vertebral

Tren superior
Los **músculos del pecho** se tensan, mientras que los **brazos,** la **parte superior de la espalda** y los hombros actúan como motores secundarios y estabilizadores. En la fase excéntrica (primera), piensa en contraer la parte superior de la espalda al bajar las mancuernas. En la concéntrica (segunda), céntrate en llevar la parte superior de los brazos hacia la línea media para tensar más el pecho.

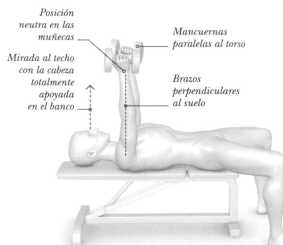

Posición neutra en las muñecas

Mancuernas paralelas al torso

Mirada al techo con la cabeza totalmente apoyada en el banco

Brazos perpendiculares al suelo

FASE PREPARATORIA
Túmbate con las nalgas completamente apoyadas en el banco y los pies en el suelo a la anchura de las caderas. Sostén las mancuernas a los lados del cuerpo. A continuación, levanta las pesas por encima del pecho, manteniendo la cabeza en posición neutra.

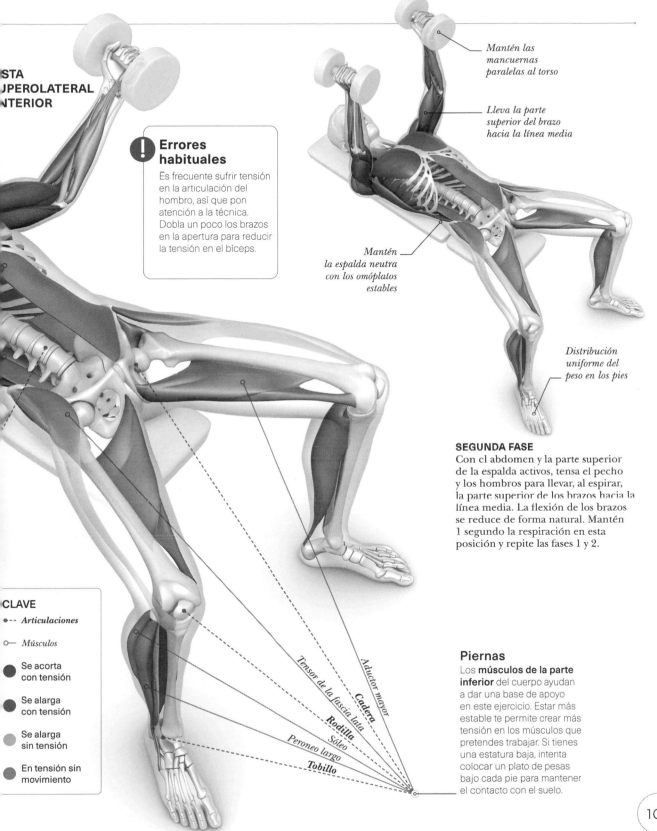

STA
UPEROLATERAL
NTERIOR

Errores habituales

Es frecuente sufrir tensión en la articulación del hombro, así que pon atención a la técnica. Dobla un poco los brazos en la apertura para reducir la tensión en el bíceps.

Mantén las mancuernas paralelas al torso

Lleva la parte superior del brazo hacia la línea media

Mantén la espalda neutra con los omóplatos estables

Distribución uniforme del peso en los pies

SEGUNDA FASE

Con el abdomen y la parte superior de la espalda activos, tensa el pecho y los hombros para llevar, al espirar, la parte superior de los brazos hacia la línea media. La flexión de los brazos se reduce de forma natural. Mantén 1 segundo la respiración en esta posición y repite las fases 1 y 2.

CLAVE

●-- *Articulaciones*

○— *Músculos*

● Se acorta con tensión

● Se alarga con tensión

● Se alarga sin tensión

● En tensión sin movimiento

Tensor de la fascia lata

Aductor mayor

Cadera

Rodilla

Sóleo

Peroneo largo

Tobillo

Piernas

Los **músculos de la parte inferior** del cuerpo ayudan a dar una base de apoyo en este ejercicio. Estar más estable te permite crear más tensión en los músculos que pretendes trabajar. Si tienes una estatura baja, intenta colocar un plato de pesas bajo cada pie para mantener el contacto con el suelo.

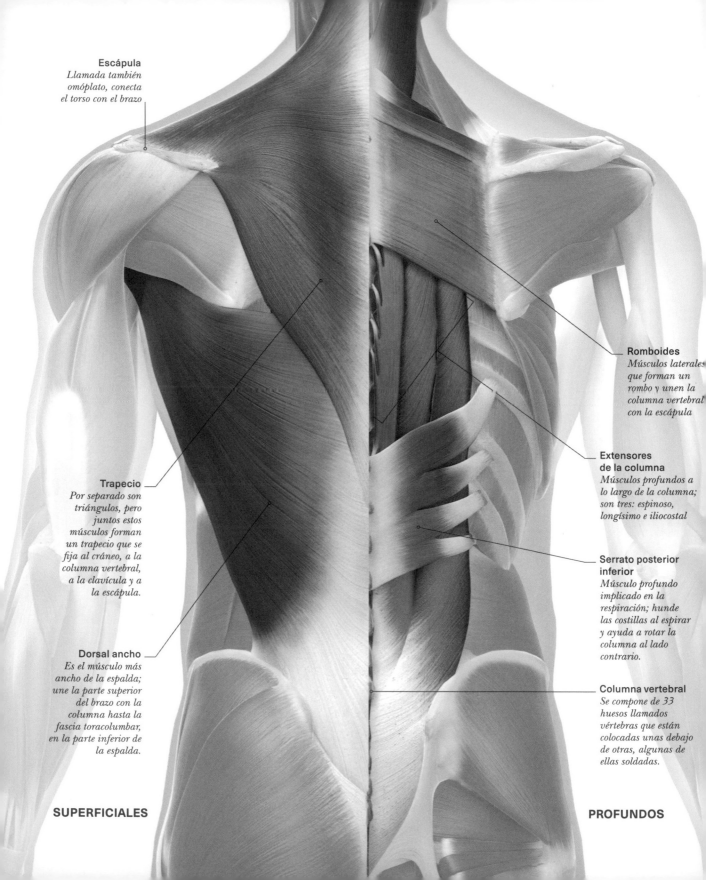

Escápula
*Llamada también
omóplato, conecta
el torso con el brazo*

Romboides
*Músculos laterales
que forman un
rombo y unen la
columna vertebral
con la escápula*

**Extensores
de la columna**
*Músculos profundos a
lo largo de la columna;
son tres: espinoso,
longísimo e iliocostal*

Trapecio
*Por separado son
triángulos, pero
juntos estos
músculos forman
un trapecio que se
fija al cráneo, a la
columna vertebral,
a la clavícula y a
la escápula.*

**Serrato posterior
inferior**
*Músculo profundo
implicado en la
respiración; hunde
las costillas al espirar
y ayuda a rotar la
columna al lado
contrario.*

Dorsal ancho
*Es el músculo más
ancho de la espalda;
une la parte superior
del brazo con la
columna hasta la
fascia toracolumbar,
en la parte inferior de
la espalda.*

Columna vertebral
*Se compone de 33
huesos llamados
vértebras que están
colocadas unas debajo
de otras, algunas de
ellas soldadas.*

SUPERFICIALES

PROFUNDOS

EJERCICIOS DE ESPALDA

Los principales músculos implicados en el movimiento de la espalda son el dorsal ancho y el trapecio, los dos músculos superficiales primordiales; los romboides, situados bajo el trapecio, y los extensores de la columna, situados bajo los romboides.

El dorsal se inserta en la parte superior del brazo y en el tejido conectivo lumbar, mientras que trapecio y romboides se unen a la escápula y a la zona alta de la columna. Los extensores de la columna se fijan a la pelvis, la columna y la caja torácica.

Los músculos de la espalda permiten la extensión, la aducción vertical y horizontal, el hundimiento y retracción del hombro, y la extensión y flexión lateral de la columna. Actúan como antagonistas de los músculos del tórax y del torso, estabilizando y protegiendo la columna en las sentadillas y el peso muerto.

● **En las variaciones de remo,** los músculos con una alineación horizontal de las fibras, como la zona media de los trapecios y los dorsales superiores, ayudan a llevar los brazos hacia atrás y hacia la línea media.

● **En las variaciones de** *pulldown,* los músculos con las fibras en vertical, como los dorsales inferiores y los trapecios superior e inferior, llevan los brazos hacia abajo, hacia atrás y hacia la línea media.

En todo el rango de cualquier movimiento de espalda participan un número indeterminado de músculos, junto con los de los hombros y los brazos.

❝❞

*Una espalda fuerte permite un **amplio rango de movimientos** en perfecta **sincronía.***

PULLDOWN VERTICAL CON AGARRE ANCHO

El *pulldown* vertical es ideal para mantener una buena postura y la movilidad general; el agarre amplio de esta versión fortalece los músculos de la parte superior de la espalda y el dorsal ancho, además de ejercitar los bíceps y el deltoides posterior de la parte superior del brazo y el hombro.

INDICACIONES

El agarre amplio ejercita la parte superior de la espalda, mientras que el neutro se centra más en el dorsal ancho y el bíceps; para saber cómo trabajan los músculos en función del agarre, consulta las pp. 112-113. Si sientes molestias, ajusta el rango de movimiento en la segunda fase del ejercicio para tensar menos la articulación del hombro.

Se puede empezar con 4 series de 8-10 repeticiones; hay otras versiones para practicar en casa en las pp. 112-113 y series específicas en los planes de entrenamiento (pp. 201-214).

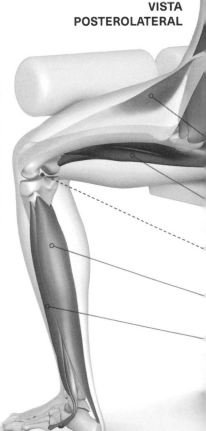

VISTA POSTEROLATERAL

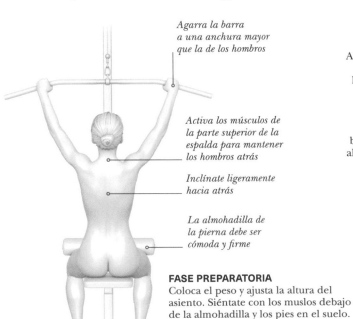

Agarra la barra a una anchura mayor que la de los hombros

Activa los músculos de la parte superior de la espalda para mantener los hombros atrás

Inclínate ligeramente hacia atrás

La almohadilla de la pierna debe ser cómoda y firme

FASE PREPARATORIA
Coloca el peso y ajusta la altura del asiento. Siéntate con los muslos debajo de la almohadilla y los pies en el suelo. Agarra la barra e inclina ligeramente el tronco hacia atrás, estirando la parte superior de la espalda.

PRIMERA FASE
Inspira y activa el *core* para ganar estabilidad. Al espirar, tira de la barra con los codos doblados hacia fuera y contrae los músculos de la zona superior y media de la espalda. El pecho se mantiene elevado y la barra se acerca a la parte alta del esternón pero sin llegar a tocarlo.

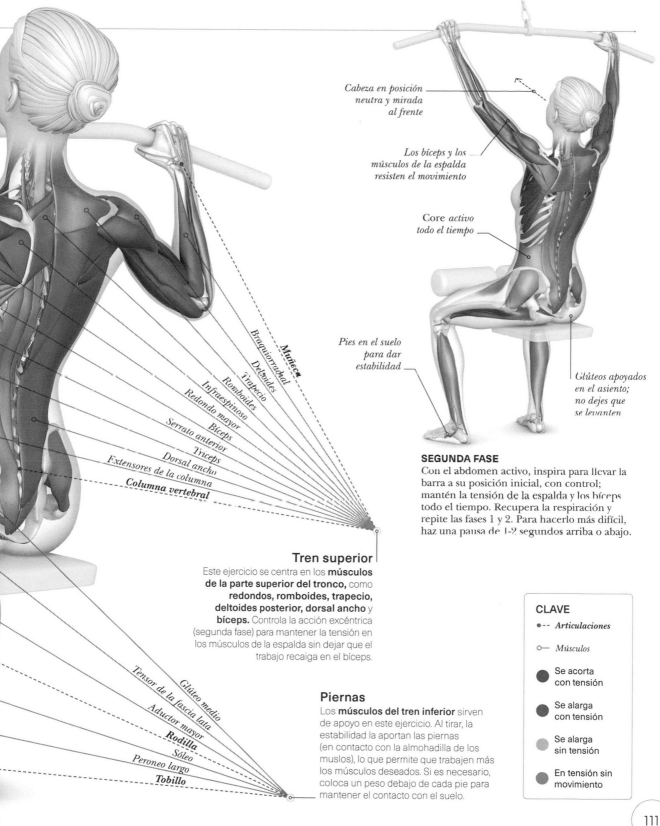

Cabeza en posición
neutra y mirada
al frente

Los bíceps y los
músculos de la espalda
resisten el movimiento

Core *activo*
todo el tiempo

Pies en el suelo
para dar
estabilidad

Glúteos apoyados
en el asiento;
no dejes que
se levanten

Braquiorradial
Deltoides
Trapecio
Romboides
Infraespinoso
Redondo mayor
Bíceps
Serrato anterior
Tríceps
Dorsal ancho
Extensores de la columna
Muñeca
Columna vertebral

Tensor de la fascia lata
Glúteo medio
Aductor mayor
Rodilla
Sóleo
Peroneo largo
Tobillo

SEGUNDA FASE

Con el abdomen activo, inspira para llevar la
barra a su posición inicial, con control;
mantén la tensión de la espalda y los bíceps
todo el tiempo. Recupera la respiración y
repite las fases 1 y 2. Para hacerlo más difícil,
haz una pausa de 1-2 segundos arriba o abajo.

Tren superior

Este ejercicio se centra en los **músculos
de la parte superior del tronco,** como
**redondos, romboides, trapecio,
deltoides posterior, dorsal ancho y
bíceps.** Controla la acción excéntrica
(segunda fase) para mantener la tensión en
los músculos de la espalda sin dejar que el
trabajo recaiga en el bíceps.

Piernas

Los **músculos del tren inferior** sirven
de apoyo en este ejercicio. Al tirar, la
estabilidad la aportan las piernas
(en contacto con la almohadilla de los
muslos), lo que permite que trabajen más
los músculos deseados. Si es necesario,
coloca un peso debajo de cada pie para
mantener el contacto con el suelo.

CLAVE

- ●-- *Articulaciones*
- ○— *Músculos*
- ● Se acorta con tensión
- ● Se alarga con tensión
- ● Se alarga sin tensión
- ● En tensión sin movimiento

» VARIACIONES

El movimiento del *pulldown* vertical puede adaptarse a diferentes piezas de la máquina. Cambiar el agarre modifica los músculos que trabajan, incluidos los dorsales, trapecios o deltoides. Procura no poner demasiada tensión en la articulación del hombro durante el ejercicio.

CLAVE
● Principal músculo trabajado
● Otros músculos implicados

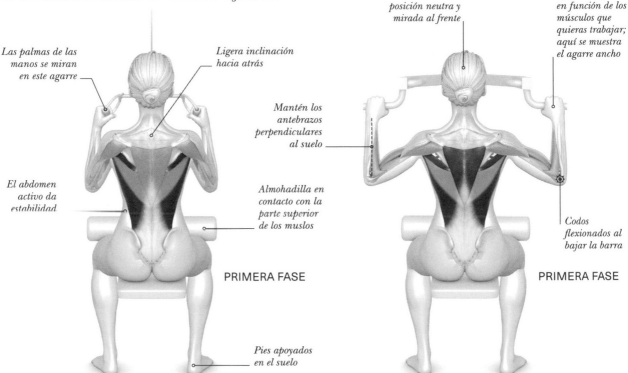

Las palmas de las manos se miran en este agarre

Ligera inclinación hacia atrás

El abdomen activo da estabilidad

Mantén los antebrazos perpendiculares al suelo

Almohadilla en contacto con la parte superior de los muslos

Pies apoyados en el suelo

PRIMERA FASE

Cabeza en posición neutra y mirada al frente

Ajusta el agarre en función de los músculos que quieras trabajar; aquí se muestra el agarre ancho

Codos flexionados al bajar la barra

PRIMERA FASE

PULLDOWN VERTICAL CON AGARRE NEUTRO

Mientras que el agarre ancho y prono de páginas anteriores fortalece los músculos de la espalda superior, en esta variación neutra con las palmas enfrentadas se trabaja el dorsal ancho.

FASE PREPARATORIA
Colócate igual que para el *pulldown* de agarre ancho. Las manos han de estar a la anchura de los hombros, con un agarre neutro. Inclina un poco el tronco hacia atrás.

PRIMERA FASE
Inspira y activa los abdominales. Espira y tira de la barra flexionando los codos y contrayendo los dorsales anchos.

SEGUNDA FASE
Inspira de nuevo y activa el abdomen. Devuelve la barra a la posición inicial, con control. Repite las fases 1 y 2.

PULLDOWN VERTICAL EN MÁQUINA

Esta variación, que puede hacerse con agarre ancho pronado o neutro, ofrece el recorrido de resistencia fijo de la máquina. La versión con agarre ancho da más prioridad al trabajo de los trapecios que la versión con agarre neutro.

FASE PREPARATORIA
Prepara la máquina. Siéntate con los muslos bajo la almohadilla, rodillas dobladas y los pies en el suelo. Sujeta las asas con el agarre escogido.

PRIMERA FASE
Inspira y activa los abdominales; al espirar, tira de la barra hacia abajo, contrayendo los músculos de la parte media y superior de la espalda.

SEGUNDA FASE
Inspira de nuevo y activa el *core;* luego, de forma controlada, espira y lleva la barra a la posición inicial. Repite las fases 1 y 2.

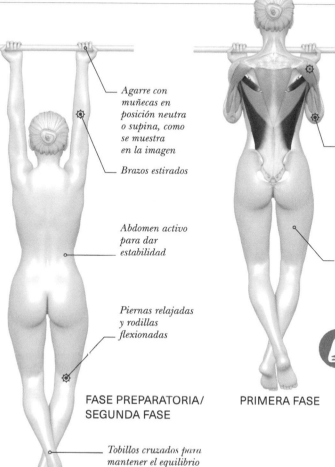

Agarre con muñecas en posición neutra o supina, como se muestra en la imagen

Brazos estirados

Abdomen activo para dar estabilidad

Piernas relajadas y rodillas flexionadas

FASE PREPARATORIA/ SEGUNDA FASE

Tobillos cruzados para mantener el equilibrio

Flexión en codos y hombros para tirar del cuerpo hacia arriba

Piernas justo debajo de las caderas

PRIMERA FASE

> ## El agarre *influye* en **qué músculos trabajan más** *durante una variación* de **pulldown.**

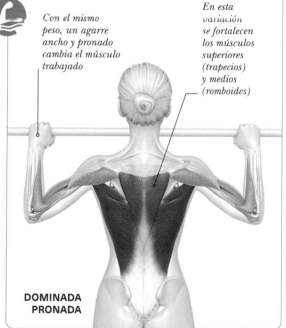

Con el mismo peso, un agarre ancho y pronado cambia el músculo trabajado

En esta variación se fortalecen los músculos superiores (trapecios) y medios (romboides)

DOMINADA PRONADA

DOMINADA SUPINA

Este ejercicio fortalece la parte superior de la espalda, los dorsales anchos y los bíceps. Incluir las dominadas en un programa de fuerza es una magnífica opción, y este agarre neutro trabaja gran parte de la espalda con cada repetición.

FASE PREPARATORIA
Cuélgate de la barra, con el *core*, estable. Puedes cruzar los tobillos para mantener mejor el equilibrio y la coordinación.

PRIMERA FASE
Espira al doblar los codos para despegarte del suelo. Para hacerlo más difícil, mantén esta postura 1-2 segundos.

SEGUNDA FASE
Inspira al estirar los codos para bajar el cuerpo, manteniendo el *core* activo. Evita balancearte para cobrar impulso. Repite las fases 1 y 2.

Cuestión de agarre
Poner las manos en una posición más neutra, media o supina permite realizar una dominada supina, que implica más a los dorsales anchos y los bíceps que a la parte superior de la espalda. Cuanto más ancho y pronado sea el agarre, más trabaja la parte superior, a la vez que se sigue ejercitando el bíceps y, menos, los dorsales.

REMO HORIZONTAL CON AGARRE NEUTRO

La tracción horizontal encaja bien en cualquier rutina de fuerza; esta variación con agarre neutro ejercita gran parte de la espalda superior, los dorsales anchos y los bíceps. Una posición correcta en el banco –no demasiado cerca del aparato– es clave para trabajar el rango total del movimiento.

INDICACIONES

Coloca los pies en la plataforma de la máquina para dar más flexibilidad a la cadera. Si te molesta el hombro, intenta ajustar el rango de movimiento en la segunda fase.

Los principiantes pueden probar con 4 series de 8-10 repeticiones; hay otras variaciones en las pp. 116-117 y otras específicas en los programas de entrenamiento (pp. 201-214).

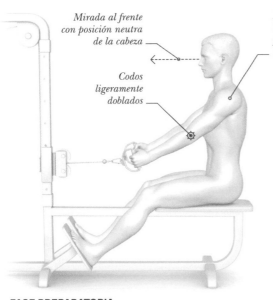

Mirada al frente con posición neutra de la cabeza

Codos ligeramente doblados

Parte superior de la espalda activa para mantener los hombros atrás

! Errores habituales

Muchas personas cometen el error de impulsarse con las caderas y el tronco, lo que hace que tiren con el cuerpo hacia atrás en lugar de remar. Mantén el *core* en la misma posición todo el tiempo.

FASE PREPARATORIA
Coloca los pesos y ajusta la altura del asiento. Siéntate luego mirando a la máquina, con los pies en la plataforma y las piernas un poco dobladas. Agarra las asas con las manos separadas a la anchura de los hombros, siéntate bien atrás, con los brazos estirados y la espalda recta.

PRIMERA FASE
Inspira y activa el abdomen. Al espirar, flexiona los codos y contrae los músculos de la parte media y superior de la espalda para llevar las asas hacia la zona superior del abdomen; los codos van hacia atrás. Detente antes de que los hombros empiecen a redondearse hacia delante.

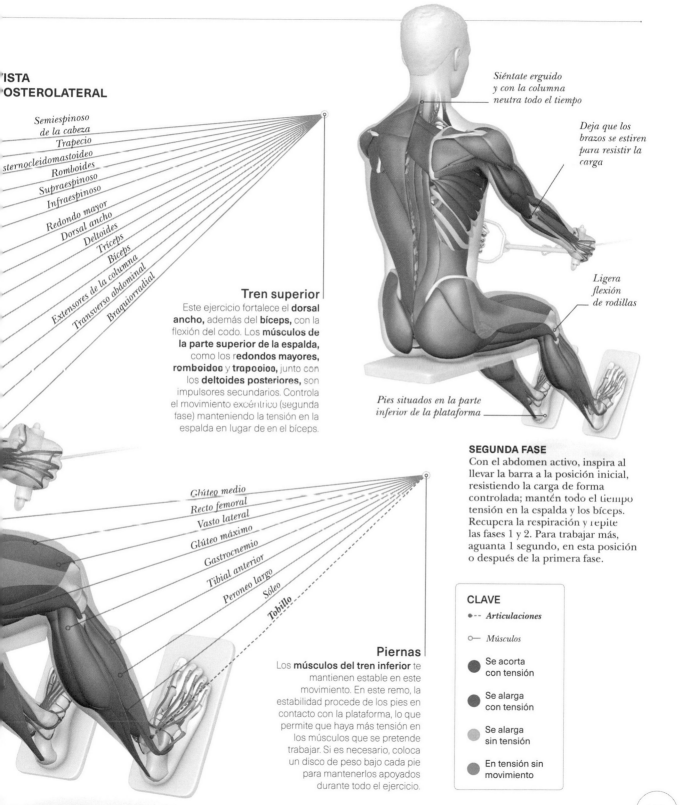

Semiespinoso
de la cabeza
Trapecio
sternocleidomastoideo
Romboides
Supraespinoso
Infraespinoso
Redondo mayor
Dorsal ancho
Deltoides
Tríceps
Bíceps
Extensores de la columna
Transverso abdominal
Braquiorradial

Siéntate erguido
y con la columna
neutra todo el tiempo

Deja que los
brazos se estiren
para resistir la
carga

Tren superior

Este ejercicio fortalece el **dorsal ancho,** además del **bíceps,** con la flexión del codo. Los **músculos de la parte superior de la espalda,** como los r**edondos mayores, romboides** y **trapecios,** junto con los **deltoides posteriores,** son impulsores secundarios. Controla el movimiento excéntrico (segunda fase) manteniendo la tensión en la espalda en lugar de en el bíceps.

Ligera
flexión
de rodillas

Pies situados en la parte
inferior de la plataforma

SEGUNDA FASE

Con el abdomen activo, inspira al llevar la barra a la posición inicial, resistiendo la carga de forma controlada; mantén todo el tiempo tensión en la espalda y los bíceps. Recupera la respiración y repite las fases 1 y 2. Para trabajar más, aguanta 1 segundo, en esta posición o después de la primera fase.

Glúteo medio
Recto femoral
Vasto lateral
Glúteo máximo
Gastrocnemio
Tibial anterior
Peroneo largo
Sóleo
Tobillo

Piernas

Los **músculos del tren inferior** te mantienen estable en este movimiento. En este remo, la estabilidad procede de los pies en contacto con la plataforma, lo que permite que haya más tensión en los músculos que se pretende trabajar. Si es necesario, coloca un disco de peso bajo cada pie para mantenerlos apoyados durante todo el ejercicio.

CLAVE

- - Articulaciones
- Músculos
- Se acorta con tensión
- Se alarga con tensión
- Se alarga sin tensión
- En tensión sin movimiento

» VARIACIONES

El remo ejercita el dorsal ancho, otros músculos de la espalda y el bíceps. Este ejercicio se puede adaptar en función del material disponible. En cada repetición, mantén el torso estable y lleva los hombros y brazos atrás en un movimiento fluido.

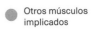

CLAVE
- ● Principal músculo trabajado
- ● Otros músculos implicados

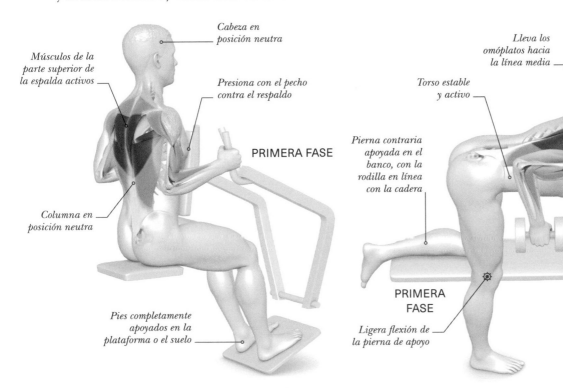

Músculos de la parte superior de la espalda activos

Cabeza en posición neutra

Presiona con el pecho contra el respaldo

PRIMERA FASE

Columna en posición neutra

Pies completamente apoyados en la plataforma o el suelo

Lleva los omóplatos hacia la línea media

Posición neutra de la cabeza

Torso estable y activo

Pierna contraria apoyada en el banco, con la rodilla en línea con la cadera

Apóyate con la man contraria en el banc

PRIMERA FASE

Ligera flexión de la pierna de apoyo

Baja la pesa en la segunda fase

REMO HORIZONTAL CON MÁQUINA

Esta versión en máquina fortalece los músculos de la espalda media y superior. El apoyo del pecho que proporciona la máquina da estabilidad y firmeza. Para trabajar más, mantén la posición de máximo esfuerzo 1-2 segundos.

FASE PREPARATORIA
Siéntate en la máquina y coloca los pies en la plataforma, si la hay. Inclínate hacia delante y apoya el pecho en el respaldo.

PRIMERA FASE
Inspira y activa los abdominales. Espira y lleva las asas hacia ti, llevando los hombros y los brazos atrás en un movimiento continuo.

SEGUNDA FASE
Inspira al llevar la barra a la posición inicial, con control en todo el movimiento. Repite las fases 1 y 2.

REMO HORIZONTAL CON MANCUERNA

Las mancuernas permiten un movimiento unilateral, con una pierna apoyada en el banco como se muestra en la imagen, o bilateral, con las dos piernas flexionadas por la rodilla y las caderas en un ángulo de 90°. Para trabajar más, aguanta la posición de mayor esfuerzo 1-2 segundos.

FASE PREPARATORIA
Coloca una rodilla en el banco y la otra pierna de pie, en línea con la cadera. Inclínate para que la espalda esté recta e inspira para activar el *core*.

PRIMERA FASE
Espira para llevar el omóplato hacia atrás y elevar el brazo, flexionando el codo entre 30° y 75°. El ángulo cambia el músculo que trabaja más.

SEGUNDA FASE
Inspira al bajar la mancuerna con un movimiento controlado y el *core* activo. Repite las fases y 2.

REMO HORIZONTAL CON BARRA

Esta popular variación se centra en los músculos del *core* y en los de la parte superior y media-baja de la espalda. Ten en cuenta que al incorporarte el rango de movimiento puede acortarse. Aguanta en el máximo esfuerzo 1-2 segundos para trabajar más.

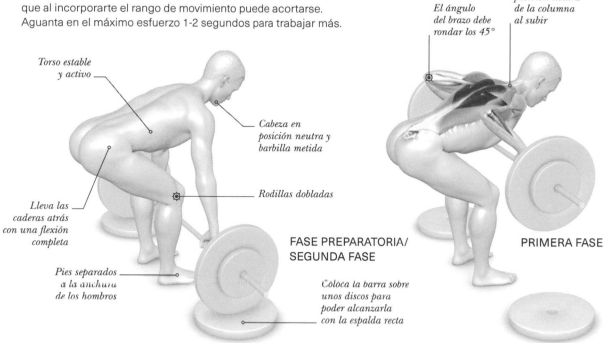

Torso estable y activo

Cabeza en posición neutra y barbilla metida

Rodillas dobladas

Lleva las caderas atrás con una flexión completa

Pies separados a la anchura de los hombros

FASE PREPARATORIA/
SEGUNDA FASE

Coloca la barra sobre unos discos para poder alcanzarla con la espalda recta

El ángulo del brazo debe rondar los 45°

Mantén la posición neutra de la columna al subir

PRIMERA FASE

FASE PREPARATORIA
De pie, inclínate hacia delante y toma la barra con un agarre pronado y sin sacrificar la posición neutra de la columna.

PRIMERA FASE
Inspira y activa el *core*; espira al subir, llevando la barra hacia el pecho y los codos por detrás del cuerpo.

SEGUNDA FASE
Inspira al bajar la barra hasta la posición inicial, manteniendo el control en brazos, hombros, espalda y *core*. Repite las fases 1 y 2.

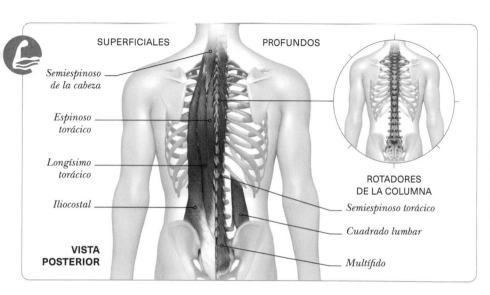

SUPERFICIALES

PROFUNDOS

Semiespinoso de la cabeza

Espinoso torácico

Longísimo torácico

Iliocostal

VISTA POSTERIOR

ROTADORES
DE LA COLUMNA

Semiespinoso torácico

Cuadrado lumbar

Multífido

Extensores de la columna

Los extensores superficiales mantienen erguida la columna vertebral y se dividen en tres: espinoso, longísimo e iliocostal. Los músculos extensores profundos (incluidos los rotadores) permiten el trabajo de movilidad de los erectores y son cruciales para estabilizar la columna y la pelvis. Juntos, estos músculos trabajan sin descanso para mantener una postura correcta y evitar que el cuerpo caiga hacia delante.

ENCOGERSE DE HOMBROS CON MANCUERNAS

Este ejercicio entrena los músculos de la parte superior del trapecio de forma eficaz y segura; la carga de las mancuernas hace que los músculos trabajen más.

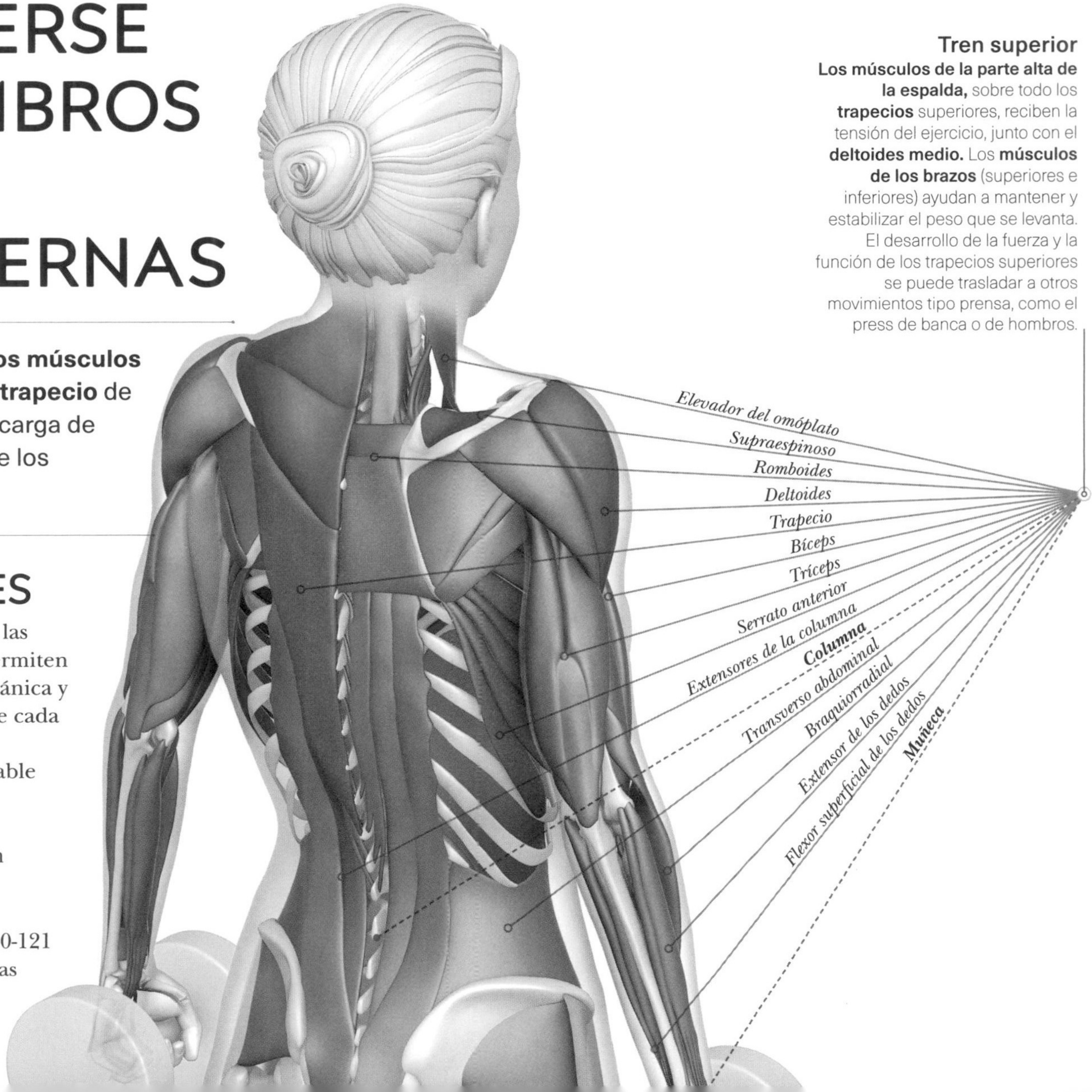

INDICACIONES

Las mancuernas carecen de las limitaciones de la barra y permiten adaptar el ejercicio a la mecánica y limitaciones de movilidad de cada uno. Si tienes acceso a una máquina, la variación con cable permite optimizar la personalización.

Los principiantes pueden empezar con 4 series de 8-10 repeticiones; hay otras variaciones en las páginas 120-121 y otras series en los programas de entrenamiento (pp. 201-214). Si sufres molestias durante este ejercicio, prueba las versiones con

Tren superior

Los músculos de la parte alta de la espalda, sobre todo los **trapecios** superiores, reciben la tensión del ejercicio, junto con el **deltoides medio.** Los **músculos de los brazos** (superiores e inferiores) ayudan a mantener y estabilizar el peso que se levanta. El desarrollo de la fuerza y la función de los trapecios superiores se puede trasladar a otros movimientos tipo prensa, como el press de banca o de hombros.

Elevador del omóplato

Supraespinoso

Romboides

Deltoides

Trapecio

Bíceps

Tríceps

Serrato anterior

Extensores de la **Columna**

Transverso abdominal

Braquiorradial

Extensor de los dedos

Flexor superficial de los dedos

Muñeca

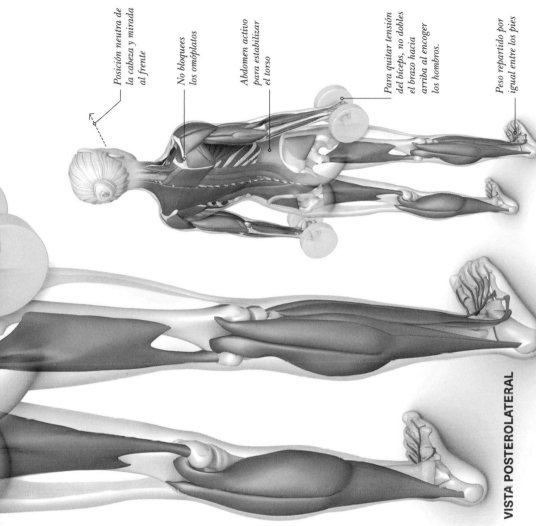

Posición neutra de la cabeza y mirada al frente

No bloquees los omóplatos

Abdomen activo para estabilizar el torso

Para quitar tensión del bíceps, no dobles el brazo hacia arriba al encoger los hombros.

Peso repartido por igual entre los pies

VISTA POSTEROLATERAL

PRIMERA FASE

Inspira y activa los abdominales. Con el tronco estable, espira mientras encoges los hombros hacia las orejas, desplazando contigo las mancuernas. Mantén la postura sin mover las caderas ni el torso durante 1-2 segundos.

SEGUNDA FASE

Con el abdomen activo, inspira al devolver las pesas a la posición inicial, resistiendo el descenso de las mancuernas con la parte superior de los trapecios. Recupera la respiración y repite las fases 1 y 2.

CLAVE

- --- *Articulaciones*
- ● *Músculos*
- ● Se acorta con tensión
- ● Se alarga con tensión
- ● Se alarga sin tensión
- ● En tensión sin movimiento

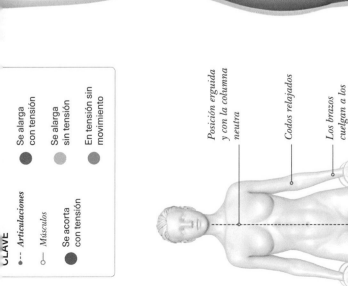

Posición erguida y con la columna neutra

Codos relajados

Los brazos cuelgan a los lados sin tensión

Pies apoyados en el suelo

FASE PREPARATORIA

Con los pies separados a la anchura de los hombros, agarra las mancuernas a ambos lados del cuerpo con las muñecas en posición neutra (las palmas miran hacia dentro). La cabeza se mantiene en posición neutra.

119

›› VARIACIONES

Estas versiones del ejercicio, centradas también en el trapecio y el deltoides medio, usan poleas y bandas y pueden ser menos lesivas para cuello y bíceps. La polea permite adaptar el movimiento a tus necesidades.

REMO VERTICAL CON BANDA

Esta variación con una goma fortalece la parte superior del trapecio y los músculos de los hombros. Para trabajar más, mantén la posición de mayor exigencia 1-2 segundos.

El trabajo del trapecio superior

La parte superior de los trapecios se opone a la fuerza que el deltoides medio hace en la escápula. Eso convierte este ejercicio en un trabajo ideal para ambos músculos.

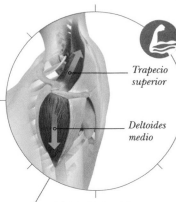

Trapecio superior

Deltoides medio

VISTA LATERAL

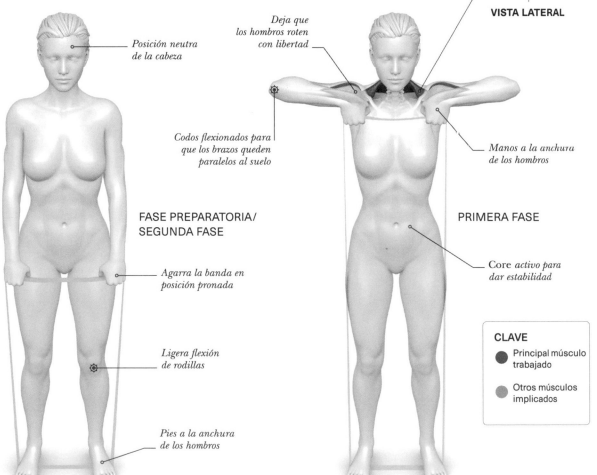

Posición neutra de la cabeza

Deja que los hombros roten con libertad

Codos flexionados para que los brazos queden paralelos al suelo

FASE PREPARATORIA/ SEGUNDA FASE

Agarra la banda en posición pronada

Ligera flexión de rodillas

Pies a la anchura de los hombros

Manos a la anchura de los hombros

PRIMERA FASE

Core activo para dar estabilidad

CLAVE

● Principal músculo trabajado

● Otros músculos implicados

FASE PREPARATORIA
Pisa la banda elástica y agarra la banda en posición pronada con las manos a la anchura de los hombros. Mantén la postura erguida y los hombros relajados.

PRIMERA FASE
Inspira para activar el *core,* luego espira al elevar los brazos como si remaras, flexionando los codos y subiendo los hombros y las manos.

SEGUNDA FASE
Inspira mientras bajas los hombros y estiras los brazos para volver de forma controlada a la posición inicial. Repite las fases 1 y 2.

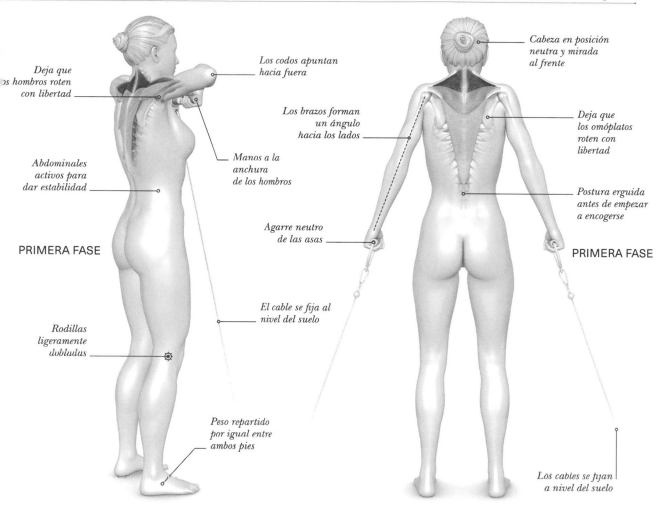

Deja que
los hombros roten
con libertad

Abdominales
activos para
dar estabilidad

PRIMERA FASE

Rodillas
ligeramente
dobladas

Los codos apuntan
hacia fuera

Manos a la
anchura
de los hombros

Agarre neutro
de las asas

El cable se fija al
nivel del suelo

Peso repartido
por igual entre
ambos pies

Cabeza en posición
neutra y mirada
al frente

Los brazos forman
un ángulo
hacia los lados

Deja que
los omóplatos
roten con
libertad

Postura erguida
antes de empezar
a encogerse

PRIMERA FASE

Los cables se fijan
a nivel del suelo

REMO VERTICAL CON POLEA

Los cables tensan y hacen trabajar los hombros
y la parte superior de los trapecios. Mantén el cable
a la altura de la barbilla 1-2 segundos para mayor
intensidad.

FASE PREPARATORIA
Con los pies a la anchura de los hombros y la postura
erguida, mantén una leve flexión de rodillas y agarra
el cable con las manos en posición pronada.

PRIMERA FASE
Inspira y activa el abdomen; espira y levanta el cable
a la altura de la barbilla, flexionando los codos hacia
fuera para que los brazos queden paralelos al suelo.

SEGUNDA FASE
Inspira mientras bajas el cable de forma controlada,
hasta la posición inicial. Mantén los hombros en
tensión todo el tiempo. Repite las fases 1 y 2.

ENCOGERSE DE HOMBROS CON POLEA

Esta variación con cables laterales, es ideal para la zona
superior de los trapecios, cuyas fibras se alinean con la línea
de resistencia del cable. Para trabajar más, mantén la posición
más exigente 1-2 segundos.

FASE PREPARATORIA
Con los pies separados a la anchura de las caderas
y una leve flexión de rodillas, inclínate para agarrar
las asas y levántate.

PRIMERA FASE
Inspira y activa el *core*. Espira mientras encoges los hombros
hacia las orejas, sin llevarlos hacia delante o atrás.

SEGUNDA FASE
Inspira mientras bajas los hombros a la posición
inicial, manteniendo activos el *core* y los trapecios
para controlar el movimiento. Repite las fases 1 y 2.

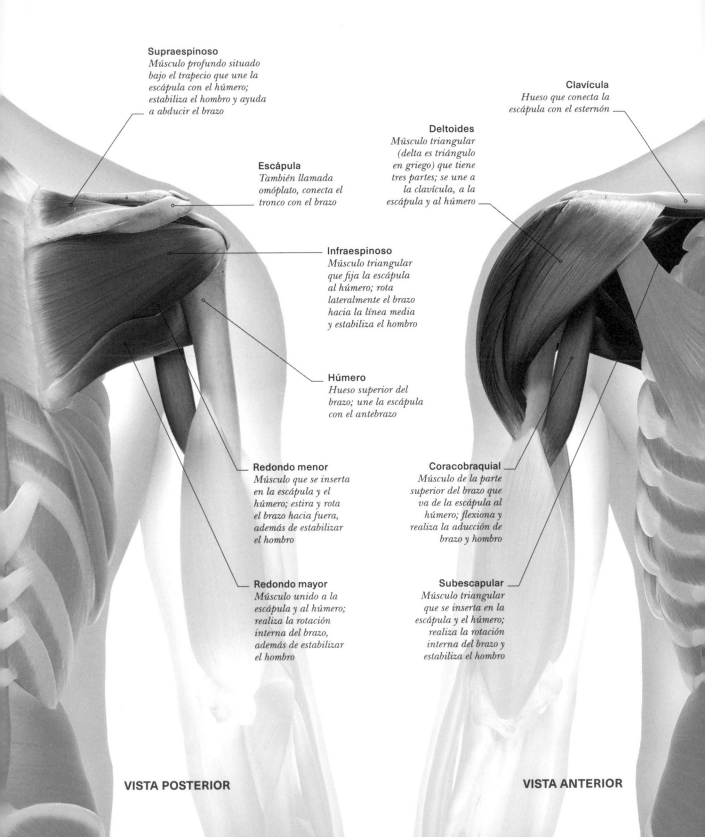

Supraespinoso
Músculo profundo situado bajo el trapecio que une la escápula con el húmero; estabiliza el hombro y ayuda a abducir el brazo

Clavícula
Hueso que conecta la escápula con el esternón

Deltoides
Músculo triangular (delta es triángulo en griego) que tiene tres partes; se une a la clavícula, a la escápula y al húmero

Escápula
También llamada omóplato, conecta el tronco con el brazo

Infraespinoso
Músculo triangular que fija la escápula al húmero; rota lateralmente el brazo hacia la línea media y estabiliza el hombro

Húmero
Hueso superior del brazo; une la escápula con el antebrazo

Redondo menor
Músculo que se inserta en la escápula y el húmero; estira y rota el brazo hacia fuera, además de estabilizar el hombro

Coracobraquial
Músculo de la parte superior del brazo que va de la escápula al húmero; flexiona y realiza la aducción de brazo y hombro

Redondo mayor
Músculo unido a la escápula y al húmero; realiza la rotación interna del brazo, además de estabilizar el hombro

Subescapular
Músculo triangular que se inserta en la escápula y el húmero; realiza la rotación interna del brazo y estabiliza el hombro

VISTA POSTERIOR

VISTA ANTERIOR

EJERCICIOS DE HOMBROS

El principal responsable de mover el hombro es el deltoides, el músculo que lo envuelve y le da gran parte de su forma. Otros músculos fundamentales para estabilizar la articulación del hombro son el redondo mayor, el redondo menor, el supraespinoso y el subescapular.

La función básica de los deltoides al hacer ejercicio es ayudar a elevar o extender los brazos. Sus tres partes son: el deltoides anterior, que permite flexionar y levantar el brazo delante del cuerpo; el deltoides lateral, que posibilita la abducción, alejando el brazo del cuerpo; y el posterior, que extiende y rota el brazo hacia atrás.

Los deltoides se utilizan repetidamente en el día a día y al hacer ejercicio, por lo que es clave entrenarlos con diferentes cargas y repeticiones.

- **Al empujar,** los hombros se integran con los tríceps y los músculos de la parte superior de la espalda para elevar el peso, mientras el deltoides acerca el brazo a la línea media.

- **Al levantar,** los hombros trabajan casi de forma aislada, con ayuda de los trapecios. No pienses en llevar el peso a un punto determinado; recuerda la función y la anatomía de la zona del deltoides que quieres trabajar y realiza el movimiento completo de forma adecuada.

Fortalece el deltoides delantero y lateral con ejercicios de *press* y levantamientos, y el posterior con el remo y las aperturas.

" "

*Un tren superior fuerte **mejora la postura, la movilidad, la flexibilidad** y el rango de movimiento*

PRESS MILITAR CON BARRA

Este movimiento de *press* vertical trabaja los músculos de los hombros y los tríceps, la parte superior de la espalda y pone a prueba la estabilidad del *core.* El *press* militar puede realizarse sentado o de pie; mantén la barra nivelada y los movimientos controlados.

INDICACIONES

Conviene ajustar la altura de la máquina para que, una vez sentado, las rodillas queden dobladas a 90°. La mayoría de las máquinas tienen la barra justo por encima y por detrás de la cabeza, para que puedas alcanzarla y levantarla fácilmente. Si sientes alguna molestia articular, prueba la variante con mancuernas (p. 127).

Se puede empezar con 4 series de 8-10 repeticiones; hay otras variaciones en las pp. 126-127 y más series específicas en los programas de entrenamiento (pp. 201-214).

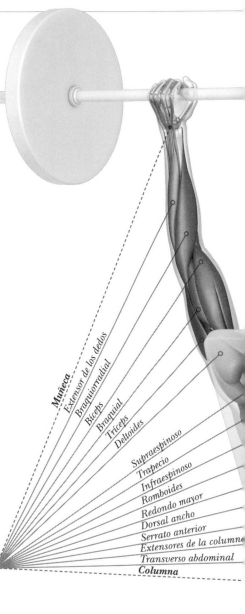

Muñeca
Extensor de los dedos
Braquiorradial
Bíceps
Braquial
Tríceps
Deltoides
Supraespinoso
Trapecio
Infraespinoso
Romboides
Redondo mayor
Dorsal ancho
Serrato anterior
Extensores de la columna
Transverso abdominal
Columna

Tren superior
Este ejercicio coloca tensión en los **músculos de la zona anterior y media del hombro,** así como en el **tríceps.** El *core* es importante para que el torso y la pelvis permanezcan estables y prevenir una lesión de la columna o la zona lumbar. Mantén la parte baja de la espalda en contacto con el respaldo para evitar cualquier tensión.

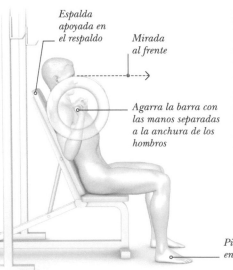

Espalda apoyada en el respaldo

Mirada al frente

Agarra la barra con las manos separadas a la anchura de los hombros

Pies apoyados en paralelo

FASE PREPARATORIA
Prepara la máquina y apoya la columna en el respaldo, con las rodillas dobladas y los pies a la anchura de los hombros. La cabeza permanece en posición neutra. Coloca la barra debajo de la barbilla y contra el pecho, con un agarre en el que los dedos, pulgar incluido, queden por encima. Activa glúteos y *core* para estabilizar el tren superior.

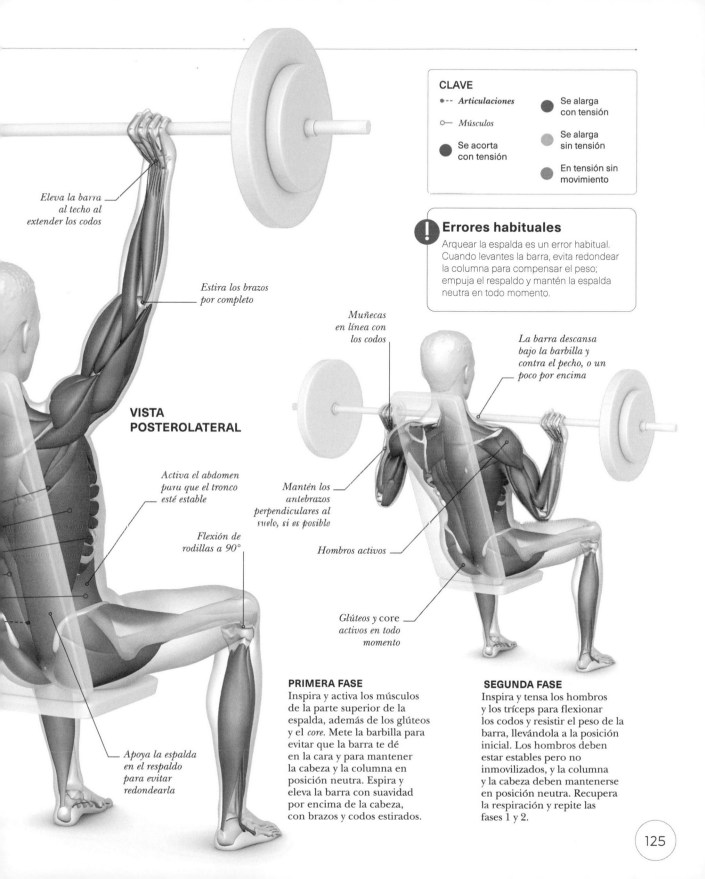

CLAVE

- ●--- *Articulaciones*
- ○— *Músculos*
- ● Se acorta con tensión
- ● Se alarga con tensión
- ● Se alarga sin tensión
- ● En tensión sin movimiento

Eleva la barra al techo al extender los codos

Estira los brazos por completo

VISTA POSTEROLATERAL

Activa el abdomen para que el tronco esté estable

Flexión de rodillas a 90°

Apoya la espalda en el respaldo para evitar redondearla

⚠ Errores habituales

Arquear la espalda es un error habitual. Cuando levantes la barra, evita redondear la columna para compensar el peso; empuja el respaldo y mantén la espalda neutra en todo momento.

Muñecas en línea con los codos

La barra descansa bajo la barbilla y contra el pecho, o un poco por encima

Mantén los antebrazos perpendiculares al suelo, si es posible

Hombros activos

Glúteos y core activos en todo momento

PRIMERA FASE

Inspira y activa los músculos de la parte superior de la espalda, además de los glúteos y el *core*. Mete la barbilla para evitar que la barra te dé en la cara y para mantener la cabeza y la columna en posición neutra. Espira y eleva la barra con suavidad por encima de la cabeza, con brazos y codos estirados.

SEGUNDA FASE

Inspira y tensa los hombros y los tríceps para flexionar los codos y resistir el peso de la barra, llevándola a la posición inicial. Los hombros deben estar estables pero no inmovilizados, y la columna y la cabeza deben mantenerse en posición neutra. Recupera la respiración y repite las fases 1 y 2.

›› VARIACIONES

Fortalece los deltoides y los tríceps con estas variaciones del *press* militar en distintas máquinas; las versiones de pie trabajan más el tronco. Los tres ejercicios reducen la tensión en los hombros, ya que los omóplatos pueden girar con libertad.

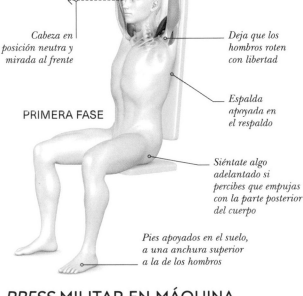

Estira los codos para empujar hacia arriba

Cabeza en posición neutra y mirada al frente

Deja que los hombros roten con libertad

PRIMERA FASE

Espalda apoyada en el respaldo

Siéntate algo adelantado si percibes que empujas con la parte posterior del cuerpo

Pies apoyados en el suelo, a una anchura superior a la de los hombros

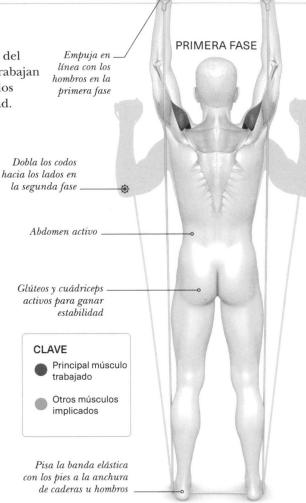

PRIMERA FASE

Empuja en línea con los hombros en la primera fase

Dobla los codos hacia los lados en la segunda fase

Abdomen activo

Glúteos y cuádriceps activos para ganar estabilidad

CLAVE
- Principal músculo trabajado
- Otros músculos implicados

Pisa la banda elástica con los pies a la anchura de caderas u hombros

PRESS MILITAR EN MÁQUINA

Esta versión en máquina es ideal para variar el trabajo de hombros; funciona como ejercicio aislado o como parte de una rutina. La máquina ofrece condiciones idóneas y eficaces para hacer bien el ejercicio.

FASE PREPARATORIA
Una vez ajustado el asiento a tu altura, siéntate, toma las asas con un agarre pronado y lleva los codos hacia los lados.

PRIMERA FASE
Inspira y activa el *core*, espira y estira los codos para llevar los brazos hacia arriba, centrándote en que la parte superior de los brazos vaya hacia las orejas.

SEGUNDA FASE
Inspira para bajar los brazos de forma controlada y devolver la barra a la posición de partida. Reajusta la postura si es necesario. Repite las fases 1 y 2.

PRESS MILITAR CON BANDA ELÁSTICA

Esta variación permite un entrenamiento más personalizado en función de la movilidad del hombro y las preferencias. El recorrido del brazo al subir dependerá de la movilidad del hombro.

FASE PREPARATORIA
Pisa la banda y coge las asas con un agarre pronado. Postura erguida, con los brazos flexionados y las manos a la altura de las orejas.

PRIMERA FASE
Inspira y activa los abdominales, espira al elevar los brazos y llevar la parte superior de los brazos hacia las orejas.

SEGUNDA FASE
Inspira al bajar los brazos de forma controlada flexionando los codos para llevar las manos a la posición inicial. Repite las fases 1 y 2.

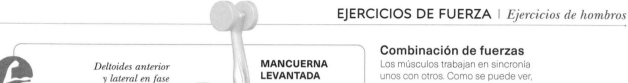

MANCUERNA LEVANTADA

Deltoides anterior y lateral en fase excéntrica

Tríceps contraídos concéntricamente

MANCUERNA BAJADA

El tríceps se contrae de forma excéntrica

Deltoides anterior y lateral en fase concéntrica

Combinación de fuerzas

Los músculos trabajan en sincronía unos con otros. Como se puede ver, en el *press* vertical, el tríceps trabaja junto con el deltoides anterior y lateral para impulsar las mancuernas hacia arriba y hacia adentro.

PRESS MILITAR CON MANCUERNAS

Se trata de otra variación útil para personalizar el ejercicio en función de la movilidad del hombro –que determinará el ángulo de las mancuernas y el recorrido del brazo– y las preferencias. Implica más al *core* y reduce la presión sobre los hombros.

Agarre adaptado a la movilidad del hombro

Mancuernas paralelas al suelo

La parte superior del brazo va hacia las orejas

Core activo en todo momento

Columna neutra en todo el movimiento

Glúteos y cuádriceps activos para estabilizar el tren inferior

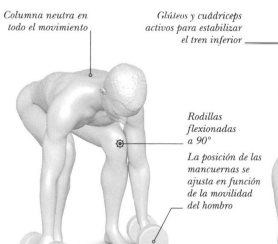

Rodillas flexionadas a 90°

La posición de las mancuernas se ajusta en función de la movilidad del hombro

Bloqueo suave de rodillas en las repeticiones

Pies completamente apoyados

SUJETAR LAS PESAS DE FORMA SEGURA
Con los pies separados a la anchura de los hombros, flexiona las rodillas y las caderas para alcanzar las mancuernas, que deben estar a ambos lados de los pies.

FASE PREPARATORIA/SEGUNDA FASE
Estira las rodillas y levanta las mancuernas por encima de los hombros, con los codos flexionados. Mantén el *core* activo mientras te preparas para el empuje vertical.

PRIMERA FASE
Inspira para implicar a los abdominales; espira mientras llevas las mancuernas hacia arriba. Inspira para volver a la segunda fase. Repite las fases 1 y 2.

ELEVACIÓN LATERAL CON MANCUERNAS

Errores habituales

Si mueves el tren inferior y doblas las rodillas, puede que estés levantando demasiado peso. Evita bajar las pesas rápidamente y sin control ya que te pierdes la potente contracción excéntrica.

La zona lateral del deltoides es el objetivo de este ejercicio, junto con el supraespinoso y la parte superior del trapecio, que estabiliza los omóplatos. La elevación lateral es una forma segura y eficaz de fortalecer los hombros con un equipamiento mínimo.

INDICACIONES

Subir y bajar peso a los lados aísla y hace trabajar la zona lateral del deltoides. El movimiento ha de ser suave y controlado en todo momento; no hay que lanzar el peso al subir ni dejarlo caer.

Se puede comenzar con 4 series de 8-10 repeticiones; hay otras variaciones en las pp. 130-131 y series específicas en los programas de entrenamiento (pp. 201-214).

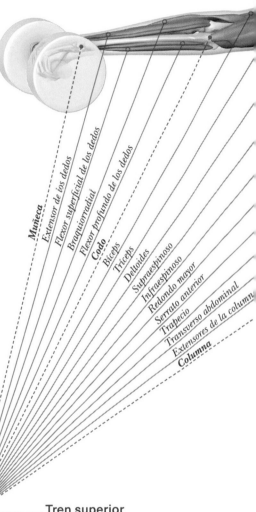

Muñeca · Extensor de los dedos · Flexor superficial de los dedos · Braquiorradial · Flexor profundo de los dedos · Codo · Bíceps · Tríceps · Deltoides · Supraespinoso · Infraespinoso · Redondo mayor · Serrato anterior · Trapecio · Transverso abdominal · Extensores de la columna · Columna

Tren superior

El **supraespinoso** ayuda a la abducción del hombro (elevando el brazo lateralmente hacia fuera) junto con el **deltoides anterior** y la **zona superior de los trapecios,** que ayudan ambos a estabilizar el deltoides y contribuyen al movimiento. Piensa en llevar las pesas, o los puños, hacia fuera mientras elevas los brazos durante la acción concéntrica (fase 1).

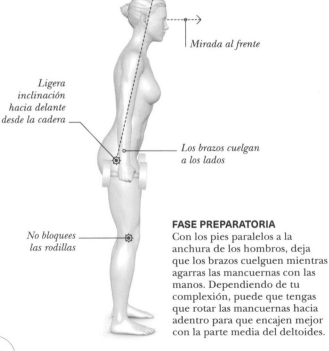

Mirada al frente

Ligera inclinación hacia delante desde la cadera

Los brazos cuelgan a los lados

No bloquees las rodillas

FASE PREPARATORIA
Con los pies paralelos a la anchura de los hombros, deja que los brazos cuelguen mientras agarras las mancuernas con las manos. Dependiendo de tu complexión, puede que tengas que rotar las mancuernas hacia adentro para que encajen mejor con la parte media del deltoides.

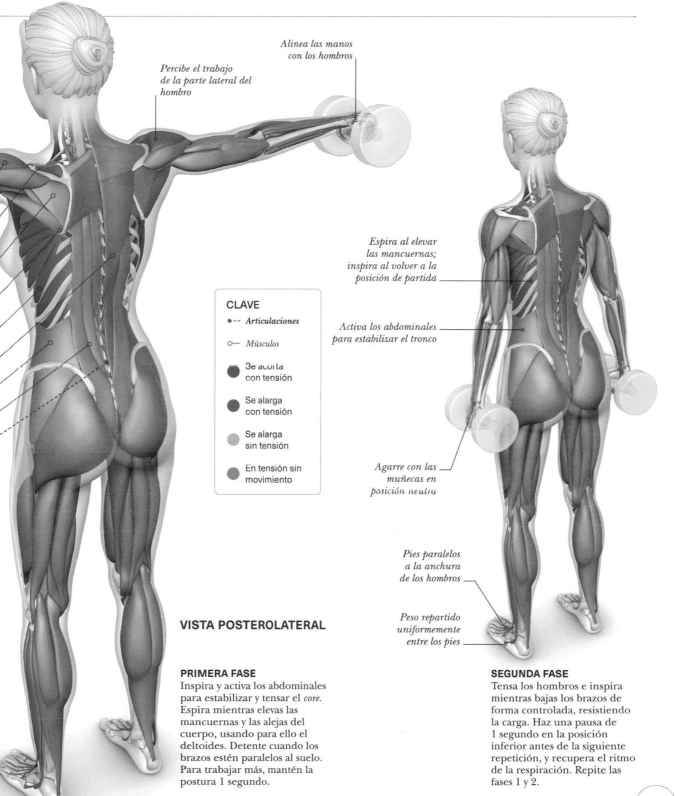

Percibe el trabajo
de la parte lateral del
hombro

Alinea las manos
con los hombros

Espira al elevar
las mancuernas;
inspira al volver a la
posición de partida

Activa los abdominales
para estabilizar el tronco

CLAVE

●-- *Articulaciones*

○— *Músculos*

Se acorta
con tensión

Se alarga
con tensión

Se alarga
sin tensión

En tensión sin
movimiento

Agarre con las
muñecas en
posición neutra

Pies paralelos
a la anchura
de los hombros

Peso repartido
uniformemente
entre los pies

VISTA POSTEROLATERAL

PRIMERA FASE
Inspira y activa los abdominales
para estabilizar y tensar el *core*.
Espira mientras elevas las
mancuernas y las alejas del
cuerpo, usando para ello el
deltoides. Detente cuando los
brazos estén paralelos al suelo.
Para trabajar más, mantén la
postura 1 segundo.

SEGUNDA FASE
Tensa los hombros e inspira
mientras bajas los brazos de
forma controlada, resistiendo
la carga. Haz una pausa de
1 segundo en la posición
inferior antes de la siguiente
repetición, y recupera el ritmo
de la respiración. Repite las
fases 1 y 2.

» VARIACIONES

El uso de bandas elásticas o poleas permite variar las exigencias de resistencia para el deltoides. La tensión de las bandas aumenta a medida que se realiza el movimiento, mientras que la polea ofrece una resistencia bastante uniforme que va en aumento en la última fase del ejercicio.

ELEVACIÓN LATERAL CON BANDA

En esta variación, la resistencia que proporcionan las bandas aumenta a medida que se elevan los brazos. La anchura de la postura afecta a la dificultad del ejercicio: cuanto más separes los pies, más resistencia ofrecerá la goma.

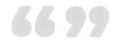

*Estos ejercicios son una forma ideal de **aislar** la tensión sobre **el deltoides.***

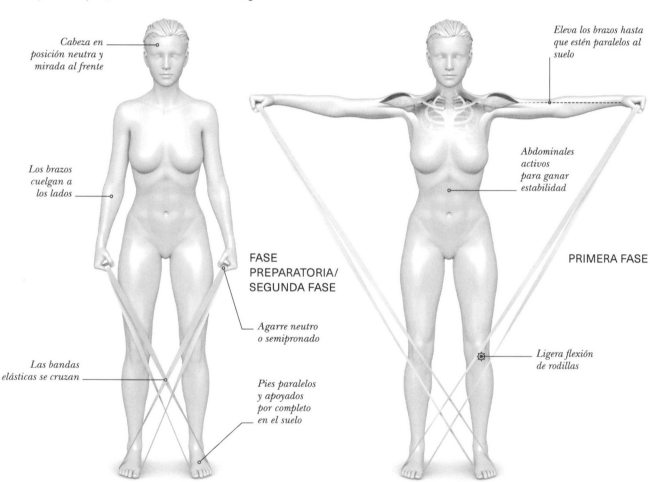

Cabeza en posición neutra y mirada al frente

Los brazos cuelgan a los lados

FASE PREPARATORIA/ SEGUNDA FASE

Agarre neutro o semipronado

Las bandas elásticas se cruzan

Pies paralelos y apoyados por completo en el suelo

Eleva los brazos hasta que estén paralelos al suelo

Abdominales activos para ganar estabilidad

PRIMERA FASE

Ligera flexión de rodillas

FASE PREPARATORIA
Coloca una banda bajo cada pie y agárralas con la mano contraria. Inclina un poco el tórax hacia delante para alinearlo con la línea de resistencia.

PRIMERA FASE
Inspira para tensar el *core*. Espira mientras subes los brazos a la altura de los hombros, con los codos extendidos. Para trabajar más, aguanta 1-2 segundos.

SEGUNDA FASE
Inspira al bajar los brazos, en un movimiento controlado. Devuelve los brazos a ambos lados del cuerpo, con los codos estirados. Repite las fases 1 y 2.

ELEVACIÓN LATERAL CON POLEA

La polea que se usa en esta variación ofrece una resistencia continua durante la elevación. Este ejercicio permite trabajar cada lado del cuerpo por separado, lo que proporciona más variedad a la rutina del hombro.

FASE PREPARATORIA

Adopta una posición erguida, con el torso inclinado ligeramente hacia delante para ayudar a alinear la zona del deltoides con la línea de resistencia. Agarra el cable con el brazo que queda de tu lado.

PRIMERA FASE

Inspira para activar el *core;* espira mientras elevas el brazo hasta la altura del hombro, con el codo estirado. Para trabajar más, aguanta 1-2 segundos.

SEGUNDA FASE

Inspira para bajar el brazo, manteniendo la tensión en el hombro para controlar el movimiento. Repite las fases 1 y 2.

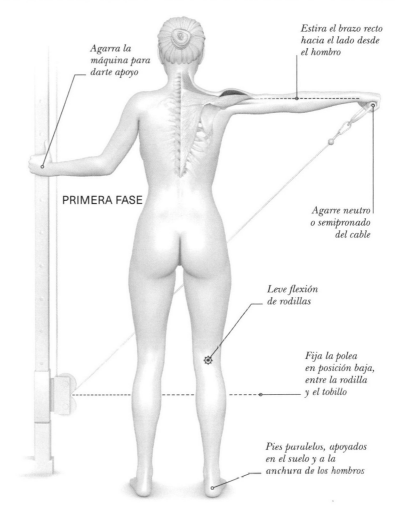

Agarra la máquina para darte apoyo

Estira el brazo recto hacia el lado desde el hombro

PRIMERA FASE

Agarre neutro o semipronado del cable

Leve flexión de rodillas

Fija la polea en posición baja, entre la rodilla y el tobillo

Pies paralelos, apoyados en el suelo y a la anchura de los hombros

CLAVE

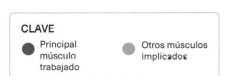

● Principal músculo trabajado

● Otros músculos implicados

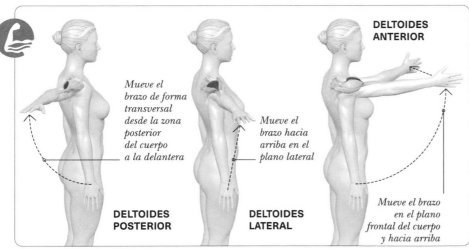

Mueve el brazo de forma transversal desde la zona posterior del cuerpo a la delantera

DELTOIDES POSTERIOR

Mueve el brazo hacia arriba en el plano lateral

DELTOIDES LATERAL

DELTOIDES ANTERIOR

Mueve el brazo en el plano frontal del cuerpo y hacia arriba

Fortalecer los deltoides

Cada división del deltoides –anterior (frontal), lateral (medio) y posterior– realiza una acción muscular distinta y tiene una línea de tracción diferente. Por ello, es importante escoger el ejercicio adecuado para cada zona. Los de *press* y tracción suelen ir bien para el deltoides anterior y posterior. Para el lateral es mejor realizar ejercicios como la elevación lateral.

ELEVACIÓN FRONTAL CON MANCUERNAS

El área frontal o anterior del deltoides es el principal objetivo de este ejercicio. Además de la elevación lateral (pp. 128-129), puedes realizar este movimiento con poleas o bandas de resistencia (pp. 134-135).

INDICACIONES

Subir y bajar las mancuernas al frente fortalece el área anterior del deltoides. Asegúrate de realizar un movimiento suave y controlado durante todo el ejercicio; no lances las pesas hacia arriba ni las dejes caer. Los brazos tenderán a desplazarse hacia dentro al subir, para alinearse con la tracción del deltoides anterior en ese sentido. Si sientes alguna molestia en el hombro, prueba las variaciones con polea o banda de páginas siguientes.

Se puede empezar con 4 series de 8-10 repeticiones; hay otras variaciones en las pp. 134-135 y series específicas en los programas de entrenamiento (pp. 201-214).

Errores habituales

Si subes demasiado la pesa, el foco del trabajo se trasladará a la parte superior del trapecio; si la bajas demasiado, no contraerás lo suficiente el deltoides anterior. Evita inclinarte hacia atrás.

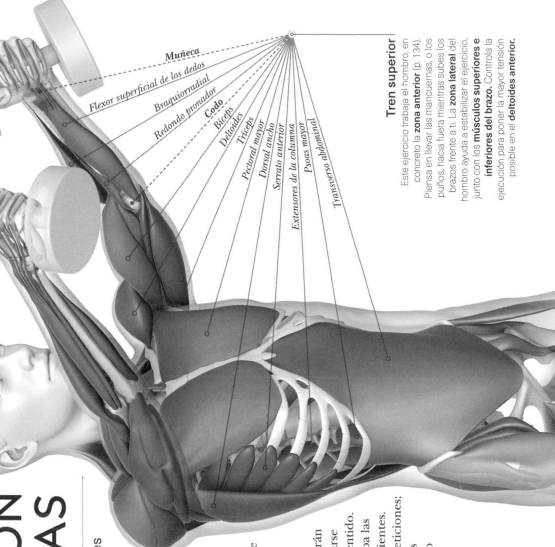

Muñeca

Flexor superficial de los dedos

Braquiorradial

Redondo pronador

Codo

Bíceps

Deltoides

Tríceps

Pectoral mayor

Dorsal ancho

Serrato anterior

Extensores de la columna

Psoas mayor

Transverso abdominal

Tren superior

Este ejercicio trabaja el hombro, en concreto la **zona anterior** (p. 134). Piensa en llevar las mancuernas, o los puños, hacia fuera mientras subes los brazos frente a ti. La **zona lateral** del hombro ayuda a estabilizar el ejercicio, junto con los **músculos superiores e inferiores del brazo.** Controla la ejecución para poner la mayor tensión posible en el **deltoides anterior.**

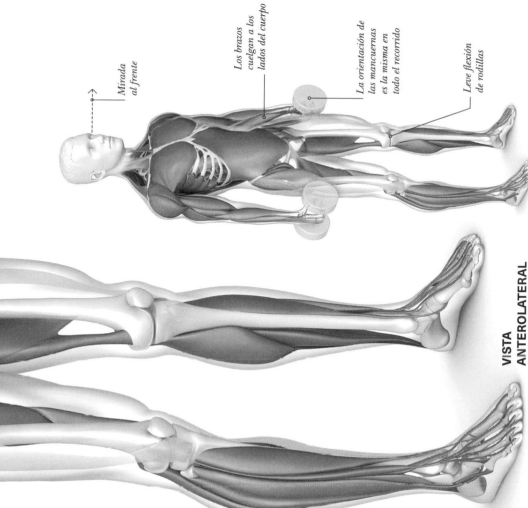

Mirada
al frente

Los brazos
cuelgan a los
lados del cuerpo

La orientación de
las mancuernas
es la misma en
todo el recorrido

Leve flexión
de rodillas

**VISTA
ANTEROLATERAL**

CLAVE

--- *Articulaciones*

— *Músculos*

○ Se alarga
sin tensión

● Se acorta
con tensión

● Se alarga
con tensión

● En tensión sin
movimiento

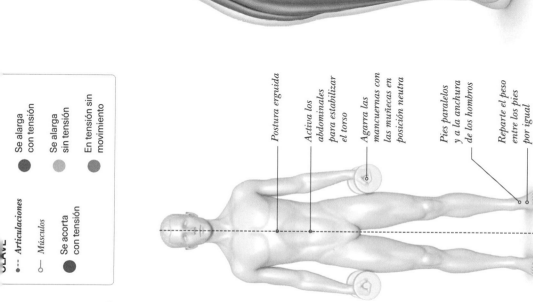

Postura erguida

Activa los
abdominales
para estabilizar
el torso

Agarra las
mancuernas con
las muñecas en
posición neutra

Pies paralelos
y a la anchura
de los hombros

Reparte el peso
entre los pies
por igual

PRIMERA FASE

Inspira y activa el *core*. Espira y flexiona los hombros desde el deltoides anterior para elevar las mancuernas frente a ti. Detente cuando los brazos estén paralelos al suelo o un poco más arriba. Para trabajar más, mantén la postura un segundo.

SEGUNDA FASE

Con los hombros tensos, inspira para bajar los brazos de forma controlada y resistiendo la carga. Haz una pausa de un segundo para reducir el ritmo antes de proceder con la siguiente repetición y recuperar la respiración. Repite las fases 1 y 2.

FASE PREPARATORIA

Con los pies paralelos y a la anchura de los hombros, deja que los brazos cuelguen a los lados del cuerpo y agarra las mancuernas con firmeza. Asegúrate de que la cabeza está en posición neutra.

133

» VARIACIONES

Las variaciones con banda elástica o polea son alternativas útiles a la elevación frontal con mancuernas de las pp. 132-133, mientras que el *press* de hombro sentado, que trabaja el deltoides anterior, es una forma eficaz de practicar el empuje.
Al igual que en la elevación frontal con mancuernas, sube y baja los hombros de forma suave y controlada; la versión con polea facilita este movimiento.

CLAVE

● Principal músculo trabajado

● Otros músculos implicados

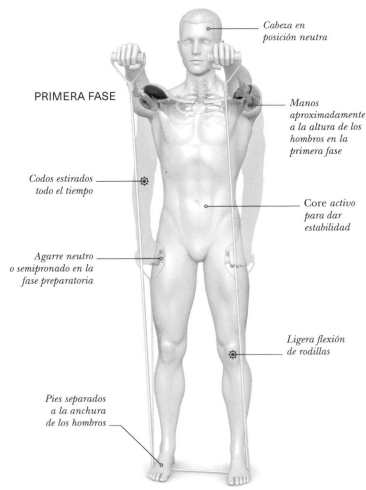

PRIMERA FASE

Cabeza en posición neutra

Manos aproximadamente a la altura de los hombros en la primera fase

Codos estirados todo el tiempo

Core activo para dar estabilidad

Agarre neutro o semipronado en la fase preparatoria

Ligera flexión de rodillas

Pies separados a la anchura de los hombros

Diferencias en la resistencia

Cada aparato estimula un músculo distinto. Las mancuernas están afectadas por la gravedad y, por tanto, ponen más tensión en el músculo cuanto más abajo están. Las bandas elásticas se tensan más al estirarse, y el máximo esfuerzo lo haces en el punto más alto del rango de movimiento. La polea ofrece la resistencia más uniforme de todas.

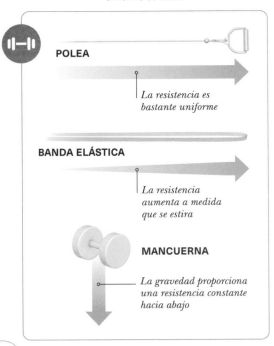

POLEA

La resistencia es bastante uniforme

BANDA ELÁSTICA

La resistencia aumenta a medida que se estira

MANCUERNA

La gravedad proporciona una resistencia constante hacia abajo

ELEVACIÓN FRONTAL CON BANDA

Si sientes molestias con la elevación frontal con mancuernas, esta versión con una goma puede ser una alternativa útil. Para hacerla más difícil, aguanta la postura más exigente durante 1-2 segundos.

FASE PREPARATORIA
Pisa la banda y agarra las asas. Mantén la postura erguida con los brazos relajados a los lados.

PRIMERA FASE
Inspira y activa los abdominales; espira y levanta los brazos rectos frente a ti haciendo fuerza con los hombros.

SEGUNDA FASE
Inspira para bajar los brazos de forma controlada hasta la posición de partida. Repite las fases 1 y 2.

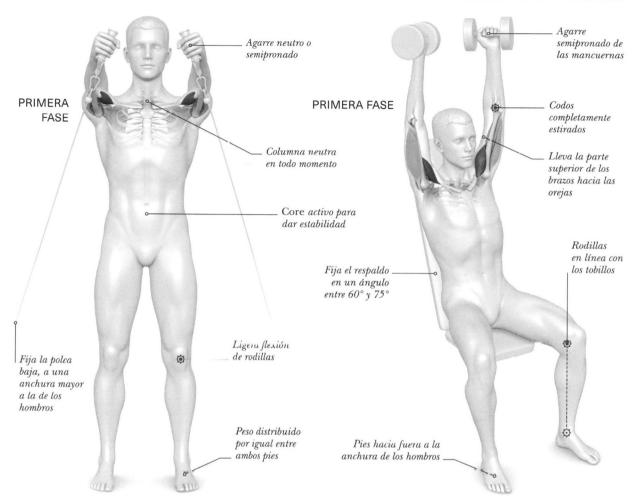

PRIMERA
FASE

*Agarre neutro o
semipronado*

*Columna neutra
en todo momento*

Core *activo para
dar estabilidad*

*Fija la polea
baja, a una
anchura mayor
a la de los
hombros*

*Ligera flexión
de rodillas*

*Peso distribuido
por igual entre
ambos pies*

PRIMERA FASE

*Agarre
semipronado de
las mancuernas*

*Codos
completamente
estirados*

*Lleva la parte
superior de los
brazos hacia las
orejas*

*Rodillas
en línea con
los tobillos*

*Fija el respaldo
en un ángulo
entre 60° y 75°*

*Pies hacia fuera a la
anchura de los hombros*

ELEVACIÓN FRONTAL CON POLEA BAJA

Esta variación permite una resistencia continua y uniforme
del cable de la polea, que debería alinearse con las fibras
del deltoides anterior. Para añadir dificultad, mantén la
postura de mayor exigencia durante 1-2 segundos.

FASE PREPARATORIA
Con los pies separados a la anchura de los hombros,
agarra las asas y relaja los hombros para que los brazos
cuelguen. Puedes adelantar un pie para ganar estabilidad.

PRIMERA FASE
Inspira para activar el *core;* espira mientras levantas los
brazos a la altura de las orejas, con los codos estirados.

SEGUNDA FASE
Inspira para bajar los cables hasta la posición inicial,
en un movimiento controlado y con los brazos
estirados todo el tiempo. Repite las fases 1 y 2.

PRESS DE HOMBROS SENTADO CON MANCUERNAS

Este ejercicio entrena el movimiento de empuje vertical
y hace trabajar el tríceps y los flexores del codo, además
del deltoides anterior. Esta variación es más adecuada para
el deltoides anterior que el *press* militar (pp. 124-125).

FASE PREPARATORIA
Colócate en el banco. Toma las mancuernas con un
agarre semipronado y llévalas justo por encima de
los hombros con los codos flexionados.

PRIMERA FASE
Inspira y activa el *core*. Espira y estira los brazos para
llevar las pesas por encima de la cabeza, con las
muñecas en línea con los codos.

SEGUNDA FASE
Inspira para bajar los brazos de forma controlada, devolviéndolos
a la posición de partida. Repite las fases 1 y 2.

PÁJARO CON MANCUERNAS

! Errores habituales
Levantar demasiado peso dificulta la mecánica del movimiento; si deseas esforzarte más, puedes aumentar las series. El deltoides posterior es un músculo pequeño, por lo que conviene concentrarse para sentir el ejercicio.

Este ejercicio fortalece el deltoides posterior y los músculos de la parte superior de la espalda. Al igual que la elevación frontal (pp. 132-133), este movimiento se puede realizar también con polea o bandas elásticas.

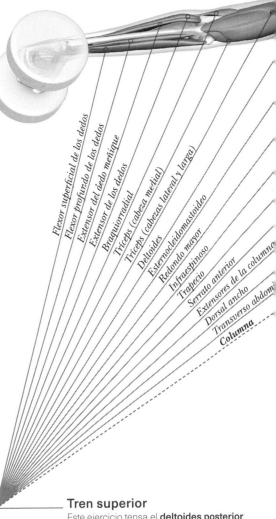

INDICACIONES

Subir y bajar las mancuernas de abajo a arriba y del frente hacia los lados, como si volaras, ejercita la parte anterior del deltoides. Mueve las pesas de forma controlada, en lugar de lanzarlas hacia fuera y dejar que caigan atrás. Si sientes molestias en el hombro, prueba las variaciones con polea o con goma (páginas siguientes).

Se puede empezar con 4 series de 8-10 repeticiones; hay más variaciones en las pp. 138-139 y otras series específicas en los programas de entrenamiento (pp. 201-214).

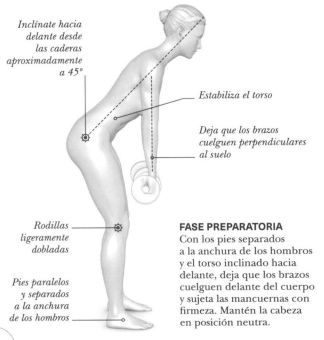

Inclínate hacia delante desde las caderas aproximadamente a 45°

Estabiliza el torso

Deja que los brazos cuelguen perpendiculares al suelo

Rodillas ligeramente dobladas

Pies paralelos y separados a la anchura de los hombros

FASE PREPARATORIA
Con los pies separados a la anchura de los hombros y el torso inclinado hacia delante, deja que los brazos cuelguen delante del cuerpo y sujeta las mancuernas con firmeza. Mantén la cabeza en posición neutra.

Flexor superficial de los dedos
Flexor profundo de los dedos
Extensor del dedo meñique
Extensor de los dedos
Braquiorradial
Triceps (cabeza medial)
Triceps (cabezas lateral y larga)
Deltoides
Esternocleidomastoideo
Redondo mayor
Infraespinoso
Trapecio
Serrato anterior
Extensores de la columna
Dorsal ancho
Transverso abdomi
Columna

Tren superior
Este ejercicio tensa el **deltoides posterior** y los músculos de la parte superior de la espalda, como el **trapecio.** El **core** y los **extensores de la columna** son claves para estabilizar el tronco y la columna. La acción requiere mayor exigencia cuando los brazos están arriba, por lo que hay que asegurarse de poder controlar el peso y ejecutar el movimiento de forma correcta.

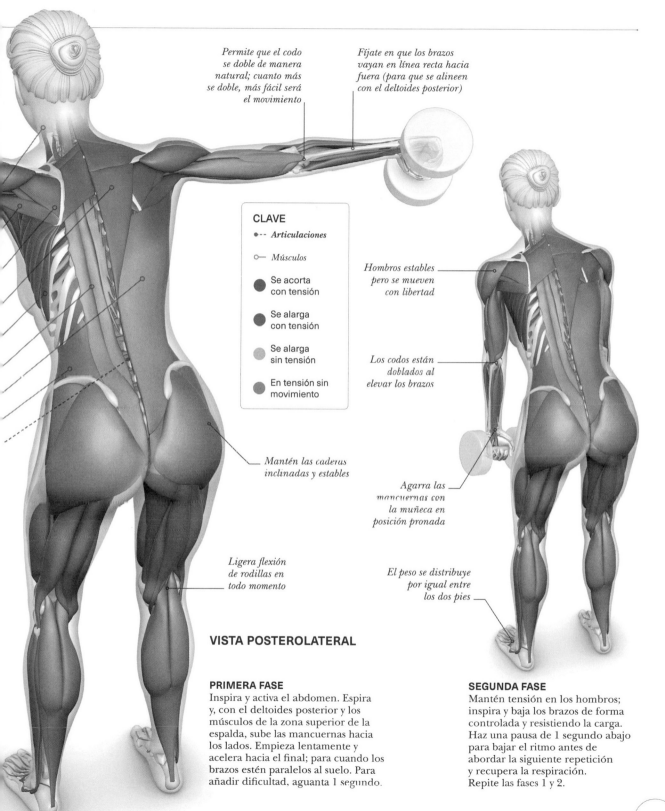

Permite que el codo se doble de manera natural; cuanto más se doble, más fácil será el movimiento

Fíjate en que los brazos vayan en línea recta hacia fuera (para que se alineen con el deltoides posterior)

CLAVE

●-- *Articulaciones*

○— *Músculos*

● Se acorta con tensión

● Se alarga con tensión

● Se alarga sin tensión

● En tensión sin movimiento

Hombros estables pero se mueven con libertad

Los codos están doblados al elevar los brazos

Mantén las caderas inclinadas y estables

Agarra las mancuernas con la muñeca en posición pronada

Ligera flexión de rodillas en todo momento

El peso se distribuye por igual entre los dos pies

VISTA POSTEROLATERAL

PRIMERA FASE
Inspira y activa el abdomen. Espira y, con el deltoides posterior y los músculos de la zona superior de la espalda, sube las mancuernas hacia los lados. Empieza lentamente y acelera hacia el final; para cuando los brazos estén paralelos al suelo. Para añadir dificultad, aguanta 1 segundo.

SEGUNDA FASE
Mantén tensión en los hombros; inspira y baja los brazos de forma controlada y resistiendo la carga. Haz una pausa de 1 segundo abajo para bajar el ritmo antes de abordar la siguiente repetición y recupera la respiración. Repite las fases 1 y 2.

» VARIACIONES

Estas variaciones pueden ser útiles si el hombro se resiente
con el pájaro con mancuernas. La versión en banco
inclinado y el remo con banda elástica permiten alinear
las fibras del deltoides posterior con la línea de resistencia.
El recorrido del brazo, con la ayuda del trapecio, es de unos
45° en ambos casos.

CLAVE

● Principal
músculo
trabajado

● Otros músculos
implicados

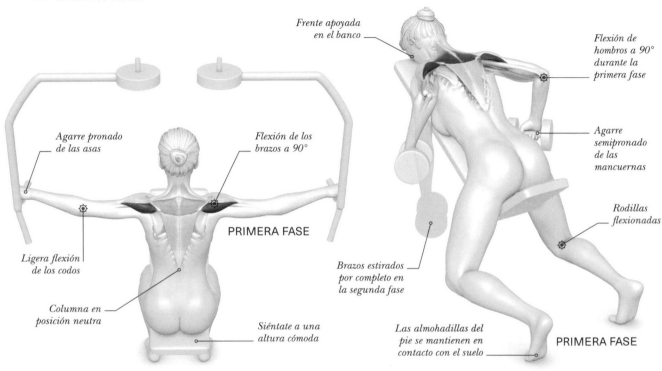

*Frente apoyada
en el banco*

*Flexión de
hombros a 90°
durante la
primera fase*

*Agarre pronado
de las asas*

*Flexión de los
brazos a 90°*

*Agarre
semipronado
de las
mancuernas*

PRIMERA FASE

*Ligera flexión
de los codos*

*Rodillas
flexionadas*

*Columna en
posición neutra*

*Brazos estirados
por completo en
la segunda fase*

*Siéntate a una
altura cómoda*

*Las almohadillas del
pie se mantienen en
contacto con el suelo*

PRIMERA FASE

PÁJARO EN MÁQUINA

Esta versión en máquina es muy eficiente. Evita usar
demasiado peso o retraer las escápulas durante la apertura
porque trabajarás romboides y trapecio en lugar del deltoides.
Para añadir dificultad, mantén la posición 1-2 segundos.

FASE PREPARATORIA
Siéntate con el pecho y el abdomen contra
el respaldo. Agarra las asas con los brazos
directamente frente a los hombros.

PRIMERA FASE
Inspira para activar el *core;* espira al levantar los
brazos a los lados. Mantén los codos ligeramente
flexionados y los brazos paralelos al suelo.

SEGUNDA FASE
Inspira para devolver los brazos a la posición inicial,
con un movimiento suave y controlado. Repite las
fases 1 y 2.

PÁJARO EN BANCO INCLINADO

Estar boca abajo sobre el banco facilita el empuje, aumenta
la estabilidad y permite levantar más carga. Para trabajar
más, aguanta la posición más exigente 1-2 segundos.

FASE PREPARATORIA
Túmbate boca abajo en el banco con los pies tocando el
suelo, separados a la anchura de los hombros. Los brazos
cuelgan bajo los hombros, con las pesas en la mano.

PRIMERA FASE
Inspira para activar los abdominales. Espira al hacer
el movimiento de remo, con los codos flexionados
y retrayendo los omóplatos para llevar las mancuernas
a la altura de la cintura.

SEGUNDA FASE
Inspira para llevar las mancuernas a la posición de
partida de forma controlada y estira completamente
los codos. Repite las fases 1 y 2.

"

*El **remo con banda elástica** y el pájaro en banco inclinado fortalecen el deltoides posterior con un **rango de movimiento mayor** que el pájaro en máquina.*

Fortalecer el deltoides posterior

Es habitual que el remo con banda elástica se use para ejercitar la parte superior de la espalda. Aunque es útil en este caso, este ejercicio es más eficaz incluso si se centra en los deltoides posteriores; el recorrido que hace el brazo en el remo y en el pájaro en banco inclinado está más en línea con las fibras del deltoides posterior que el del pájaro en máquina.

REMO CON BANDA ELÁSTICA

Esta variación con una banda de resistencia se centra en el deltoides posterior y en los músculos de la parte alta de la espalda sin necesidad de usar pesas. Para añadir dificultad, mantén la postura de más exigencia 1-2 segundos.

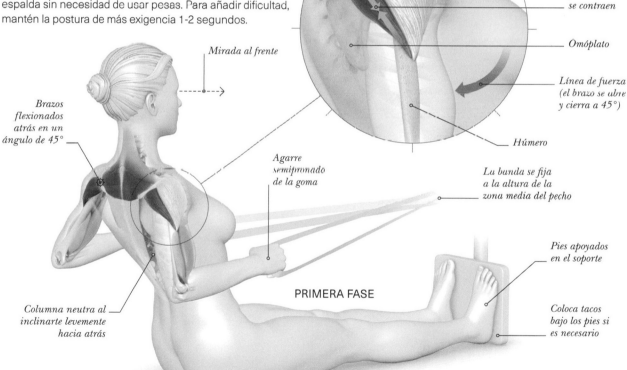

La dirección de tracción de las fibras del deltoides posterior se alinea bien con el húmero y la línea de tracción

Las fibras del deltoides posterior se contraen

Omóplato

Línea de fuerza (el brazo se abre y cierra a 45°)

Húmero

Mirada al frente

Brazos flexionados atrás en un ángulo de 45°

Agarre semipronado de la goma

La banda se fija a la altura de la zona media del pecho

Columna neutra al inclinarte levemente hacia atrás

PRIMERA FASE

Pies apoyados en el soporte

Coloca tacos bajo los pies si es necesario

FASE PREPARATORIA

Siéntate con las piernas pegadas al suelo, los pies apoyados en una superficie estable e inclínate levemente hacia atrás. Agarra los extremos de la banda, con los brazos frente a ti.

PRIMERA FASE

Inspira para activar los abdominales. Espira para remar, flexionando los codos hacia fuera y atrás y sin mover la columna.

SEGUNDA FASE

Inspira para llevar los brazos a la posición inicial, manteniendo el control durante todo el movimiento. Repite las fases 1 y 2.

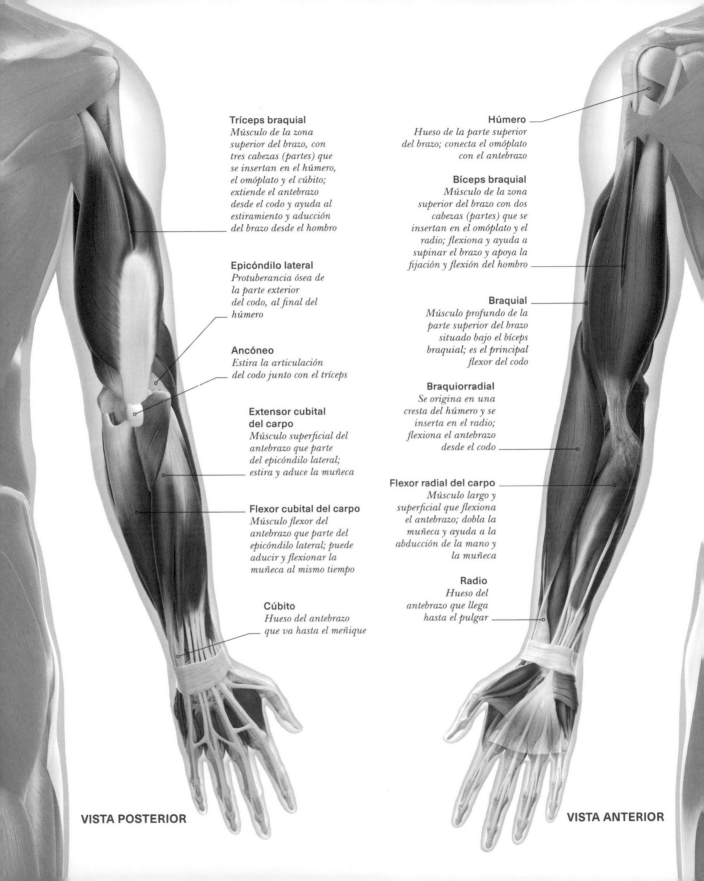

Tríceps braquial
Músculo de la zona superior del brazo, con tres cabezas (partes) que se insertan en el húmero, el omóplato y el cúbito; extiende el antebrazo desde el codo y ayuda al estiramiento y aducción del brazo desde el hombro

Epicóndilo lateral
Protuberancia ósea de la parte exterior del codo, al final del húmero

Ancóneo
Estira la articulación del codo junto con el tríceps

Extensor cubital del carpo
Músculo superficial del antebrazo que parte del epicóndilo lateral; estira y aduce la muñeca

Flexor cubital del carpo
Músculo flexor del antebrazo que parte del epicóndilo lateral; puede aducir y flexionar la muñeca al mismo tiempo

Cúbito
Hueso del antebrazo que va hasta el meñique

VISTA POSTERIOR

Húmero
Hueso de la parte superior del brazo; conecta el omóplato con el antebrazo

Bíceps braquial
Músculo de la zona superior del brazo con dos cabezas (partes) que se insertan en el omóplato y el radio; flexiona y ayuda a supinar el brazo y apoya la fijación y flexión del hombro

Braquial
Músculo profundo de la parte superior del brazo situado bajo el bíceps braquial; es el principal flexor del codo

Braquiorradial
Se origina en una cresta del húmero y se inserta en el radio; flexiona el antebrazo desde el codo

Flexor radial del carpo
Músculo largo y superficial que flexiona el antebrazo; dobla la muñeca y ayuda a la abducción de la mano y la muñeca

Radio
Hueso del antebrazo que llega hasta el pulgar

VISTA ANTERIOR

EJERCICIOS DE BRAZOS

Los principales músculos que mueven los brazos son: el bíceps braquial, situado en la parte delantera superior del brazo; el tríceps braquial, en la parte trasera superior; y los músculos de los antebrazos, que ayudan a coger las pesas y controlan el agarre.

Los músculos bíceps y tríceps se insertan en el antebrazo, el húmero y el omóplato. El bíceps permite la flexión y supinación del codo, y el anclaje del hombro (ayudando a mantener su posición). También estabiliza el codo y el hombro en los ejercicios en los que no se mueven. El tríceps ayuda a estirar el codo y tiene un papel importante en las acciones de empuje de pecho y hombros.

El braquial y el braquiorradial ayudan al bíceps a coordinar la flexión del codo a lo largo de un amplio rango de movimiento.

● **Al realizar ejercicios de flexión y extensión,** recuerda mantener el codo y los hombros fijos. Al hacerlo, aumenta la tensión sobre el músculo que deseas fortalecer y ayuda a evitar cargar las articulaciones del codo o del hombro.

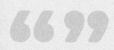

*La fuerza de los brazos, tan importante como la de las piernas, **permite aumentar la carga** en otros ejercicios*

CURL DE BÍCEPS CON MANCUERNAS

Este ejercicio sentado entrena de forma segura los bíceps y otros flexores del codo. El uso de mancuernas en lugar de una barra permite una mejor adaptación a la mecánica individual. También se pueden utilizar cables o bandas de resistencia (pp. 144-145).

INDICACIONES

El *curl* de bíceps clásico implica levantar y bajar un peso mientras se dobla el codo. Trabajar sentado, en un banco inclinado o en una silla con respaldo ajustable, permite una mayor amplitud de movimiento y un mayor aislamiento muscular. Si sientes molestias en la muñeca, el codo o el hombro, prueba las variaciones con cable o banda elástica (páginas siguientes).

Se puede empezar con 4 series de 8-10 repeticiones; hay otras variaciones en las páginas 144-145 y series específicas en los programas de entrenamiento (pp. 201-214).

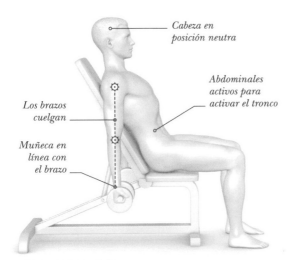

FASE PREPARATORIA

Siéntate en un banco inclinado con la espalda en el respaldo y los pies en el suelo a la anchura de los hombros. Agarra las mancuernas con la palma de la mano por encima y deja que los brazos cuelguen. Las muñecas deben estar en el mismo ángulo que la parte superior del brazo.

Cabeza en posición neutra

Abdominales activos para activar el tronco

Los brazos cuelgan

Muñeca en línea con el brazo

Deltoides

Tríceps

Braquial

Bíceps

Braquiorradial

Extensor de los dedos

Brazos

Este *curl* de brazos ejercita el **bíceps** en su papel de flexor del codo. Mantén firme el hombro y céntrate en doblar y estirar el codo. Piensa en llevar el antebrazo hacia el bíceps a medida que vayas subiendo. Este movimiento permite ganar músculo y fuerza en el bíceps, lo que será de ayuda en otros ejercicios de fuerza.

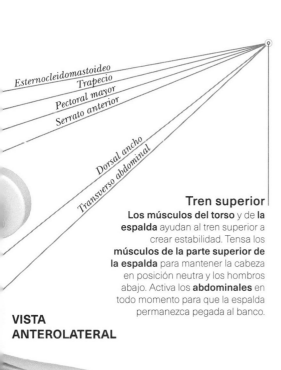

Esternocleidomastoideo
Trapecio
Pectoral mayor
Serrato anterior
Dorsal ancho
Transverso abdominal

Tren superior

Los músculos del torso y de **la espalda** ayudan al tren superior a crear estabilidad. Tensa los **músculos de la parte superior de la espalda** para mantener la cabeza en posición neutra y los hombros abajo. Activa los **abdominales** en todo momento para que la espalda permanezca pegada al banco.

VISTA ANTEROLATERAL

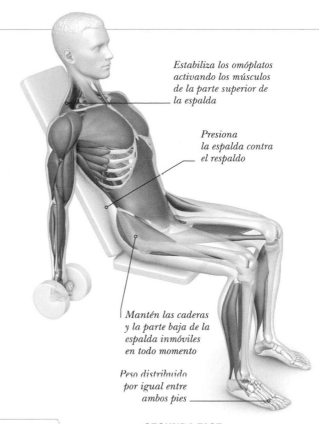

Estabiliza los omóplatos activando los músculos de la parte superior de la espalda

Presiona la espalda contra el respaldo

Mantén las caderas y la parte baja de la espalda inmóviles en todo momento

Peso distribuido por igual entre ambos pies

SEGUNDA FASE

Mientras mantienes la tensión en el *core* y los codos quietos, inspira para llevar las mancuernas a la posición inicial, resistiendo el peso con los bíceps. Recupera el ritmo de la respiración y repite las fases 1 y 2.

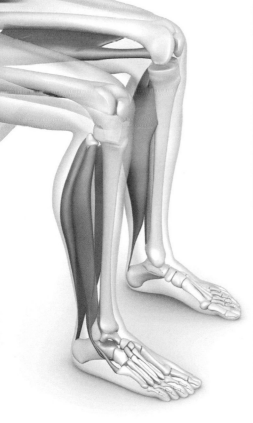

CLAVE

●-- *Articulaciones*

○— *Músculos*

● Se acorta con tensión

● Se alarga con tensión

● Se alarga sin tensión

● En tensión sin movimiento

PRIMERA FASE

Inspira y activa los abdominales para estabilizar el *core*. Espira y flexiona los codos mientras llevas las mancuernas hacia los hombros, que permanecen quietos. Los pies deben estar apoyados en el suelo, con las caderas y el torso inmóviles.

! Errores habituales

La inestabilidad en el hombro, las caderas o la zona lumbar puede hacer que otros músculos, como el deltoides anterior, ayuden a mover las mancuernas, por lo que es fundamental estabilizar la musculatura. En lugar de usar mucho peso, usa uno ligero hasta que domines la mecánica del movimiento y luego ve subiendo la carga.

›› VARIACIONES

El *curl* de bíceps se adapta con facilidad a distintos aparatos.
Asegúrate de activar los músculos de la parte superior de la
espalda en todo momento para evitar que los hombros se
redondeen, prevenir lesiones y crear más tensión en el bíceps
braquial y en los flexores del codo.

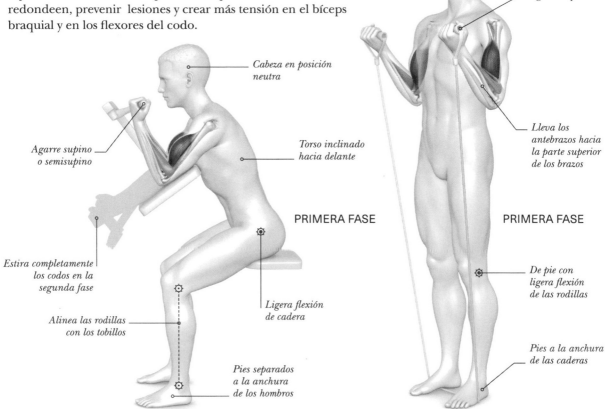

Cabeza en posición
neutra

Agarre supino
o semisupino

Torso inclinado
hacia delante

PRIMERA FASE

Estira completamente
los codos en la
segunda fase

Alinea las rodillas
con los tobillos

Ligera flexión
de cadera

Pies separados
a la anchura
de los hombros

Agarra las
asas con un
agarre supino

Lleva los
antebrazos hacia
la parte superior
de los brazos

PRIMERA FASE

De pie con
ligera flexión
de las rodillas

Pies a la anchura
de las caderas

CURL DE BÍCEPS CON MÁQUINA

La máquina permite seguir una trayectoria fija con el brazo,
lo que hace que esta variación sea una forma útil de
practicar el movimiento de *curl* de bíceps. Se puede realizar
como ejercicio independiente o combinarlo con otros.

FASE PREPARATORIA
Siéntate ligeramente inclinado hacia delante y coloca los brazos
por encima de la almohadilla para agarrar las asas (el ángulo de
la almohadilla y de las piernas variará según la máquina).

PRIMERA FASE
Inspira y activa el *core;* espira al doblar, presionando
la almohadilla con la parte superior de los brazos.
Evita redondear los hombros.

SEGUNDA FASE
Inspira al bajar los brazos, estirando completamente los
codos. Activa el *core* y mantén la espalda en posición
neutra en todo momento. Repite las fases 1 y 2.

CURL DE BÍCEPS CON BANDA

Esta variación con una banda de resistencia es útil si
sientes molestias en las articulaciones con los pesos.
La goma puede ayudarte a conseguir un movimiento suave
y uniforme durante todo el ejercicio.

FASE PREPARATORIA
Coloca la banda, hacia la mitad, bajo los pies y
mantén la posición erguida con los brazos junto
a las caderas y las manos en las asas.

PRIMERA FASE
Inspira para activar el *core;* espira al doblar los brazos.
Mantén algo de tensión en la parte superior de la espalda
para que los hombros no se redondeen hacia delante.

SEGUNDA FASE
Inspira al bajar los brazos de forma controlada,
llevándolos a la posición inicial al lado de las
caderas. Repite las fases 1 y 2.

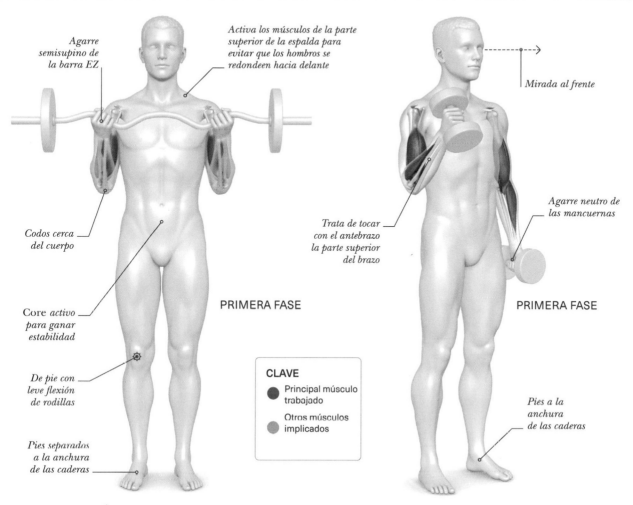

Agarre
semisupino de
la barra EZ

Activa los músculos de la parte
superior de la espalda para
evitar que los hombros se
redondeen hacia delante

Mirada al frente

Codos cerca
del cuerpo

Trata de tocar
con el antebrazo
la parte superior
del brazo

Agarre neutro de
las mancuernas

PRIMERA FASE

PRIMERA FASE

Core *activo*
para ganar
estabilidad

CLAVE

● Principal músculo
trabajado

○ Otros músculos
implicados

De pie con
leve flexión
de rodillas

Pies a la
anchura
de las caderas

Pies separados
a la anchura
de las caderas

CURL DE BÍCEPS CON BARRA EZ

Las barras EZ son onduladas y están diseñadas para
quitar presión de las muñecas durante los *curl* de
bíceps; también se puede usar una barra recta. Para
añadir dificultad, aguanta la postura 1-2 segundos.

FASE PREPARATORIA
Agarra la barra con los brazos delante de ti y los codos
completamente estirados. Usa un agarre semisupino
con una barra EZ o supino si utilizas una recta.

PRIMERA FASE
Inspira, activa el *core* y espira al doblar los brazos.
Los codos permanecen pegados al cuerpo.

SEGUNDA FASE
Inspira en la fase de bajada, manteniendo el *core*
activo. Lleva los brazos a la posición de partida.
Repite las fases 1 y 2.

CURL TIPO MARTILLO

Esta versión tiene la ventaja de que también trabajan otros
flexores del codo, incluidos el braquiorradial y el braquial. Se
puede realizar bilateral o unilateralmente (como se muestra
arriba). Aguanta 1-2 segundos en la posición más exigente
si quieres trabajar más.

FASE PREPARATORIA
Agarra una mancuerna en cada mano y mantén la
postura erguida con los brazos a los lados. Mantén
las muñecas en posición neutra.

PRIMERA FASE
Inspira, activa el *core* y espira al doblar el brazo hacia
arriba (con uno o con los dos).

SEGUNDA FASE
Inspira mientras bajas el brazo. Repite la primera y la
segunda fase, asegurándote de trabajar ambos brazos por
igual si realizas el ejercicio de forma unilateral.

TRÍCEPS CON MANCUERNAS

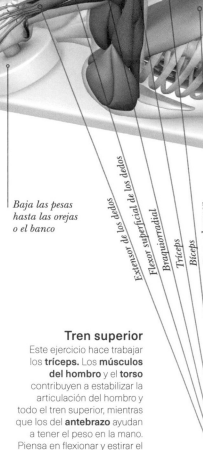

La posición del brazo superior está fija durante todo el rango de movimiento

Este ejercicio, conocido también como «rompecráneos», hace ganar músculo y fuerza al tríceps en un movimiento que puede ser beneficioso para otros trabajos de fuerza. Se puede hacer tumbado en un banco o en el suelo; solo necesitas un par de mancuernas.

INDICACIONES

El *core* y las piernas permanecen inmóviles y fuertes mientras los codos se doblan para bajar y subir el peso por encima de la cabeza. Como el peso está por encima de ti, el agarre ideal es con toda la mano sobre la mancuerna. Si sientes cualquier molestia, prueba con una versión con cable o banda de resistencia (ver páginas siguientes).

Se puede comenzar con 4 series de 8-10 repeticiones; hay otras variaciones en las pp. 148-149 y series específicas en los programas de entrenamiento (pp. 201-214).

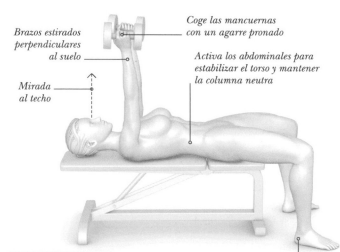

Brazos estirados perpendiculares al suelo

Mirada al techo

Coge las mancuernas con un agarre pronado

Activa los abdominales para estabilizar el torso y mantener la columna neutra

FASE PREPARATORIA
Túmbate boca arriba en el banco, con las nalgas y la cabeza completamente apoyadas y los pies en el suelo a una anchura superior a la de las caderas. Si estás en el suelo, dobla las rodillas para mejorar la estabilidad. Agarra las mancuernas sobre las rodillas y luego levántalas hasta la línea de los hombros.

Peso repartido de forma uniforme entre los pies

Baja las pesas hasta las orejas o el banco

Extensor de los dedos
Flexor superficial de los dedos
Braquiorradial
Tríceps
Bíceps
Pectoral mayor
Columna
Transverso abdominal

Tren superior
Este ejercicio hace trabajar los **tríceps**. Los **músculos del hombro** y el **torso** contribuyen a estabilizar la articulación del hombro y todo el tren superior, mientras que los del **antebrazo** ayudan a tener el peso en la mano. Piensa en flexionar y estirar el codo al tiempo que mantienes una posición consistente del hombro.

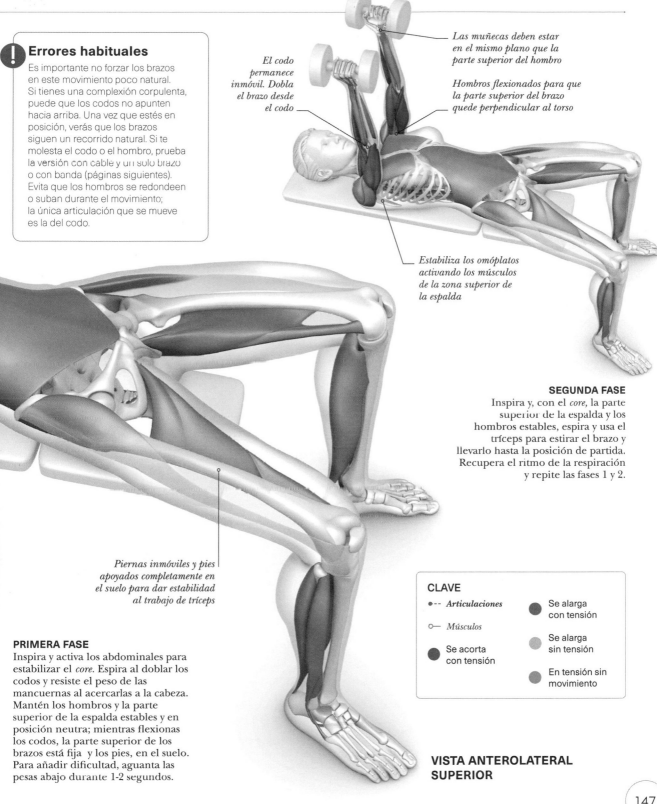

Las muñecas deben estar en el mismo plano que la parte superior del hombro

El codo permanece inmóvil. Dobla el brazo desde el codo

Hombros flexionados para que la parte superior del brazo quede perpendicular al torso

Estabiliza los omóplatos activando los músculos de la zona superior de la espalda

SEGUNDA FASE

Inspira y, con el *core*, la parte superior de la espalda y los hombros estables, espira y usa el tríceps para estirar el brazo y llevarlo hasta la posición de partida. Recupera el ritmo de la respiración y repite las fases 1 y 2.

Piernas inmóviles y pies apoyados completamente en el suelo para dar estabilidad al trabajo de tríceps

PRIMERA FASE

Inspira y activa los abdominales para estabilizar el *core*. Espira al doblar los codos y resiste el peso de las mancuernas al acercarlas a la cabeza. Mantén los hombros y la parte superior de la espalda estables y en posición neutra; mientras flexionas los codos, la parte superior de los brazos está fija y los pies, en el suelo. Para añadir dificultad, aguanta las pesas abajo durante 1-2 segundos.

CLAVE

- •-- *Articulaciones*
- ○— *Músculos*
- ● Se acorta con tensión
- ● Se alarga con tensión
- ● Se alarga sin tensión
- ● En tensión sin movimiento

VISTA ANTEROLATERAL SUPERIOR

›› VARIACIONES

Estas versiones pueden ser útiles si es la primera vez que ejercitas el tríceps. Aunque son muy diferentes, todas fortalecen el tríceps braquial. Recuerda hacer el mismo número de repeticiones con cada brazo si trabajas de forma unilateral.

CLAVE

● Principal músculo trabajado

● Otros músculos implicados

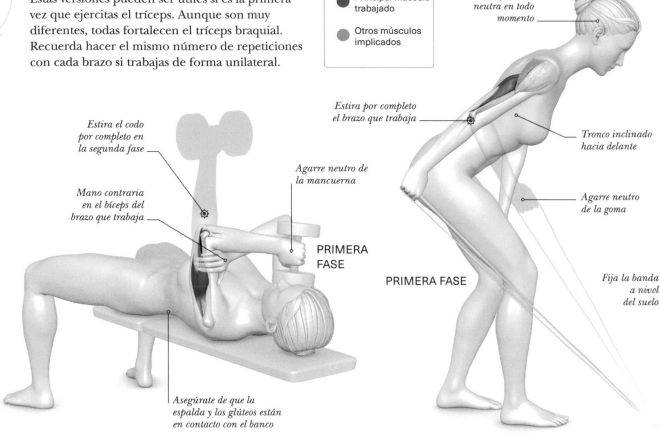

Estira el codo por completo en la segunda fase

Mano contraria en el bíceps del brazo que trabaja

Agarre neutro de la mancuerna

PRIMERA FASE

Asegúrate de que la espalda y los glúteos están en contacto con el banco

Cabeza en posición neutra en todo momento

Estira por completo el brazo que trabaja

Tronco inclinado hacia delante

Agarre neutro de la goma

PRIMERA FASE

Fija la banda a nivel del suelo

PRESS FRANCÉS CON MANCUERNA

Si sientes molestias en el codo, esta versión tumbada de extensión de tríceps puede resultarte más fácil. También es adecuada para quienes tienen una complexión ancha.

FASE PREPARATORIA
Túmbate en el banco con las piernas en abducción y los pies en el suelo. Agarra la mancuerna con la mano del brazo que va a trabajar, estira el codo y sostén ese brazo con la mano contraria.

PRIMERA FASE
Inspira para activar el *core*. Luego, mientras espiras, flexiona el brazo estirado desde el codo, llevando la mancuerna a la mejilla contraria.

SEGUNDA FASE
Inspira para llevar el brazo a la posición de partida. Repite la primera y la segunda fase, y haz lo mismo con el brazo contrario.

TRÍCEPS UNILATERAL CON BANDA

Este ejercicio, que se realiza de forma unilateral, se llama también «patada de tríceps». Fija la posición del hombro primero y luego concéntrate en estirar el brazo hacia atrás.

FASE PREPARATORIA
Con los pies separados a la anchura de las caderas y con uno de ellos adelantado, dobla las rodillas e inclínate desde las rodillas a unos 135°. Sostén la banda con los codos flexionados.

PRIMERA FASE
Inspira y activa el *core*. Espira y estira el brazo por completo. Mantén algo de tensión en la parte superior de la espalda para no redondear los hombros.

SEGUNDA FASE
Inspira para llevar el brazo a la posición inicial de forma controlada. Repite la primera y la segunda fase, y luego cambia de lado, adelantando el otro pie.

FLEXIONES DE TRÍCEPS

Esta variación de la flexión con una posición modificada de la mano y de la trayectoria de los brazos refuerza el pecho, los tríceps y los hombros. Es una alternativa útil a la extensión de tríceps tumbado y el trabajo es similar.

FASE PREPARATORIA
Colócate boca abajo, con los brazos separados y las manos a una anchura inferior a la de los hombros. Flexiona un poco los codos.

PRIMERA FASE
Activa el *core;* inspira al descender el cuerpo hacia el suelo, flexionando los codos y apretando los brazos contra la caja torácica.

SEGUNDA FASE
Espira al subir, extendiendo los codos casi por completo para volver a la posición de partida. Repite la primera y la segunda fase.

> 66 99
>
> *Conocer la **anatomía del tríceps** ayuda a entender cuándo trabaja **una, dos o las tres cabezas del tríceps.***

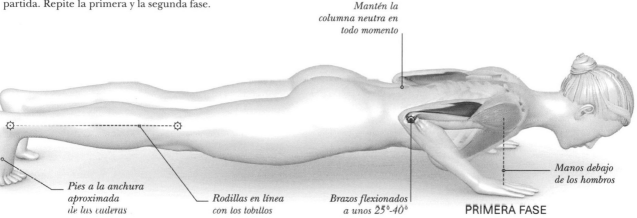

Mantén la columna neutra en todo momento

Manos debajo de los hombros

Pies a la anchura aproximada de las caderas

Rodillas en línea con los tobillos

Brazos flexionados a unos 25°-40°

PRIMERA FASE

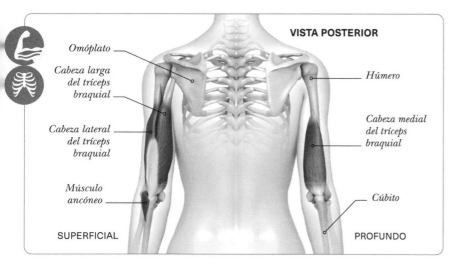

VISTA POSTERIOR

Omóplato

Cabeza larga del tríceps braquial

Cabeza lateral del tríceps braquial

Músculo ancóneo

Húmero

Cabeza medial del tríceps braquial

Cúbito

SUPERFICIAL

PROFUNDO

Una mirada al tríceps

El tríceps braquial es único por tener tres partes: las cabezas lateral y medial, que se insertan en el húmero y el codo, y la cabeza larga, que se inserta en la escápula u omóplato. Algunos movimientos entrenan las tres cabezas al mismo tiempo, mientras que otros se centran solo en una o dos. Si modificas la posición de los hombros, puedes poner más carga en la cabeza larga sin afectar a las otras dos. Conocer la anatomía y dónde se inserta cada cabeza y cómo se alinea con la resistencia ayuda a entender por qué un ejercicio es mejor que otro. En el ejercicio con polea alta cruzada se trabajan las tres cabezas del tríceps (p. 153).

TRÍCEPS CON CUERDAS

Este ejercicio de tracción hacia abajo se centra en el tríceps, el principal músculo de la parte posterior del brazo superior. En este caso, se emplea una máquina con una polea, en lugar de una barra o un aparato fijo, lo que facilita la adaptación del movimiento a la mecánica y a la movilidad de cada uno.

INDICACIONES

Adoptar una postura correcta y mover los brazos solo desde los codos es esencial para la correcta realización de este movimiento vertical hacia abajo. Coloca el peso y fija una cuerda (con dos partes) a la máquina de polea; ajústala en lo más alto. Si sientes molestias, prueba con otras variaciones, incluida la versión con cable y otra con banda de resistencia (páginas siguientes).

Se puede empezar con 4 series de 8-10 repeticiones; hay otras variaciones en las pp. 152-153 y series específicas en los programas de entrenamiento (pp. 201-214).

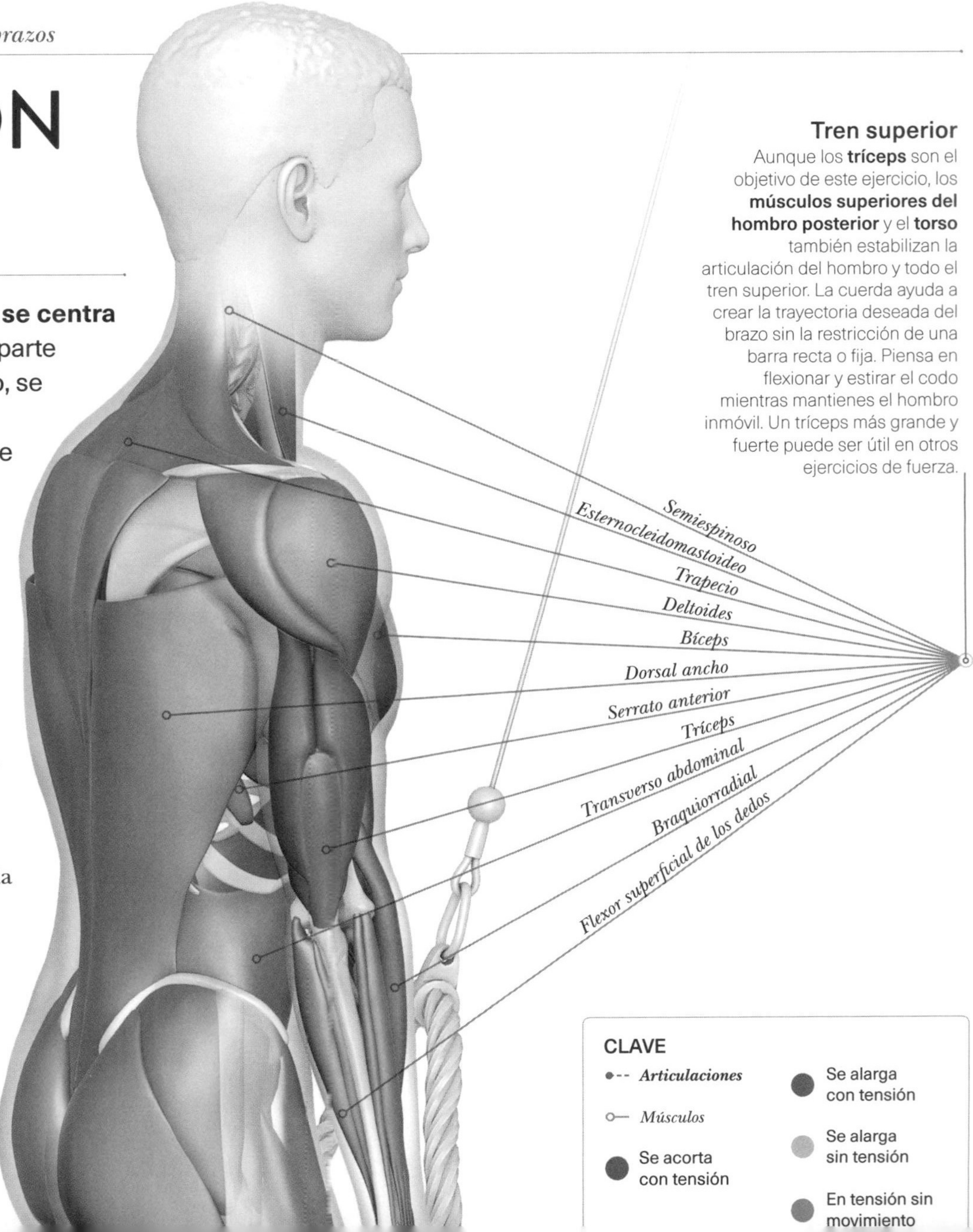

Tren superior

Aunque los **tríceps** son el objetivo de este ejercicio, los **músculos superiores del hombro posterior** y el **torso** también estabilizan la articulación del hombro y todo el tren superior. La cuerda ayuda a crear la trayectoria deseada del brazo sin la restricción de una barra recta o fija. Piensa en flexionar y estirar el codo mientras mantienes el hombro inmóvil. Un tríceps más grande y fuerte puede ser útil en otros ejercicios de fuerza.

Semiespinoso

Esternocleidomastoideo

Trapecio

Deltoides

Bíceps

Dorsal ancho

Serrato anterior

Tríceps

Transverso abdominal

Braquiorradial

Flexor superficial de los dedos

CLAVE

- ●-- *Articulaciones*
- ○— *Músculos*

- ● Se alarga con tensión
- ● Se alarga sin tensión
- ● En tensión sin movimiento
- ● Se acorta con tensión

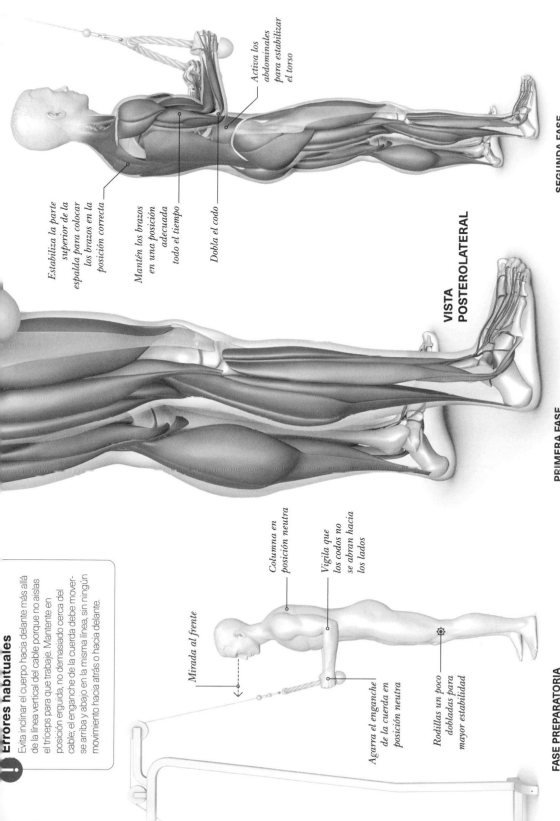

Estabiliza la parte superior de la espalda para colocar los brazos en la posición correcta

Activa los abdominales para estabilizar el torso

Mantén los brazos en una posición adecuada todo el tiempo

Dobla el codo

SEGUNDA FASE

Manteniendo la estabilidad de *core*, parte superior de la espalda y hombros, inspira y resiste la cuerda con el tríceps mientras vuelves a la posición inicial. Recupera el ritmo de la respiración y repite las fases 1 y 2.

VISTA POSTEROLATERAL

PRIMERA FASE

Inspira y activa el abdomen. Espira mientras estiras los codos, usando el tríceps para bajar la cuerda. Evita redondear los hombros al final del rango de movimiento. Para añadir dificultad, aguanta 1-2 segundos en esta posición.

Columna en posición neutra

Vigila que los codos no se abran hacia los lados

Mirada al frente

Agarra el enganche de la cuerda en posición neutra

Rodillas un poco dobladas para mayor estabilidad

FASE PREPARATORIA

Prepara la máquina y agarra la parte inferior del enganche de la cuerda. Da 1 o 2 pasos hacia atrás, erguido y con los pies separados a la anchura de los hombros. Pon en tensión los músculos de la parte superior de la espalda para darte estabilidad, y deja que los codos se flexionen a unos 65-75°.

⏵ Errores habituales

Evita inclinar el cuerpo hacia delante más allá de la línea vertical del cable porque no aíslas el tríceps para que trabaje. Mantente en posición erguida, no demasiado cerca del cable; el enganche de la cuerda debe moverse arriba y abajo en la misma línea, sin ningún movimiento hacia atrás o hacia delante.

151

» VARIACIONES

Es importante colocar los hombros de forma correcta, evitando redondearlos durante todo el movimiento. Estas versiones fortalecen el tríceps braquial pero son una alternativa ideal si sufres molestias al trabajar el tríceps con cuerdas.

TRÍCEPS CON BANDA

Esta variante con una banda elástica es útil cuando no tienes una máquina. Llevar las bandas por encima de los hombros garantiza que la línea de resistencia esté en la misma trayectoria del recorrido del brazo.

*Alinear **el recorrido de la resistencia** (del cable o banda) con el del **brazo** durante el ejercicio puede **limitar el riesgo de lesión** de la articulación.*

Agarre neutro
de las bandas

Columna
neutra
durante todo
el ejercicio

Coloca las bandas
en el punto en el
que los brazos
se insertan
en los hombros

Activa el
tronco para
ganar
estabilidad

Agarra las bandas
para que se alineen
con el recorrido
del brazo

Estira los brazos
por completo

COLOCARSE
EN POSICIÓN

FASE
PREPARATORIA/
SEGUNDA
FASE

PRIMERA
FASE

Las gomas
elásticas se fijan
abajo, detrás
de ti

Pies separados
a la anchura
de las caderas

COLOCARSE EN POSICIÓN
Fija las bandas de resistencia en un punto bajo detrás de ti y mira al frente con las rodillas ligeramente dobladas. Agarra una goma con cada mano y sube los brazos.

FASE PREPARATORIA
Estira los brazos para llevar las bandas elásticas lejos de los hombros. Lleva los extremos de las bandas frente a ti, con los codos doblados.

PRIMERA FASE
Inspira para activar los abdominales; espira mientras estiras por completo los codos, con los hombros atrás y la parte superior de los brazos en línea con el torso.

SEGUNDA FASE
Inspira para llevar los brazos a la posición de partida, doblando los codos y moviendo las bandas de forma controlada. Repite las fases 1 y 2.

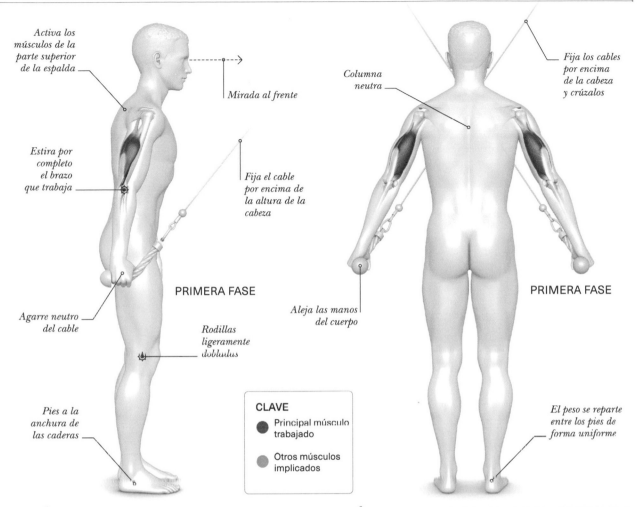

Activa los músculos de la parte superior de la espalda

Mirada al frente

Estira por completo el brazo que trabaja

Fija el cable por encima de la altura de la cabeza

Agarre neutro del cable

PRIMERA FASE

Rodillas ligeramente dobladas

Pies a la anchura de las caderas

Columna neutra

Fija los cables por encima de la cabeza y crúzalos

Aleja las manos del cuerpo

PRIMERA FASE

El peso se reparte entre los pies de forma uniforme

CLAVE
- Principal músculo trabajado
- Otros músculos implicados

TRÍCEPS UNILATERAL CON POLEA

En esta variación se ejercita cada brazo individualmente con un único cable. Concéntrate en adoptar la postura correcta antes de estirar el brazo atrás.

FASE PREPARATORIA
Mantén una postura erguida, con las caderas un poco flexionadas para acercar la parte superior del cuerpo a la línea de resistencia. El agarre es neutro y el brazo está doblado.

PRIMERA FASE
Inspira para activar el *core;* espira mientras estiras por completo el brazo que trabaja. El recorrido del brazo debería seguir la línea de resistencia del cable.

SEGUNDA FASE
Espira mientras llevas el brazo a la posición de partida, en un movimiento controlado. Repite la primera y la segunda fase, y luego ejercita el otro brazo.

TRÍCEPS CON POLEA ALTA CRUZADA

Otra opción es usar dos cables para entrenar los dos tríceps a la vez. Pon en tensión la parte superior de la espalda para evitar el redondeo de los hombros.

FASE PREPARATORIA
Adopta una postura erguida, con los pies a la anchura de las caderas y estas, un poco flexionadas. Agarra un cable con cada mano en posición neutra, y los codos doblados.

PRIMERA FASE
Inspira para activar el *core.* Espira y estira los brazos hacia abajo, siguiendo la línea de resistencia del cable.

SEGUNDA FASE
Espira y flexiona los codos, llevando los brazos a la posición de partida en un movimiento suave y uniforme. Repite la primera y la segunda fase.

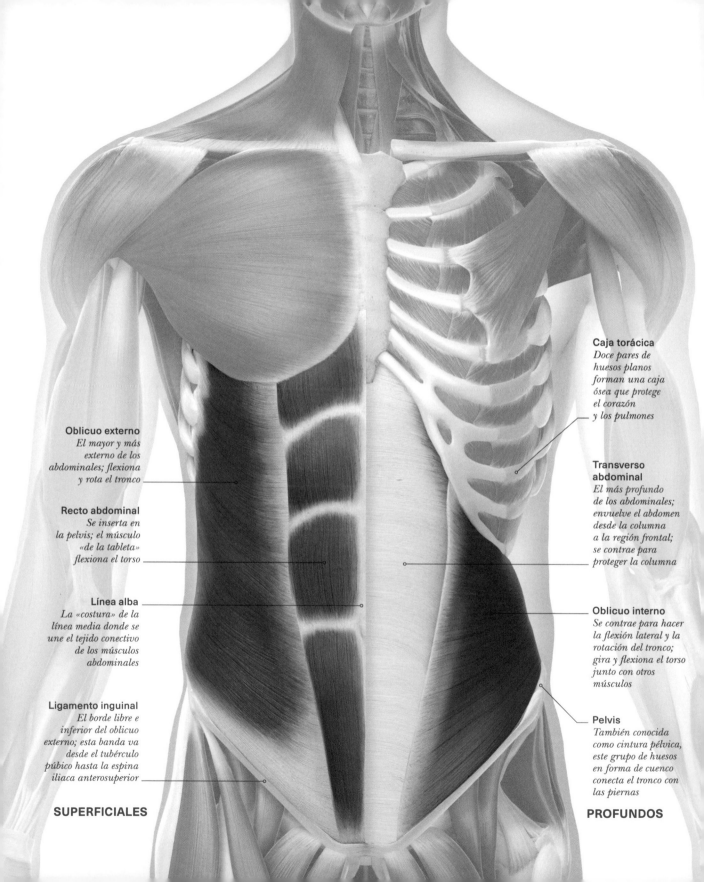

Oblicuo externo
El mayor y más externo de los abdominales; flexiona y rota el tronco

Recto abdominal
Se inserta en la pelvis; el músculo «de la tableta» flexiona el torso

Línea alba
La «costura» de la línea media donde se une el tejido conectivo de los músculos abdominales

Ligamento inguinal
El borde libre e inferior del oblicuo externo; esta banda va desde el tubérculo púbico hasta la espina iliaca anterosuperior

Caja torácica
Doce pares de huesos planos forman una caja ósea que protege el corazón y los pulmones

Transverso abdominal
El más profundo de los abdominales; envuelve el abdomen desde la columna a la región frontal; se contrae para proteger la columna

Oblicuo interno
Se contrae para hacer la flexión lateral y la rotación del tronco; gira y flexiona el torso junto con otros músculos

Pelvis
También conocida como cintura pélvica, este grupo de huesos en forma de cuenco conecta el tronco con las piernas

SUPERFICIALES

PROFUNDOS

EJERCICIOS DE ABDOMINALES

Los principales responsables del movimiento de los abdominales son el recto abdominal (el músculo de «la tableta»), los oblicuos externos y los internos, ambos situados a los lados del torso; y el transverso abdominal, el más profundo de los músculos del abdomen.

El recto abdominal se inserta en el esternón y en el tejido conectivo de las costillas y la pelvis. Tanto el oblicuo externo como el interno se fijan a las costillas, la pelvis y la línea alba, una zona de tejido conectivo en la zona media de la pared del abdomen. El transverso abdominal se une a la pelvis, a las costillas, la línea alba y al tejido conectivo de la zona lumbar.

- **Cuando flexionas el tronco hacia delante,** es el recto abdominal el que crea el movimiento, pero también da soporte estructural a otros abdominales. Puede entrenarse con el peso del cuerpo o con carga, en ejercicios como los abdominales *(crunch)* o la elevación de rodillas en suspensión.

- **Cuando flexionas el tronco hacia un lado** (flexión lateral), el cuerpo utiliza los oblicuos, que también ayudan en la flexión hacia delante y en la rotación. Los oblicuos frenan además la rotación y la extensión del tronco, protegiendo la columna vertebral y dando estabilidad al torso.

El transverso abdominal funciona como una faja lumbar o cincha que estabiliza el tronco y protege la columna vertebral.

Todos estos músculos también contribuyen a la respiración y dan fuerza y estructura al torso.

"

*Unos abdominales fuertes permiten tener **un core sano, una columna vertebral protegida** y **menos lesiones lumbares***

155

PLANCHA FRONTAL CON ROTACIÓN

Este ejercicio, llamado también «el escalador», implica muchos músculos –de las piernas, el *core* y los brazos- al mismo tiempo y supone también un entrenamiento cardiovascular, si se aumenta el ritmo. La torsión fortalece la musculatura del *core,* en especial los oblicuos.

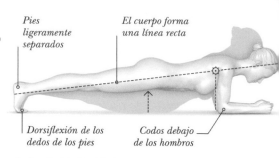

Pies ligeramente separados

El cuerpo forma una línea recta

Dorsiflexión de los dedos de los pies

Codos debajo de los hombros

FASE PREPARATORIA
Túmbate boca abajo con el tronco apoyado en los antebrazos. En esta fase, eleva las caderas hasta formar una línea recta desde la cabeza a los tobillos.

INDICACIONES

En este ejercicio hay que elevar las caderas en posición de plancha y mantener el cuerpo en línea recta todo el tiempo mientras rotas a cada lado. Al tensar los brazos, la parte superior de la espalda, el torso y la parte inferior del cuerpo, estabilizas la zona lumbar y la proteges de lesiones.

Se puede empezar con 4 series de 8-10 repeticiones; hay otras series específicas en los programas de entrenamiento (pp. 201-214). Si resulta demasiado difícil, mantén la posición inicial de plancha sin girar.

CLAVE

●-- *Articulaciones*

○— *Músculos*

● Se acorta con tensión

● Se alarga con tensión

● Se alarga sin tensión (estiramiento)

● En tensión sin movimiento

Pierna
Los **cuádriceps** de la pierna de apoyo se activan para estabilizar el cuerpo y poder iniciar el movimiento de la rodilla desde las caderas. Los **flexores de la cadera** impulsan a la rodilla hacia el lado opuesto del cuerpo.

Tensor de la fascia lata

Gastrocnemio

Rodilla

Vasto lateral

Recto femoral

Vasto medial

Errores habituales
No dejes que el cuello se proyecte hacia delante; mantén la mirada baja y la cabeza neutra. Los hombros están en línea con los codos en todo momento.

VISTA ANTEROLATERAL

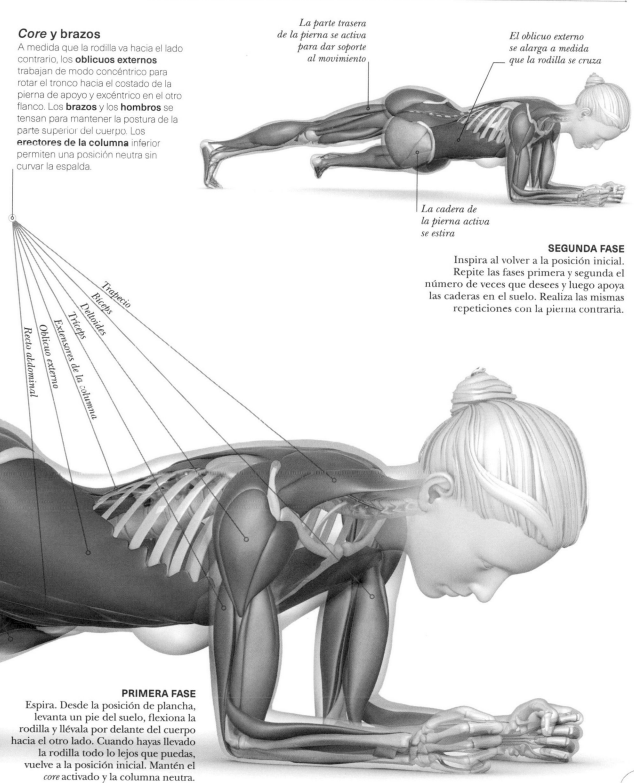

Core y brazos

A medida que la rodilla va hacia el lado contrario, los **oblicuos externos** trabajan de modo concéntrico para rotar el tronco hacia el costado de la pierna de apoyo y excéntrico en el otro flanco. Los **brazos** y los **hombros** se tensan para mantener la postura de la parte superior del cuerpo. Los **erectores de la columna** inferior permiten una posición neutra sin curvar la espalda.

La parte trasera de la pierna se activa para dar soporte al movimiento

El oblicuo externo se alarga a medida que la rodilla se cruza

La cadera de la pierna activa se estira

Trapecio

Bíceps

Deltoides

Tríceps

Extensores de la columna

Oblicuo externo

Recto abdominal

SEGUNDA FASE
Inspira al volver a la posición inicial. Repite las fases primera y segunda el número de veces que desees y luego apoya las caderas en el suelo. Realiza las mismas repeticiones con la pierna contraria.

PRIMERA FASE
Espira. Desde la posición de plancha, levanta un pie del suelo, flexiona la rodilla y llévala por delante del cuerpo hacia el otro lado. Cuando hayas llevado la rodilla todo lo lejos que puedas, vuelve a la posición inicial. Mantén el *core* activado y la columna neutra.

PLANCHA LATERAL CON ROTACIÓN

Este ejercicio, fácil para hacer en casa, fortalece el *core* y tonifica la cintura al trabajar los músculos laterales del torso, los oblicuos. Respira lentamente durante todo el movimiento y trabaja ambos lados por igual.

Caderas
Los **flexores de la cadera,** los **aductores de la cadera de arriba** y los **abductores de la cadera de abajo** se activan para mantener el cuerpo elevado y la columna neutra.

INDICACIONES

Al igual que en la plancha frontal (pp. 156-157), el cuerpo permanece en línea recta, con los músculos abdominales implicados en todo momento, pero esta vez la posición es lateral. Las rodillas y el pecho miran hacia delante durante todo el ejercicio y las caderas son las únicas que rotan.

Se puede empezar con 4 series de 8-10 repeticiones; hay otras series en los programas de entrenamiento (pp. 201-214).

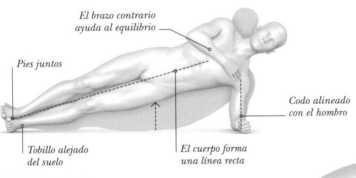

El brazo contrario ayuda al equilibrio

Pies juntos

Codo alineado con el hombro

Tobillo alejado del suelo

El cuerpo forma una línea recta

FASE PREPARATORIA
Colócate de lado con los pies juntos y la parte superior del cuerpo apoyada en el antebrazo. Dobla el otro brazo sobre el pecho. Levanta las caderas del suelo de modo que el cuerpo forme una línea recta de la cabeza al tobillo.

Tensor de la fascia lata
Cadera
Glúteo mayor
Glúteo medio
Iliopsoas
Aductor mayor

VISTA ANTERIOR

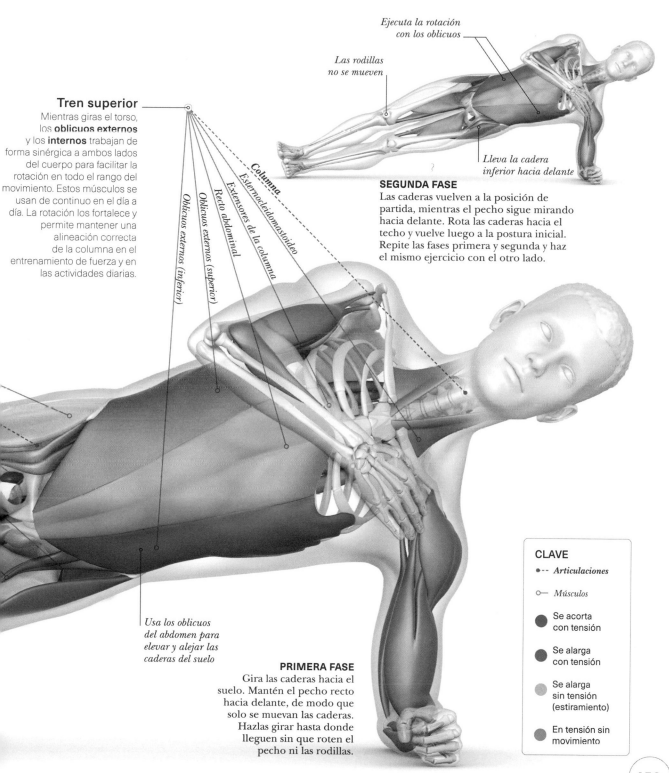

Ejecuta la rotación con los oblicuos

Las rodillas no se mueven

Lleva la cadera inferior hacia delante

SEGUNDA FASE
Las caderas vuelven a la posición de partida, mientras el pecho sigue mirando hacia delante. Rota las caderas hacia el techo y vuelve luego a la postura inicial. Repite las fases primera y segunda y haz el mismo ejercicio con el otro lado.

Tren superior
Mientras giras el torso, los **oblicuos externos** y los **internos** trabajan de forma sinérgica a ambos lados del cuerpo para facilitar la rotación en todo el rango del movimiento. Estos músculos se usan de continuo en el día a día. La rotación los fortalece y permite mantener una alineación correcta de la columna en el entrenamiento de fuerza y en las actividades diarias.

Columna
Esternocleidomastoideo
Extensores de la columna
Recto abdominal
Oblicuos externos (superior)
Oblicuos externos (inferior)

Usa los oblicuos del abdomen para elevar y alejar las caderas del suelo

PRIMERA FASE
Gira las caderas hacia el suelo. Mantén el pecho recto hacia delante, de modo que solo se muevan las caderas. Hazlas girar hasta donde lleguen sin que roten el pecho ni las rodillas.

CLAVE
- ●-- *Articulaciones*
- ○— *Músculos*
- ● Se acorta con tensión
- ● Se alarga con tensión
- ● Se alarga sin tensión (estiramiento)
- ● En tensión sin movimiento

ABDOMINALES CON PELOTA

Este ejercicio refuerza el *core,* sobre todo el transverso y el recto abdominales; el transverso es un músculo profundo, mientras que el recto abdominal es superficial y se conoce como «tableta».

INDICACIONES

Se necesita un balón suizo con un diámetro de al menos 55-65 cm para realizar este *crunch* abdominal, un movimiento en el que los músculos del *core* suben y bajan la parte superior del cuerpo. Al realizar el ejercicio, sentirás cómo se comprimen y flexionan los abdominales debajo de tus manos.

Se puede empezar con 4 series de 8-10 repeticiones; hay otras series específicas en los programas de entrenamiento (pp. 201-214).

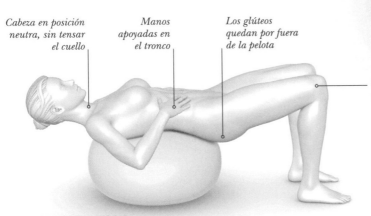

Cabeza en posición neutra, sin tensar el cuello

Manos apoyadas en el tronco

Los glúteos quedan por fuera de la pelota

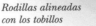

Rodillas alineadas con los tobillos

FASE PREPARATORIA
Siéntate en la pelota, con los pies en el suelo y separados a la anchura de los hombros. Camina hasta apoyar la zona lumbar, dejando fuera el glúteo, y luego baja la parte superior del tronco hasta adoptar una postura supina.

PRIMERA FASE
Inspira y activa los abdominales para estabilizar el *core*. Utiliza tus abdominales para doblar la columna mientras espiras; mete la tripa al subir. El movimiento acaba cuando los abdominales están flexionados por completo y has terminado de espirar. No flexiones la cadera para elevar el torso. Para trabajar más, mantén la postura 1 segundo.

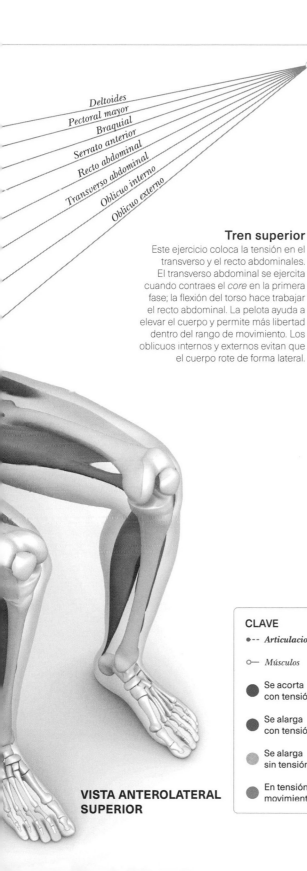

Deltoides
Pectoral mayor
Braquial
Serrato anterior
Recto abdominal
Transverso abdominal
Oblicuo interno
Oblicuo externo

Errores habituales

Una respiración incorrecta durante el ejercicio puede limitar la eficacia del trabajo de *core* y poner tensión en otro lugar. Para evitar lesiones y sacar el máximo provecho del movimiento, vigila la respiración.

Tren superior

Este ejercicio coloca la tensión en el transverso y el recto abdominales. El transverso abdominal se ejercita cuando contraes el *core* en la primera fase; la flexión del torso hace trabajar el recto abdominal. La pelota ayuda a elevar el cuerpo y permite más libertad dentro del rango de movimiento. Los oblicuos internos y externos evitan que el cuerpo rote de forma lateral.

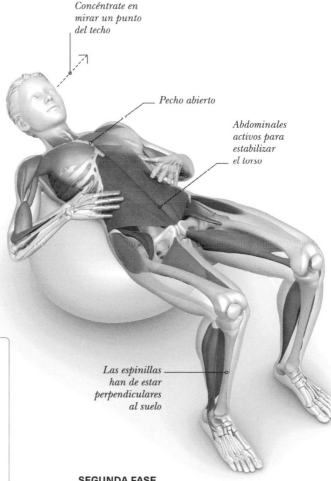

Concéntrate en mirar un punto del techo

Pecho abierto

Abdominales activos para estabilizar el torso

Las espinillas han de estar perpendiculares al suelo

CLAVE

•-- *Articulaciones*

o— *Músculos*

● Se acorta con tensión

● Se alarga con tensión

● Se alarga sin tensión

● En tensión sin movimiento

VISTA ANTEROLATERAL SUPERIOR

SEGUNDA FASE

Manteniendo el *core* estable, inspira al empezar a estirar la columna y el abdomen de forma controlada, volviendo a la posición inicial. Recupera el ritmo de la respiración y repite la primera y la segunda fase.

» VARIACIONES

Estos ejercicios tienen como objetivo los músculos del abdomen, incluyendo el transverso y el recto abdominales. Concéntrate en la activación del *core* y el control de la respiración, en lugar de en la velocidad.

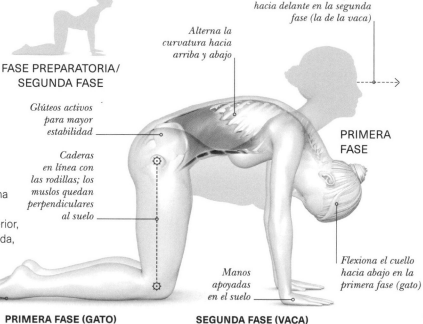

FASE PREPARATORIA/
SEGUNDA FASE

ABDOMINALES EN LA POSTURA DEL GATO Y LA VACA

Este movimiento inspirado en el yoga alterna la postura del gato con la de la vaca, centrándose en los músculos del tren superior, incluidos los brazos, los hombros y la espalda, además de los abdominales.

Estira el cuello y mira hacia delante en la segunda fase (la de la vaca)

Alterna la curvatura hacia arriba y abajo

PRIMERA FASE

Glúteos activos para mayor estabilidad

Caderas en línea con las rodillas; los muslos quedan perpendiculares al suelo

Manos apoyadas en el suelo

Flexiona el cuello hacia abajo en la primera fase (gato)

Empeines apoyados en el suelo

FASE PREPARATORIA (VACA)
Arrodíllate y alinea rodillas y pies, separados a la anchura de las caderas. Las espinillas deben estar en contacto con el suelo. Coloca las manos en el suelo, debajo de los hombros.

PRIMERA FASE (GATO)
Inspira para activar el *core*. Espira, activa el transverso abdominal para elevar la cintura y curva la columna hacia arriba, empleando para ello el recto abdominal.

SEGUNDA FASE (VACA)
Inspira para curvar la columna hacia dentro; contrae los elevadores de la columna y los músculos de la parte superior de la espalda para abrir el pecho y alargar los abdominales. Repite la primera y segunda fase.

PLANCHA ROTATORIA CON PELOTA

Este ejercicio conecta el *core,* las caderas y la zona inferior de la espalda, al tiempo que fortalece y aumenta la resistencia del *core* y las lumbares.

Columna en posición neutra, sin redondear la espalda superior

Posición neutra de la cabeza

Empieza en el círculo pequeño

Posición del codo

Progresa hacia un círculo mayor

VISTA SUPERIOR

Peso repartido de forma uniforme entre los pies

PRIMERA FASE

Glúteos activos en todo momento

Un trabajo lento
Comienza este exigente ejercicio con círculos pequeños, como si los dibujaras despacio con los codos flexionados. A medida que te veas capaz, podrás completar círculos más grandes mientras mantienes la posición de plancha.

FASE PREPARATORIA
Colócate en plancha con los pies separados al ancho de la cadera y los antebrazos apoyados con firmeza en la pelota; los codos están en línea con los hombros y en contacto con el balón. Activa abdominales y glúteos y mantén estiradas las rodillas.

PRIMERA FASE
Inspira y espira de forma controlada, mueve los codos en pequeños círculos, presionando la pelota. Las caderas permanecen estables. Una vez que domines el ejercicio, puedes hacerlo más difícil aumentando el rango de movimiento.

BICHO MUERTO

Este ejercicio abdominal de nombre peculiar fortalece el transverso y el recto abdominales, además de mejorar la capacidad de coordinación del movimiento. El *core* permanece activo y la columna vertebral y la pelvis, neutras; la distancia que recorren brazos y piernas está determinada, y limitada, por esta capacidad de coordinación.

Pies relajados durante todo el ejercicio

Dobla la rodilla de una pierna en línea con la cadera

El brazo apunta hacia arriba en línea recta

Abdominales activos para mantener la espalda neutra en todo momento

PRIMERA FASE

Mirada hacia el techo

Pierna ligeramente levantada

Brazo estirado por completo

Caderas en contacto con el suelo

FASE PREPARATORIA
Túmbate boca arriba con los brazos flexionados por los hombros, las piernas dobladas por la cadera y las rodillas, y la cabeza, neutra y levantada del suelo.

PRIMERA FASE
Inspira y activa los abdominales. Espira mientras llevas el brazo derecho hacia atrás y estiras al mismo tiempo la pierna izquierda; las caderas permanecen en contacto con el suelo.

SEGUNDA FASE
Inspira para volver a la posición inicial, luego flexiona el tronco para activar el recto abdominal. Repite con brazo y pierna contrarios.

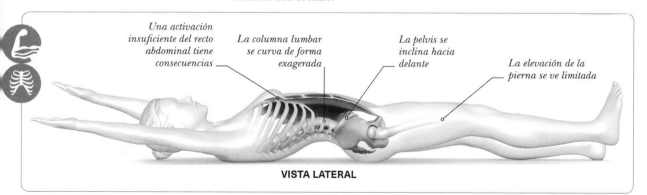

Una activación insuficiente del recto abdominal tiene consecuencias

La columna lumbar se curva de forma exagerada

La pelvis se inclina hacia delante

La elevación de la pierna se ve limitada

VISTA LATERAL

Consecuencias de no activar por completo los abdominales

Tensar los abdominales es crucial para estabilizar la pelvis y proteger la columna durante diferentes movimientos. En la ilustración, quien realiza el ejercicio levanta la pierna con dificultad porque no está activando los abdominales y no puede pasar a la primera fase del ejercicio del bicho muerto (arriba). Su pelvis empieza a inclinarse, creando inestabilidad y aumentando el riesgo de lesión en la parte baja de la espalda.

ELEVACIÓN DE RODILLAS EN SUSPENSIÓN

El control y la coordinación de la cadera y el abdomen son el objetivo de este ejercicio, que ayuda a conectar con el cuerpo. El movimiento fortalece los flexores de la cadera y el recto abdominal; levantar tu propio peso ya es tarea suficiente.

INDICACIONES

Puede parecer sencillo, pero este ejercicio requiere práctica. Tras colgarte de una barra, tienes que aislar músculos de la cadera y el abdomen para flexionar las caderas y la columna, elevando las rodillas el máximo que puedas. Tensar los abdominales antes de empezar equilibra y estabiliza la columna. Las correas para abdominales te dan un soporte adicional y te ayudan a concentrarte en el trabajo abdominal.

Se puede empezar con 4 series de 8-10 repeticiones; hay otras variaciones en las pp. 166-167 y otras series específicas en los programas de entrenamiento (pp. 201-214).

Muñeca
Flexor profundo de los dedo
Flexor superficial de los d
Braquiorradial
Redondo pronador
Codo

Bíceps
Tríceps
Deltoides
Esternocleidomastoideo
Dorsal ancho
Serrato anterior
Pectoral mayor
Oblicuo externo
Recto abdominal

Tren superior

Los **músculos de la espalda**, los **brazos** y los **hombros** trabajan mucho para mantener la posición del tren superior durante el movimiento. Mantén el *core* activo en todo momento y concéntrate en flexionar los abdominales al levantar las piernas, tensando tanto el **recto** como el **transverso abdominales**.

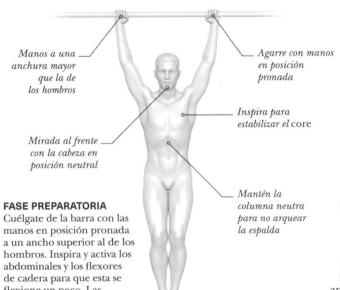

Manos a una anchura mayor que la de los hombros

Agarre con manos en posición pronada

Inspira para estabilizar el core

Mirada al frente con la cabeza en posición neutral

Mantén la columna neutra para no arquear la espalda

FASE PREPARATORIA

Cuélgate de la barra con las manos en posición pronada a un ancho superior al de los hombros. Inspira y activa los abdominales y los flexores de cadera para que esta se flexione un poco. Las piernas están juntas, con rodillas y tobillos en línea.

No pienses que las rodillas han de tocar el pecho; ese no es el objetivo

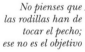

VISTA ANTEROLATERAL SUPERIOR

PRIMERA FASE

Espira lentamente mientras subes las rodillas. Los abdominales se contraen y se acortan en la elevación y al flexionar la cadera. Concéntrate en encoger la pelvis y hacer fuerza con los abdominales para acercar las rodillas hacia ti cuando estén arriba. Controla el movimiento para no oscilar. Para trabajar más, aguanta 1-2 segundos.

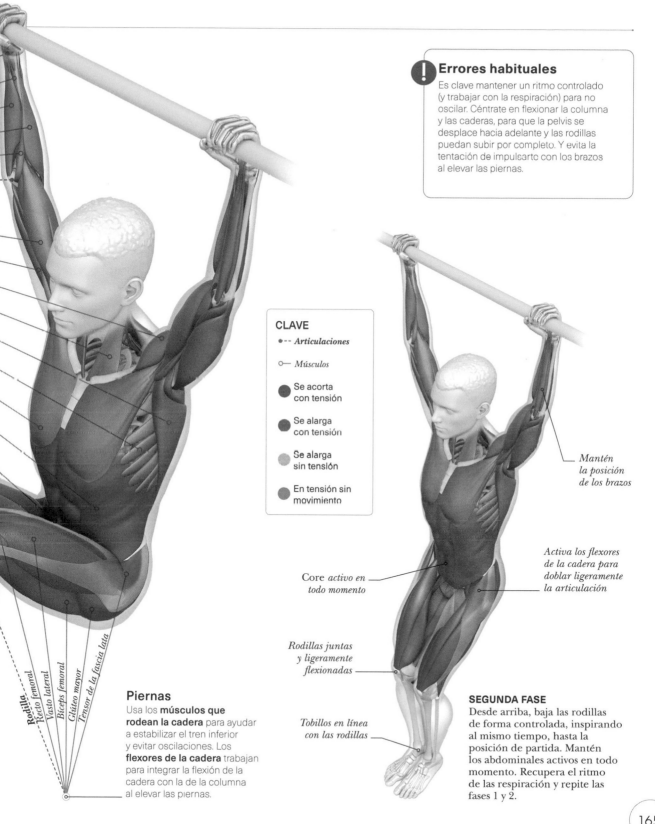

Errores habituales

Es clave mantener un ritmo controlado (y trabajar con la respiración) para no oscilar. Céntrate en flexionar la columna y las caderas, para que la pelvis se desplace hacia adelante y las rodillas puedan subir por completo. Y evita la tentación de impulsarte con los brazos al elevar las piernas.

CLAVE

●--- *Articulaciones*

○— *Músculos*

● Se acorta con tensión

● Se alarga con tensión

● Se alarga sin tensión

● En tensión sin movimiento

Mantén la posición de los brazos

Activa los flexores de la cadera para doblar ligeramente la articulación

Core *activo en todo momento*

Rodillas juntas y ligeramente flexionadas

Tobillos en línea con las rodillas

Rodilla
Recto femoral
Vasto lateral
Bíceps femoral
Glúteo mayor
Tensor de la fascia lata

Piernas

Usa los **músculos que rodean la cadera** para ayudar a estabilizar el tren inferior y evitar oscilaciones. Los **flexores de la cadera** trabajan para integrar la flexión de la cadera con la de la columna al elevar las piernas.

SEGUNDA FASE

Desde arriba, baja las rodillas de forma controlada, inspirando al mismo tiempo, hasta la posición de partida. Mantén los abdominales activos en todo momento. Recupera el ritmo de las respiración y repite las fases 1 y 2.

» VARIACIONES

Estos ejercicios son efectivos para entrenar los abdominales que se ven. Un error habitual es dar demasiada importancia a pasar de la fase preparatoria a la primera. Flexiona el tronco mientras espiras; cuando termines, habrás finalizado tu rango de movimiento.

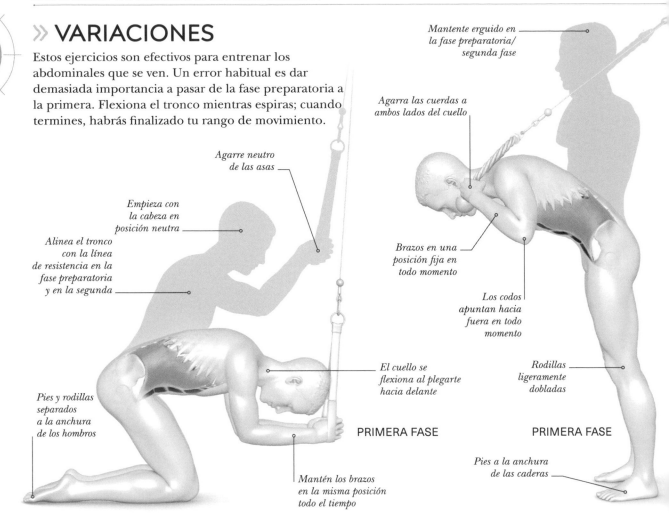

Mantente erguido en la fase preparatoria/ segunda fase

Agarra las cuerdas a ambos lados del cuello

Agarre neutro de las asas

Empieza con la cabeza en posición neutra

Alinea el tronco con la línea de resistencia en la fase preparatoria y en la segunda

Brazos en una posición fija en todo momento

Los codos apuntan hacia fuera en todo momento

El cuello se flexiona al plegarte hacia delante

Rodillas ligeramente dobladas

Pies y rodillas separados a la anchura de los hombros

PRIMERA FASE

PRIMERA FASE

Mantén los brazos en la misma posición todo el tiempo

Pies a la anchura de las caderas

ABDOMINALES CON POLEA ALTA

Este ejercicio fortalece los abdominales en su rango de mayor contracción. Concéntrate en acercar el esternón y la pelvis entre sí; las caderas se mantendrán fijas mientras los abdominales trabajan. Para aumentar la dificultad, mantén la posición durante 1-2 segundos después de la fase 1.

FASE PREPARATORIA
Frente a la polea, agarra el enganche, ya sea una cuerda, una barra en V o una correa. Arrodíllate con el tronco inclinado hacia delante.

PRIMERA FASE
Inspira y activa el *core*. Espira y flexiona el tronco, contrayendo el recto abdominal. Mantén los brazos en una posición fija.

SEGUNDA FASE
Inspira para subir; contrae activamente los erectores de la columna para ayudarte a subir y alarga los abdominales. Repite las fases 1 y 2.

ABDOMINALES DE PIE CON POLEA

Con esta versión desarrollas los abdominales en su rango alargado o medio. De nuevo, piensa en acercar el esternón a la pelvis. Para mayor dificultad, mantén la postura 1-2 segundos después de la primera fase.

FASE PREPARATORIA
De pie y dando la espalda a la máquina, agarra la cuerda, la barra en V o la correa con las manos a ambos lados del cuello.

PRIMERA FASE
Inspira para activar el *core;* espira para flexionar el tronco, contrayendo el recto y el transverso abdominales.

SEGUNDA FASE
Inspira para volver a la posición de partida, contrayendo los erectores de la columna para que tiren de ti y se alarguen los abdominales. Repite las fases 1 y 2.

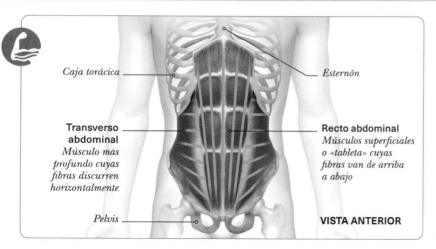

Caja torácica

Esternón

Transverso abdominal
Músculo más profundo cuyas fibras discurren horizontalmente

Recto abdominal
Músculos superficiales o «tableta» cuyas fibras van de arriba a abajo

Pelvis

VISTA ANTERIOR

Músculos del *core*

Los músculos abdominales mueven, controlan y sostienen la columna vertebral y la pelvis. Gracias a que cada capa muscular (p. 170) tiene las fibras en dirección distinta, el *core* proporcione fuerza y potencia, a la vez que resiste las fuerzas implicadas en el movimiento en todos sus planos. Juntos, los músculos del *core* dan estabilidad y movilidad para realizar acciones altamente coordinadas en los ejercicios de fuerza, el deporte y la vida cotidiana.

ABDOMINALES DECLINADOS

Esta variación utiliza el peso del cuerpo para fortalecer el *core* en un banco declinado. Evita la tentación de impulsarte al principio de la repetición hasta la posición más exigente; eso restará tensión a los abdominales.

CLAVE
● Principal músculo trabajado
● Otros músculos implicados

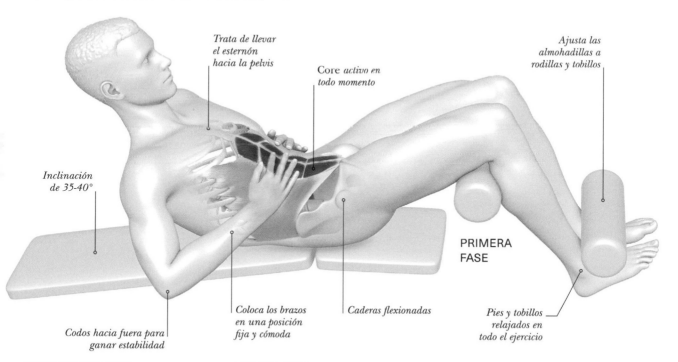

Trata de llevar el esternón hacia la pelvis

Core *activo en todo momento*

Ajusta las almohadillas a rodillas y tobillos

Inclinación de 35-40°

PRIMERA FASE

Codos hacia fuera para ganar estabilidad

Coloca los brazos en una posición fija y cómoda

Caderas flexionadas

Pies y tobillos relajados en todo el ejercicio

FASE PREPARATORIA
Túmbate boca arriba en un banco declinado con los pies y los tobillos en el anclaje de pies y las manos sobre el abdomen o a cada lado de la cabeza.

PRIMERA FASE
Inspira y activa el *core;* espira mientras flexionas el tronco hacia arriba: Asegúrate de no ayudarte de las manos para subir la cabeza.

SEGUNDA FASE
Inspira para volver a la posición de partida, controlando la acción excéntrica y manteniendo la tensión en los abdominales. Repite las fases 1 y 2.

LEÑADOR CON POLEA

Esta torsión entrena los oblicuos internos y externos, situados a los lados del torso. Ganar fuerza y resistencia en estos músculos protege la columna vertebral y facilita la flexión y la rotación. El movimiento va de abajo a arriba, pero puede ser hasta la mitad o de arriba a abajo.

INDICACIONES

La rotación de abajo a arriba fortalece el *core,* lo que, a su vez, facilita las actividades cotidianas. Esta versión tiene un rango de movimiento más limitado que otras y, en consecuencia, un menor riesgo de lesiones. Coloca el peso, ajusta la altura inicial del cable y fija el asa para una sola mano. Si estás empezando, utiliza una carga más ligera y acostúmbrate a la coordinación del movimiento corporal.

Se puede empezar con 4 series de 8-10 repeticiones; hay otras variaciones en las pp. 170-171 y series específicas en los programas de entrenamiento (pp. 201-214).

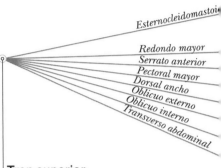

Tren superior

Los **músculos de la espalda** y el **torso** prestan soporte en este movimiento suave y controlado desde la posición inferior a la superior. Los **oblicuos internos y externos** trabajan en sincronía para coordinar el paso de la tensión de un lado del tronco al otro. El **recto abdominal** ayuda a los oblicuos a gestionar el paso de la carga de un lado a otro.

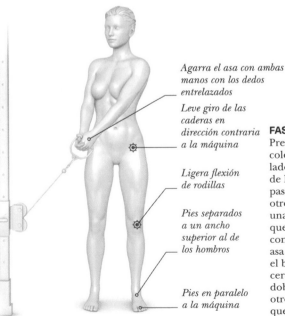

Agarra el asa con ambas manos con los dedos entrelazados

Leve giro de las caderas en dirección contraria a la máquina

Ligera flexión de rodillas

Pies separados a un ancho superior al de los hombros

Pies en paralelo a la máquina

FASE PREPARATORIA
Prepara la máquina y colócate de pie, con el lado derecho más cerca de la máquina. Da un paso hacia la izquierda y otro atrás para encontrar una posición que permita que el cable se mueva con libertad. Agarra el asa con ambas manos; el brazo que está más cerca de la polea se doblará, mientras que el otro recorrerá el cuerpo, que se girará ligeramente.

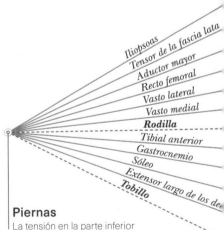

Piernas

La tensión en la parte inferior del cuerpo da una base de apoyo utilizando los **cuádriceps,** los **glúteos,** los **isquiotibiales** y los **músculos de la pantorrilla.** La estabilidad proviene de la planta de los pies, lo que permite una mayor tensión en los músculos trabajados.

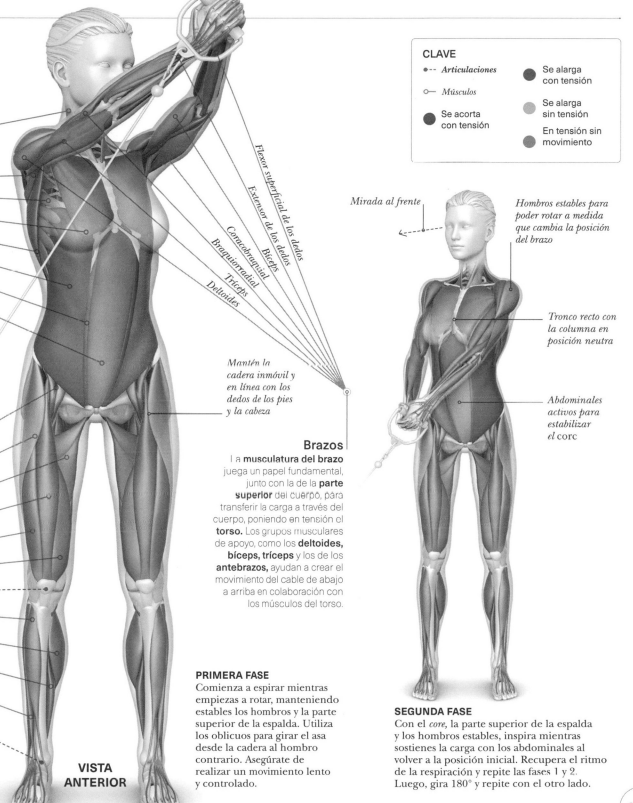

Flexor superficial de los dedos

Extensor de los dedos

Bíceps

Coracobraquial

Braquiorradial

Tríceps

Deltoides

Mirada al frente

Hombros estables para poder rotar a medida que cambia la posición del brazo

Tronco recto con la columna en posición neutra

Mantén la cadera inmóvil y en línea con los dedos de los pies y la cabeza

Abdominales activos para estabilizar el core

Brazos

La **musculatura del brazo** juega un papel fundamental, junto con la de la **parte superior** del cuerpo, para transferir la carga a través del cuerpo, poniendo en tensión el **torso.** Los grupos musculares de apoyo, como los **deltoides, bíceps, tríceps** y los de los **antebrazos,** ayudan a crear el movimiento del cable de abajo a arriba en colaboración con los músculos del torso.

PRIMERA FASE

Comienza a espirar mientras empiezas a rotar, manteniendo estables los hombros y la parte superior de la espalda. Utiliza los oblicuos para girar el asa desde la cadera al hombro contrario. Asegúrate de realizar un movimiento lento y controlado.

SEGUNDA FASE

Con el *core,* la parte superior de la espalda y los hombros estables, inspira mientras sostienes la carga con los abdominales al volver a la posición inicial. Recupera el ritmo de la respiración y repite las fases 1 y 2. Luego, gira 180° y repite con el otro lado.

VISTA ANTERIOR

» VARIACIONES

Estas variaciones en rotación implican a todos los abdominales: el transverso, el recto abdominal y los oblicuos internos y externos. Al realizar estas versiones, asegúrate de trabajar ambos lados por igual. Concéntrate en la respiración y fíjate en que las fases de descenso y rotación sean suaves y controladas.

Oblicuos internos y externos

Con sus fibras musculares perpendiculares entre sí, los oblicuos internos y externos trabajan de forma sinérgica para generar el movimiento de rotación del tronco.

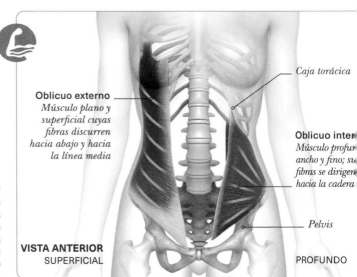

Oblicuo externo
Músculo plano y superficial cuyas fibras discurren hacia abajo y hacia la línea media

Caja torácica

Oblicuo inter...
Músculo profun... ancho y fino; su... fibras se dirigen... hacia la cadera

Pelvis

VISTA ANTERIOR
SUPERFICIAL

PROFUNDO

GIRO RUSO

Los oblicuos internos y externos son los músculos más usados en esta variación, en la que los abdominales dan estabilidad. Para incrementar la dificultad, mantén las piernas elevadas durante la repetición.

CLAVE
● Principal músculo trabajado
● Otros músculos implicados

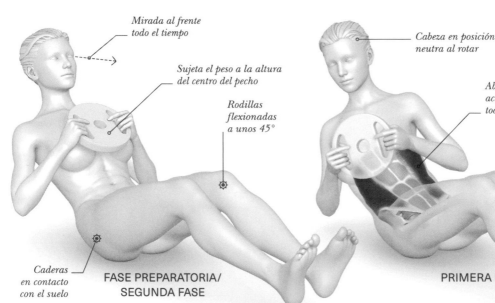

Mirada al frente todo el tiempo

Sujeta el peso a la altura del centro del pecho

Rodillas flexionadas a unos 45°

Caderas en contacto con el suelo

FASE PREPARATORIA/ SEGUNDA FASE

Cabeza en posición neutra al rotar

Abdomen activo durante todo el ejercicio

Piernas separadas a la anchura de las caderas

PRIMERA FASE

FASE PREPARATORIA
Siéntate, inclínate hacia atrás y flexiona las piernas a la altura de las caderas y las rodillas para formar una V con el tronco y los muslos. Sostén el peso sobre el pecho.

PRIMERA FASE
Inspira y activa el *core;* espira y rota la parte superior del cuerpo hacia un lado, sin mover las piernas y manteniendo la tensión en el *core.*

SEGUNDA FASE
Inspira para volver, de modo controlado, a la posición de partida. Repite la primera y la segunda fase hacia el otro lado; luego haz las repeticiones que desees, alternando ambos lados.

BICICLETA

Esta variación, que imita los movimientos de un ciclista, es una opción más fácil que los abdominales en V alternos que se muestran abajo. Para aumentar la dificultad, aguanta 1 segundo arriba y mantén las piernas levantadas durante toda la serie.

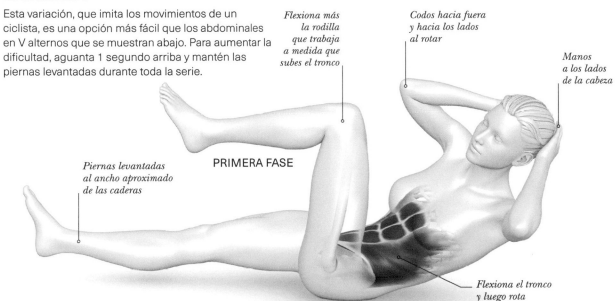

Flexiona más la rodilla que trabaja a medida que subes el tronco

Codos hacia fuera y hacia los lados al rotar

Manos a los lados de la cabeza

PRIMERA FASE

Piernas levantadas al ancho aproximado de las caderas

Flexiona el tronco y luego rota

FASE PREPARATORIA
Túmbate boca arriba con las manos detrás de la cabeza y las piernas ligeramente flexionadas por las caderas y las rodillas. Levanta un poco la cabeza del suelo.

PRIMERA FASE
Inspira y activa el *core*. Espira al levantar la rodilla izquierda y lleva hacia ella el codo contrario. Flexiona el tronco y rota la parte superior del cuerpo hacia la pierna.

SEGUNDA FASE
Inspira al volver a la posición de partida, de forma controlada. Repite, levantando la pierna y codo contrarios, luego haz las mismas repeticiones con ambos lados.

ABDOMINALES EN V ALTERNOS

Este ejercicio consiste en coordinar el movimiento de lados opuestos del cuerpo mientras la columna vertebral y la pelvis permanecen neutras. Para mayor dificultad, mantente 1 segundo arriba y ambas piernas levantadas durante toda la serie.

FASE PREPARATORIA
Túmbate con los brazos completamente estirados hacia atrás y las piernas rectas. Levanta un poco la cabeza.

PRIMERA FASE
Inspira para activar el *core*. Espira mientras levantas la pierna izquierda y llevas el brazo derecho hacia ella; flexiona el tronco para rotar la parte superior hacia la pierna levantada.

SEGUNDA FASE
Inspira para volver a la posición inicial, de forma controlada. Repite con el brazo y la pierna contrarias y haz el mismo número de repeticiones con ambos lados.

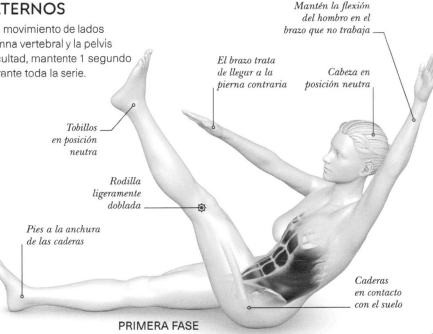

Mantén la flexión del hombro en el brazo que no trabaja

El brazo trata de llegar a la pierna contraria

Cabeza en posición neutra

Tobillos en posición neutra

Rodilla ligeramente doblada

Pies a la anchura de las caderas

Caderas en contacto con el suelo

PRIMERA FASE

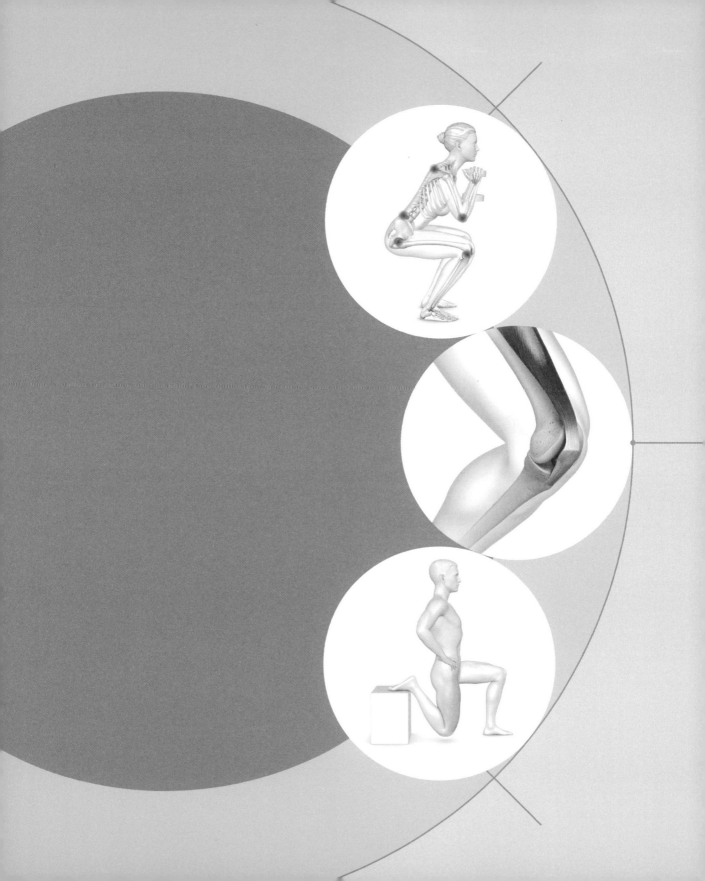

PREVENIR LESIONES

Los ejercicios de fuerza son uno de los entrenamientos más seguros, pero no están exentos de riesgos, por lo que merece la pena conocer las lesiones más comunes y así poder evitarlas. La ejecución correcta de cualquier movimiento es la principal forma de prevenir las lesiones, pero también es importante preparar el cuerpo antes del ejercicio y dejar que se recupere después.

RIESGO DE LESIONES

El entrenamiento de fuerza es una forma segura y eficaz de mejorar la salud, estimular el crecimiento muscular y mejorar la composición corporal. Dicho esto, conlleva un riesgo de lesiones, que se puede mitigar ejercitándose con regularidad y vigilando la estructura del entrenamiento y la ejecución de los ejercicios.

EL **46**%
DE LAS LESIONES SON
ESGUINCES (DAÑOS
EN UN LIGAMENTO) Y
SOBRESFUERZOS (UN
SOBRESTIRAMIENTO
O UN DESGARRO
EN UN TENDÓN O
UN MÚSCULO)

PLAN DE ENTRENAMIENTO REGULAR

Un programa de entrenamiento progresivo da al cuerpo tiempo para adaptarse, fortalecerse y aumentar en masa muscular. Para que esto ocurra, la constancia es la clave. Los beneficios del ejercicio de fuerza solo se obtienen cuando se entrena de forma regular. Conviene reservar determinados días de la semana, en función del programa de entrenamiento elegido (p. 201). Los periodos prolongados sin entrenamiento revierten los beneficios conseguidos, por lo que seguir un programa es el camino hacia el éxito y la forma de mitigar el riesgo de lesiones. Haz un seguimiento de tus progresos.

PREPARACIÓN DEL CUERPO

Muchas lesiones se producen por lanzarse a realizar un entrenamiento de fuerza sin calentar de forma adecuada o sin movilizar las articulaciones antes. Preparar el cuerpo es clave para evitar una lesión. Un programa es algo más que seguir las repeticiones y las series y mejorar la ejecución. Es crucial estructurar todos y cada uno de los ejercicios de la misma manera (abajo) y seguir una rutina, aunque se hagan progresos, minimiza el riesgo de lesión cuando haces ejercicio con regularidad.

 Seguridad en la rutina
Por seguridad y para minimizar el riesgo de lesiones en cada sesión, conviene adaptar siempre la rutina de entrenamiento a esta estructura.

Calentamiento
Empezar cada sesión con un calentamiento (consistente en actividades aeróbicas o estiramientos dinámicos) es imprescindible para preparar el cuerpo para el ejercicio (p. 186).

LA IMPORTANCIA DE LA EJECUCIÓN

El riesgo del entrenamiento de fuerza proviene de realizar ejercicios que desestabilizan el cuerpo mientras levanta una carga. Estas posturas se volverán más estables con el tiempo a medida que aumenten la flexibilidad y la fuerza en general. Una buena técnica implica pensar en una colocación correcta, en comprender lo que exige el ejercicio, en concentrarse, en una respiración y un equilibrio adecuados, y en un ritmo de repetición controlado. Luego, es cuestión de repetir para mejorar.

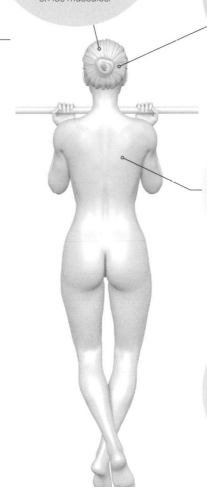

CONOCIMIENTO

Averigua previamente qué músculos trabajan en cada ejercicio. Las ilustraciones (p. 54-171) muestran las fases de un movimiento y dónde debes visualizar la tensión en los músculos.

CONCENTRACIÓN

Siempre hay riesgo de lesión si no te concentras de forma adecuada y ejecutas cada ejercicio con seguridad. Aquí entra en juego la conexión mente-músculo (p. 39).

RESPIRACIÓN Y EQUILIBRIO

La respiración marca el ritmo de las repeticiones, al inspirar y espirar con ciertas acciones. El *core* estabiliza el torso para así poder concentrarte en los músculos deseados.

PROGRESIÓN CON LA PRÁCTICA

El entrenamiento de fuerza requiere práctica para mejorar su eficacia y reducir el riesgo de lesiones. La ejecución correcta puede poner más tensión mecánica en los músculos deseados y mantiene el cuerpo dentro de un patrón de movimiento seguro y controlado.

RITMO CONTROLADO

El objetivo de cada repetición es poner la tensión del peso en los músculos implicados. Esto exige concentración, pero protege de las lesiones. La última repetición debe controlarse tanto como la primera.

Ejercicios de movilidad

Comprueba cómo responde tu cuerpo a los ejercicios de movilidad (y fíjate si hay zonas de rigidez) una vez que hayas calentado. Moviliza las partes que vas a trabajar antes de la sesión (p. 186).

Ejercicios de fuerza

Sigue tu programa de entrenamiento, concentrándote en la ejecución correcta del ejercicio (ver arriba) y anota tus progresos (p. 49).

Estiramientos para relajar

Estira durante al menos 5-10 minutos (p. 187). Los estiramientos estáticos de corta duración (5-30 segundos) mejoran la flexibilidad y alivian la tensión muscular. Además, permiten relajarse después del ejercicio.

AGUJETAS

Las agujetas son un dolor muscular caracterizado por rigidez y molestias en los días posteriores a un entrenamiento; los músculos no tienen tanta fuerza y el rendimiento disminuye durante este periodo. Aunque molestas, son una respuesta normal al esfuerzo muscular.

¿SON NORMALES LAS AGUJETAS?

Sí, se producen cuando entrenas con mayor intensidad, frecuencia, duración y resistencia (pp. 198-199), como al inicio de un nuevo programa de entrenamiento. El ejercicio provoca tensión mecánica, estrés metabólico y daño muscular (pp. 18-21), lo que obliga al cuerpo a adaptarse, a construir más músculo y a fortalecerse. Una vez que el cuerpo se adapta al nivel de entrenamiento, no sufrirás más molestias hasta que vuelvas a aumentar la dificultad.

¿Existe un nivel bueno de dolor?

Es útil registrar el nivel de dolor, ya que puede ser un indicador útil de que se han entrenado los músculos deseados, pero también nos puede ayudar a saber cuándo el dolor y/o el movimiento restringido pueden apuntar a que hay una lesión. Utiliza la tabla para evaluar si se trata de agujetas o de una lesión.

AGUJETAS FRENTE A POSIBLE LESIÓN

El músculo está sensible al tacto.	Dolor agudo e intenso en el músculo o cerca de la articulación.
La fatiga muscular llega mucho antes de lo habitual.	Molestia continua en las actividades cotidianas, limitando la capacidad de realizar tareas sencillas.
Pérdida de fuerza o rendimiento muscular.	Pérdida del rango de movimiento, fuerza y rendimiento en el músculo o articulación.
La molestia se reduce a las 24-96 horas y mejora con el tiempo.	La molestia persiste pasadas 48-96 horas y parece que no mejora.
AGUJETAS Molestia que limita el rango de movimiento o el rendimiento sin consecuencias a largo plazo. A medida que el músculo se recupera, el dolor disminuye.	**LESIÓN** Molestia o dolor que persiste y afecta a la capacidad para realizar ejercicios o actividades de la vida diaria. Conviene buscar ayuda médica o fisioterapia.

Cuando atacan las agujetas

Saber qué esperar puede ayudarte a lidiar con el dolor muscular al empezar un nuevo programa o completar una sesión extenuante. El tiempo es lo único que cura las agujetas, así que asegúrate de descansar los días necesarios.

DÍA DE ENTRENAMIENTO

Realizar un entrenamiento de fuerza extenuante estimula el daño y la rotura muscular que llevan a ganar músculo. Trabajar a un nivel más alto de lo normal obliga al cuerpo a adaptarse y la forma física mejora.

UN POCO DE AGUJETAS

Sentirás algunas molestias musculares cuando te levantes al día siguiente del entrenamiento.

DÍA 0

DÍA 1

¿Cómo limitar las agujetas?

Para evitar entrenar cuando ya hay molestias musculares es crucial seguir una rutina bien diseñada y progresiva, así como comprobar cómo te sientes antes del ejercicio. El daño muscular excesivo es perjudicial y limita la capacidad de mejorar con el tiempo. Así que, si vas a entrenar varias veces a la semana, asegúrate de organizar tu plan de entrenamiento para que trabajen diferentes grupos musculares cada vez (p. 201 para conocer cómo organizar el entrenamiento para trabajar 3, 4, o 5 veces por semana).

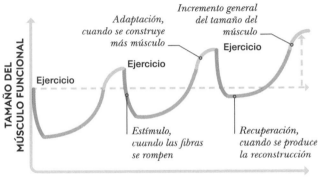

UNA BUENA RUTINA DE ENTRENAMIENTO Y DESCANSO
Después del entrenamiento hay un período corto de rotura de fibras, al que sigue la recuperación y la reconstrucción de músculo. Después, el periodo de adaptación permite generar nuevas fibras como respuesta al trabajo duro. Este ciclo desarrolla el músculo en general.

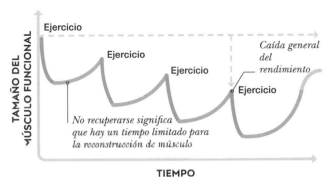

ENTRENAR CON DEMASIADA FRECUENCIA
Si se reduce o se suprime el tiempo de recuperación, el cuerpo no tiene la oportunidad de reconstruir el músculo dañado y mucho menos adaptarse para formar nuevas fibras. Esto conduce a una reducción del tamaño del músculo y del rendimiento, a pesar del trabajo realizado.

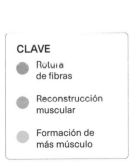

CLAVE
- Rotura de fibras
- Reconstrucción muscular
- Formación de más músculo

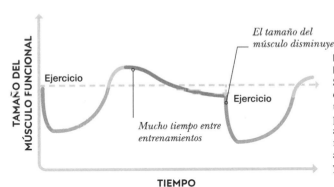

ENTRENAR CON POCA FRECUENCIA
Si no hay suficientes sesiones de entrenamiento en un tiempo determinado, se pierden las ventajas de la adaptación. Un ciclo así no construye músculo ni aumenta su tamaño general, y el rendimiento baja.

PICO DE AGUJETAS
El pico de agujetas se experimenta hacia el segundo día. El descanso activo es crucial para la recuperación muscular, así que, si quieres moverte, opta por una actividad de intensidad ligera, como caminar o nadar.

LAS AGUJETAS DISMINUYEN
Las molestias mejoran hacia el tercer día. Estar activo es bueno para contrarrestar las agujetas, pero tómatelo con calma. El descanso activo permite recuperarse y regenerar músculo.

LAS AGUJETAS DESAPARECEN
Hacia el cuarto día, las molestias de las agujetas han desaparecido, o casi, de los músculos entrenados.

DÍA 2　　　　DÍA 3　　　　DÍA 4

LESIONES HABITUALES

Una lesión durante el entrenamiento de fuerza, ya sea muscular o por sobrecarga, puede ocurrirle a cualquiera, independientemente de la experiencia o condición física. Puedes reducir el riesgo si aprendes a detectar los signos y síntomas de las lesiones habituales y sigues unas pautas básicas sobre cómo prevenirlas y recuperarte de ellas.

MEDIDAS DE AUTOAYUDA

A pesar de la relativa seguridad del entrenamiento de fuerza, existe un riesgo de lesiones. Si sufres una, la palabra «PECHO» es un recordatorio de lo que hay que hacer: **P**roteger (la zona); **E**levar (la zona lesionada para reducir la hinchazón); **C**omprimir (con un vendaje); **H**ielo (en la zona dolorida) y **O**ptimizar **C**arga (no sobrecargar).

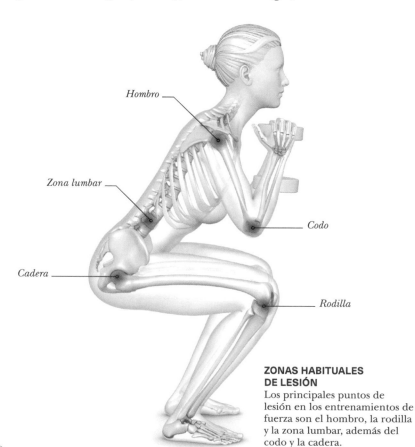

Hombro

Zona lumbar

Codo

Cadera

Rodilla

ZONAS HABITUALES DE LESIÓN
Los principales puntos de lesión en los entrenamientos de fuerza son el hombro, la rodilla y la zona lumbar, además del codo y la cadera.

TIPOS DE LESIÓN

Los dos tipos de lesiones más habituales en el entrenamiento de fuerza son por sobresfuerzo y por desgarros musculares. Pueden producirse por no calentar adecuadamente, por el estiramiento excesivo de un músculo más allá de su rango de movimiento, o por demasiada exigencia (sobresfuerzo).

Lesiones por sobresfuerzo

La tendinitis es la inflamación del tendón y los microdesgarros resultantes del sobresfuerzo de un músculo-tendón tras una carga excesiva o un movimiento brusco. La tendinosis es la degeneración del tendón en respuesta a una sobrecarga crónica.

Lesiones musculares

La tensión ejercida sobre un músculo puede provocar un estiramiento excesivo de las fibras musculares y ocasionar un desgarro cerca de la unión miotendinosa (pp. 12-13 y p. 21).

EN EL HOMBRO

El hombro es una compleja articulación esférica de músculos y estructuras que soportan un sistema integrado de movimientos. Dado que participa en muchos de los ejercicios que hacemos en el gimnasio, es habitual que se lesione.

CAUSAS Y SÍNTOMAS

La articulación glenohumeral favorece la movilidad en detrimento de la estabilidad, apoyándose en estructuras como el manguito rotador. El uso repetitivo, los movimientos explosivos y una técnica inadecuada son causas frecuentes de lesiones.

- Desgarros: microdesgarros en tendones o músculos o desgarros mayores en la unidad músculo-tendón.
- Tendinitis: inflamación aguda en la articulación.
- Tendinosis: degeneración del tendón por el sobresfuerzo crónico.
- Pinzamiento: pellizco de los tendones dentro del manguito rotador.

Los síntomas incluyen:
- dolor en la articulación y alrededor de ella
- inflamación.

PREVENCIÓN

Un entrenamiento organizado y una técnica correcta ayudan a prevenir lesiones del manguito rotador. Muchas lesiones se deben a la sobrecarga, por lo que hay que limitar la frecuencia del entrenamiento (p. 200) y descansar para que músculos y tendones se recuperen.

VUELTA AL ENTRENAMIENTO

Después de una lesión, asegúrate de aumentar la cantidad y frecuencia del entrenamiento (p. 198) de forma adecuada durante las primeras 4-8 semanas. Excederse demasiado pronto puede suponer un retroceso. Realiza ejercicios de movilidad que fortalezcan el hombro y el manguito rotador (pp. 189-191).

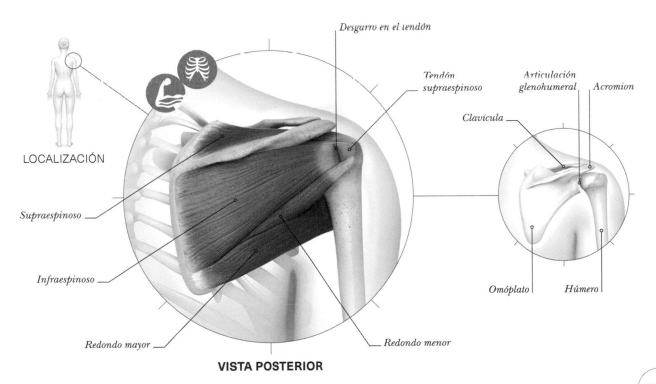

LOCALIZACIÓN

Desgarro en el tendón

Tendón supraespinoso

Articulación glenohumeral

Acromion

Clavícula

Supraespinoso

Infraespinoso

Redondo mayor

Redondo menor

Omóplato

Húmero

VISTA POSTERIOR

EN EL CODO

El codo es una articulación bisagra (similar a la de una puerta) donde el movimiento se da en un solo plano. El codo participa en la mayoría de las acciones del tren superior, por lo que las lesiones son comunes.

CAUSAS Y SÍNTOMAS

La lesión más habitual al entrenar la fuerza es el «codo de tenista» (o tendinopatía del epicóndilo lateral). Las causas más comunes son:

- el uso repetitivo o la infrautilización de los extensores del antebrazo
- una técnica incorrecta

- el uso repetitivo de mancuernas (pueden ejercer mucha tensión en el codo)

Los síntomas incluyen:

- dolor en el epicóndilo lateral (la parte ósea)
- dolor en los ejercicios de carga o de resistencia con la muñeca o articulación del codo

PREVENCIÓN

Una selección y ejecución adecuadas de los ejercicios, junto con el fortalecimiento de los extensores del antebrazo, reduce la probabilidad de lesiones. Muchas se producen por sobrecarga, por lo que hay que limitar la frecuencia del entrenamiento con esta articulación y dar descanso a músculos y tendones.

VUELTA AL ENTRENAMIENTO

Asegúrate de aumentar la cantidad y frecuencia del entrenamiento (p. 198 y p. 200) de forma adecuada durante las primeras 4-8 semanas. Excederse demasiado pronto puede suponer un retroceso. Realiza ejercicios de movilidad que fortalezcan y estabilicen los extensores del antebrazo y el codo. Estirar los extensores puede acortar el tiempo de recuperación.

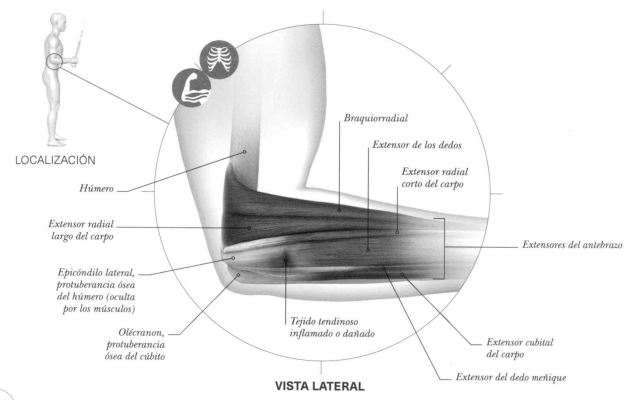

LOCALIZACIÓN

Húmero

Extensor radial largo del carpo

Epicóndilo lateral, protuberancia ósea del húmero (oculta por los músculos)

Olécranon, protuberancia ósea del cúbito

Braquiorradial

Extensor de los dedos

Extensor radial corto del carpo

Extensores del antebrazo

Tejido tendinoso inflamado o dañado

Extensor cubital del carpo

Extensor del dedo meñique

VISTA LATERAL

EN LA ZONA LUMBAR

Las lesiones de la zona lumbar son de las más comunes del entrenamiento de fuerza, junto con las del hombro, por la complejidad de los músculos de cadera y tronco, que participan en el movimiento y estabilización del tren inferior.

CAUSAS Y SÍNTOMAS

El esguince lumbar es una de las lesiones más comunes de esta parte de la espalda y a menudo se da por una falta de control pélvico o de coordinación con los abdominales. Otras causas son:

- el uso repetitivo
- desalineación de la columna vertebral durante un ejercicio
- carga excesiva sin apoyo o control adecuados.

Los síntomas incluyen:
- dolor agudo
- rigidez
- inflamación
- malestar general de la articulación.

PREVENCIÓN

Una técnica adecuada, junto con el fortalecimiento de abdominales y core, pueden ayudar a prevenir los esguinces lumbares. Es buena idea evitar tensiones excesivas o la realización repetida de movimientos que agraven el dolor de espalda.

VUELTA AL ENTRENAMIENTO

Asegúrate de aumentar el volumen y la frecuencia del entrenamiento (p. 198 y p. 200) de forma adecuada durante las primeras 4-8 semanas. Excederse demasiado pronto puede suponer un retroceso. Realiza ejercicios de movilidad (p. 189 y 191) que fortalezcan y estabilicen la zona lumbar. Estos ejercicios, junto con los cambios en la rutina, pueden ayudar a reducir la tensión.

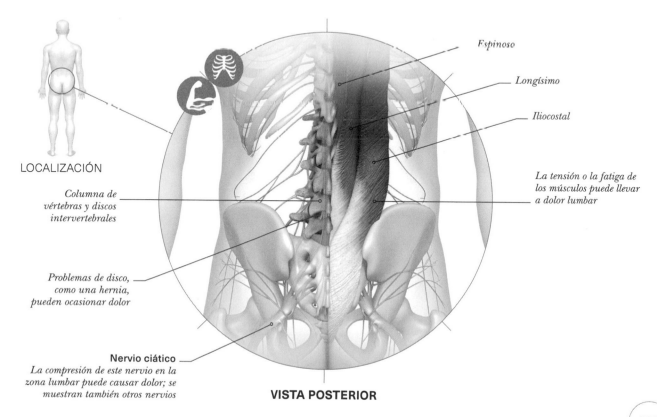

LOCALIZACIÓN

Columna de vértebras y discos intervertebrales

Problemas de disco, como una hernia, pueden ocasionar dolor

Nervio ciático
La compresión de este nervio en la zona lumbar puede causar dolor; se muestran también otros nervios

Espinoso

Longísimo

Iliocostal

La tensión o la fatiga de los músculos puede llevar a dolor lumbar

VISTA POSTERIOR

EN LA CADERA

Dado que tiene un amplio rango de movimiento en muchos planos (p. 50) y que implica un complejo sistema de soporte y músculos (que se unen a cadera, rodilla y torso), la cadera puede lesionarse por diversas acciones.

CAUSAS Y SÍNTOMAS

Una de las lesiones más comunes en el entrenamiento de fuerza es la tendinopatía glútea (llamada también síndrome del trocánter mayor o de los rotadores de la cadera). Las causas más comunes son:

- el estrés repetitivo en las uniones tendinosas del glúteo medio y menor

- la bursitis de la cadera: la inflamación de los pequeños sacos de líquido que amortiguan músculos, huesos y tendones cerca de las articulaciones.

Los síntomas incluyen:
- dolor en la zona
- molestias al caminar, entrenar o al sentarse o tumbarse sobre la cadera afectada.

PREVENCIÓN

Elegir y ejecutar de forma correcta el ejercicio ayuda a prevenir la tendinopatía glútea. Evita la tensión excesiva o la realización repetida de movimientos como las abducciones de cadera o los «paseos con banda» (con banda elástica alrededor de las piernas). La realización excesiva de ejercicios de movilidad puede sobrecargar esta zona y provocar un agravamiento y lesión.

VUELTA AL ENTRENAMIENTO

Asegúrate de aumentar el volumen y la frecuencia del entrenamiento (p. 198 y p. 200) de forma adecuada durante las primeras 4-8 semanas. Excederse demasiado pronto puede suponer un retroceso. Realiza ejercicios de movilidad (p. 191-193) que fortalezcan y estabilicen los glúteos y los músculos de la cadera.

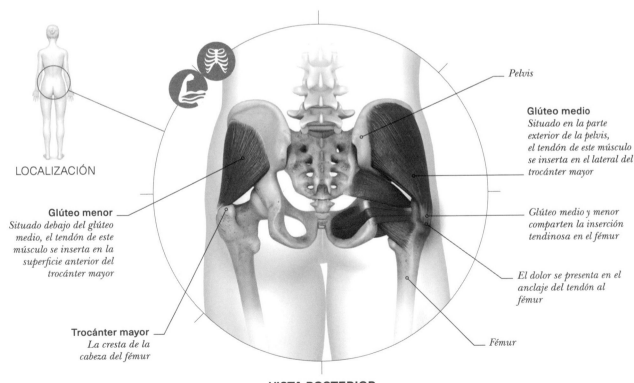

LOCALIZACIÓN

Glúteo menor
Situado debajo del glúteo medio, el tendón de este músculo se inserta en la superficie anterior del trocánter mayor

Trocánter mayor
La cresta de la cabeza del fémur

Pelvis

Glúteo medio
Situado en la parte exterior de la pelvis, el tendón de este músculo se inserta en el lateral del trocánter mayor

Glúteo medio y menor comparten la inserción tendinosa en el fémur

El dolor se presenta en el anclaje del tendón al fémur

Fémur

VISTA POSTERIOR

EN LA RODILLA

La rodilla es un lugar habitual de lesiones, ya que muchos ejercicios de fuerza se apoyan en la flexión y la extensión de la rodilla, como las sentadillas, las zancadas y la extensión de las piernas.

CAUSAS Y SÍNTOMAS

El dolor alrededor, detrás o debajo de la rótula es conocido como «rodilla de corredor» o técnicamente, síndrome patelofemoral. Es la causa más común de dolor de la rodilla anterior en los deportistas.
Las causas más comunes son:

- sobrecarga (la más común)
- mala alineación de la extremidad inferior y/o la rótula
- desequilibrios musculares de la extremidad inferior
- carga inadecuada.

Los síntomas incluyen:
- dolor alrededor, detrás o debajo de la parte anterior de la rodilla
- dolor que se exagera con ejercicios de flexión de la rodilla con carga.

PREVENCIÓN

Una técnica adecuada ayuda a prevenir esta dolencia, junto con el desarrollo de la fuerza en los cuádriceps, los isquiotibiales y los músculos de las pantorrillas –todos los cuales contribuyen a la estabilización de la rodilla–. Una mala alineación o recorrido de la rodilla pueden exagerar los síntomas, por lo que hay que descartar que esto sea una causa directa. Evita la tensión excesiva o movimientos repetidos que agravan la lesión.

VUELTA AL ENTRENAMIENTO

Asegúrate de aumentar la cantidad de entrenamiento y la frecuencia (p.198 y p. 200) de forma adecuada durante las primeras 4-8 semanas. Procura que el ritmo de repeticiones y los ejercicios sean los adecuados (limita los que pongan tensión en la rodilla) para aliviar cualquier tensión innecesaria en la articulación.

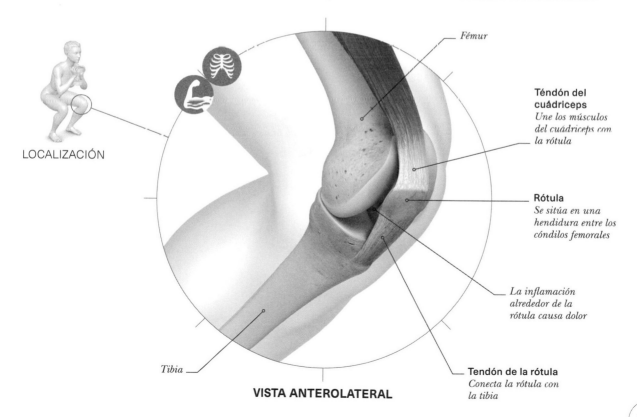

LOCALIZACIÓN

Fémur

Téndon del cuádriceps
Une los músculos del cuádriceps con la rótula

Rótula
Se sitúa en una hendidura entre los cóndilos femorales

La inflamación alrededor de la rótula causa dolor

Tibia

VISTA ANTEROLATERAL

Tendón de la rótula
Conecta la rótula con la tibia

VOLVER A ENTRENAR TRAS UNA LESIÓN

La vuelta al ejercicio regular después de una lesión puede ser difícil. Probablemente estés motivado para volver a rendir al máximo, pero puedes verte limitado al principio, lo que puede ser frustrante. Elige entre las estrategias siguientes para encontrar las que te funcionen.

> *La utilización de **varias estrategias** puede **reducir el tiempo de recuperación** y ayudarte a **recuperar** el nivel de **rendimiento anterior**.*

ESTRATEGIAS DE RECUPERACIÓN

La capacidad de recuperar el rango de movimiento, la función corporal, la fuerza y el rendimiento en general dependerá de la capacidad de ser paciente, seguir la estrategia adecuada y escuchar al cuerpo durante el proceso de recuperación. Una de las vías más comunes de volver a lesionarse o agravar una dolencia es exigirse mucho demasiado pronto.

A continuación te mostramos varias estrategias para volver al entrenamiento de fuerza y recuperar el rendimiento de forma segura.

CAMBIOS EN EL PROGRAMA

Puedes ajustar el programa de entrenamiento, con un menor volumen e intensidad de trabajo en la zona afectada, por ejemplo. Asegúrate de adaptar las distintas variables –carga, volumen y frecuencia de entrenamiento en ese área– y de no empeorar la molestia por sobrecarga o ejercicio excesivo. Se pueden entrenar otros músculos con normalidad siempre que evites cargar o trabajar en exceso la musculatura afectada. Por ejemplo, si es una lesión de bíceps, puedes continuar entrenando la parte inferior del cuerpo.

AJUSTAR LA POSICIÓN

Haz variaciones de un ejercicio o ajusta la posición para trabajar cuando sufras una molestia. Utiliza cables o máquinas siempre que sea posible para garantizar un entorno de entrenamiento seguro y un rango de movimiento limitado. Si modificas el rango de movimiento de un ejercicio, puedes entrenar un área específica dejando de lado la lesionada.

Por ejemplo, si te duele o molesta la rodilla al extender la pierna (ver Alteración del rango de movimiento, en la página siguiente), puedes modificar la amplitud para evitar cualquier molestia y trabajar solamente los dos tercios superiores en la extensión de la pierna.

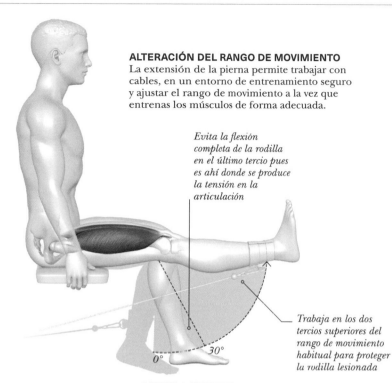

ALTERACIÓN DEL RANGO DE MOVIMIENTO
La extensión de la pierna permite trabajar con cables, en un entorno de entrenamiento seguro y ajustar el rango de movimiento a la vez que entrenas los músculos de forma adecuada.

Evita la flexión completa de la rodilla en el último tercio pues es ahí donde se produce la tensión en la articulación

Trabaja en los dos tercios superiores del rango de movimiento habitual para proteger la rodilla lesionada

0°   30°

VISTA LATERAL

ADAPTA EL RITMO

Cambiar el ritmo de las repeticiones (el tiempo que dedicas a las fases excéntrica y concéntrica; p. 204) puede permitirte trabajar con un músculo lesionado o una molestia en el tendón.

En el ejercicio de extensión de piernas, si no puedes realizarlo con una carga porque te duele, puedes modificar el ritmo de repeticiones para aumentar el tiempo que los cuádriceps están en tensión y obtener un estímulo adecuado. Por ejemplo, podrías hacer una pausa con la pierna extendida –manteniendo la tensión y contrayendo los cuádriceps 2-4 segundos–. Del mismo modo, en el movimiento excéntrico, puedes aumentar la tensión permaneciendo más tiempo en la parte inferior de la pierna.

CÉNTRATE EN UN PUNTO CONCRETO

Elige un ejercicio centrado en un determinado grupo muscular o articulación. Si te duele la rodilla, puedes entrenar los cuádriceps con extensiones de piernas en lugar de sentadillas con barra y ajustar el ritmo de las repeticiones.

Recupérate sin prisas

Hay un componente psicológico en volver a entrenar después de una lesión. Dependiendo de la gravedad, merece la pena ganar confianza en la realización de un ejercicio antes de recuperar la carga o el rendimiento anteriores. No hay que apresurarse en la recuperación. El lema «el que algo quiere, algo le cuesta», no aplica aquí. Si sientes molestias, usa soportes, toma medicación o busca ayuda médica para abordar la situación de forma adecuada.

Entrenamiento con restricción del flujo sanguíneo

El entrenamiento KAATSU –desarrollado en Japón en la década de 1970 por el Dr. Yoshiaki Sato– emplea unos manguitos que restringen el flujo sanguíneo a una articulación concreta. La restricción del flujo sanguíneo (BFR, por sus siglas en inglés) es una variación que resulta eficaz cuando hay una lesión. Implica la colocación de un manguito en la extremidad que trabaja, en la parte más cercana al tronco, durante el ejercicio (ver la posición de los manguitos abajo). El manguito restringe parcialmente el flujo sanguíneo arterial (la sangre que entra al músculo) y reduce por completo o de modo significativo el retorno venoso (la sangre que sale del músculo).

Este método:
- ayuda a ejercitarse cuando hay una lesión
- ayuda en la rehabilitación
- minimiza el dolor durante el ejercicio
- es una forma de entrenar más eficaz con cargas inferiores –tan bajas como un 20-30 % de 1 RM

Frente al entrenamiento de fuerza con grandes cargas, donde se recomienda un 70-85 % de 1 RM (se puede usar menos), con la BFR puedes seguir ejercitándote de forma efectiva con cargas inferiores. También puede estimular la hipertrofia muscular (crecimiento), la atrofia (pérdida) y mejorar la fuerza y la función del músculo.

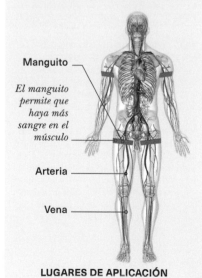

Manguito

El manguito permite que haya más sangre en el músculo

Arteria

Vena

LUGARES DE APLICACIÓN

DISEÑAR UNA RUTINA

Hacer ejercicio de forma eficaz pero segura es la clave para evitar lesiones.
Calentar y movilizar el cuerpo de forma rutinaria antes del ejercicio de fuerza
te prepara para un gran entrenamiento. Terminar la sesión con estiramientos
permite al cuerpo recuperarse y a la mente volver a la vida cotidiana.

5-30 SEGUNDOS
DE ESTIRAMIENTOS
ESTÁTICOS PUEDEN
AYUDAR A REDUCIR
LAS LESIONES
MIOTENDINOSAS
(P. 178)

CALENTAMIENTO ACTIVO

Un calentamiento bien pensado
reduce el riesgo de lesiones y te
prepara para que el entrenamiento
no te deje exhausto.

OTROS OBJETIVOS
DEL CALENTAMIENTO:

- elevar el **ritmo cardíaco** y el **flujo
  sanguíneo**
- subir la **temperatura corporal**
- activar el **sistema nervioso**
- prepararte para el **ejercicio**
- disponerte para el **reto mental** de
  concentrarte en la técnica, en la
  adquisición de habilidades y en la
  coordinación general.

FORMAS DE ESTIRAMIENTO

El estiramiento estático, en el que
la postura se mantiene un tiempo,
no es parte integral del
calentamiento; solo los de corta
duración (< 45 segundos) no afectan
a la fuerza o al rendimiento.

Antes del entrenamiento de
fuerza, se recomienda el estiramiento
dinámico, en el que mueves
activamente una extremidad desde la
posición neutra hasta el rango final
del movimiento normal. El objetivo es
realizar movimientos suaves,
controlados y rítmicos durante un
tiempo o una serie de repeticiones.

ELEMENTOS DE UNA RUTINA DE
ENTRENAMIENTO DE FUERZA

Es recomendable adquirir buenos
hábitos desde el principio, ya que un
enfoque estructurado de cada rutina
evitará lesiones. Es clave despertar el
cuerpo y prepararlo para la actividad,
conectando con él mediante una serie
de ejercicios de movilidad. La duración
del entrenamiento de fuerza variará en
función de la sesión y de cuáles sean las
prioridades musculares de ese día, pero
hay que asegurarse de terminar siempre
con estiramientos, ya sean pasivos,
activos o una combinación de ambos.

Calentamiento

Cinco minutos de actividad física
intensa bastan para prepararte.
Puedes elegir cualquier ejercicio que
aumente el flujo sanguíneo y el ritmo
cardiaco y combinarlo con un
estiramiento dinámico.

5-10
MINUTOS

Ejercicios de movilidad

Después del calentamiento, el cuerpo
se moverá con más facilidad. Puedes
empezar con una sencilla flexión del
cuello (p. 188) y luego centrarte en las
zonas del cuerpo que vas a trabajar.
Fíjate en las que están más rígidas.

10-15
MINUTOS

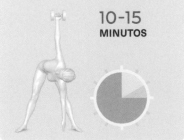

TRABAJO DE MOVILIDAD

La movilidad es la capacidad del cuerpo para desplazarse activamente en un rango de movimiento antes de alcanzar su límite.

ELECCIÓN DE LOS EJERCICIOS

Una rutina de movilidad completa cualquier calentamiento; te permite ver cómo se mueve y cómo está tu cuerpo en un día determinado. Dependiendo de entrenamientos anteriores o de los factores de estrés, puede cambiar tu capacidad de ejercitarte en un rango de movimiento sin restricciones.

El trabajo de movilidad te prepara para las exigencias específicas de la jornada. Por ejemplo, si vas a centrarte en el tren superior, es buena idea realizar ejercicios de movilidad que preparen los hombros y la parte superior del cuerpo para ese día. Lo mismo ocurre con la parte inferior del cuerpo.

Relajar con un rodillo de espuma

Puedes darte un masaje con un rodillo de espuma antes o después de hacer ejercicio. Descansa tu peso sobre el rodillo y rueda hasta que encuentres una zona sensible, céntrate en ella y muévete adelante y atrás hasta que notes que se suaviza o se libera. Este automasaje (o liberación miofascial aplicada) puede mejorar a corto plazo la flexibilidad sin disminuir el rendimiento muscular. El masaje posterior al entrenamiento puede mejorar la recuperación al aliviar la percepción del dolor muscular. Los mecanismos fisiológicos todavía se desconocen. Sin embargo, se cree que buena parte de sus beneficios se basan en un efecto placebo.

ESTIRAMIENTOS PARA ENFRIAR

Hay dos tipos de formas de enfriar; escoge la que mejor te vaya y limítala a menos de 30 minutos. Un enfriamiento pasivo puede ser sentarte a descansar, una sauna, masaje con un rodillo de espuma, un estiramiento estático, un masaje o una respiración lenta y controlada. La versión activa incluye actividades de baja intensidad, como nadar y caminar.

ENFRIAR TIENE COMO OBJETIVO:

- eliminar el **lactato acumulado** en sangre y músculo (p. 29)
- evitar la reducción del número de **células del sistema inmunológico**
- **acelerar la recuperación** de los sistemas respiratorio y cardiovascular
- mejorar el **estado de ánimo**
- **relajar** tras la intensidad del ejercicio

Programa de ejercicios de fuerza

Entrenes tres, cuatro o cinco veces por semana, es crucial que sigas un planificación que te permita sacar el máximo beneficio posible. Si lo deseas, puedes empezar con los programas preparados de entrenamiento (pp. 201-214); hay algunos para principiantes y otras versiones para quienes ya entrenen.

PIERNAS
(pp. 52-53)

PECHO
(pp. 90-91)

ESPALDA
(pp. 108-109)

HOMBROS
(pp. 122-123)

BRAZOS
(pp. 140-141)

ABDOMINALES
(pp. 154-155)

Estiramientos para enfriar

Asegúrate de dedicar el tiempo necesario para recuperar el ritmo cardiaco normal y relajarte tras una sesión de ejercicios. Disfruta de los estiramientos.

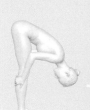

5-10
MINUTOS

EJERCICIOS DE MOVILIDAD

Como hemos visto en la p. 187, el trabajo de movilidad te permite ver cómo se mueve y se encuentra tu cuerpo cada día. Los ejercicios que se muestran aquí comienzan en el cuello y descienden hasta hombros, caderas y piernas, pero puedes realizarlos en el orden que quieras.

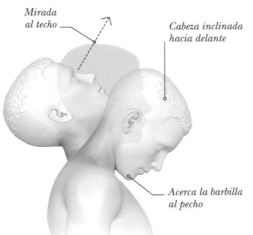

Mirada al techo

Cabeza inclinada hacia delante

Acerca la barbilla al pecho

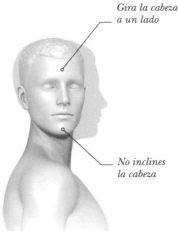

Gira la cabeza a un lado

No inclines la cabeza

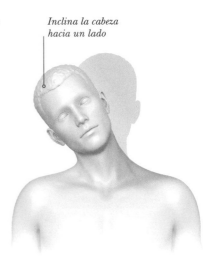

Inclina la cabeza hacia un lado

FLEXIÓN/EXTENSIÓN DEL CUELLO

Dado que buena parte del día lo pasamos mirando una pantalla, es importante movilizar el cuello en un rango guiado de movimiento para que sus músculos y los de la espalda superior estén listos para el esfuerzo.

FASE PREPARATORIA
De pie en posición neutra, separa los pies a la anchura de los hombros y activa los músculos del *core*.

PRIMERA FASE
Flexiona el cuello para estirar los músculos de la parte superior de la espalda y la zona posterior del cuello, llevando la barbilla al pecho. Vuelve a posición neutra.

SEGUNDA FASE
Lleva la cabeza atrás para estirar los músculos de la parte anterior del cuello, con la mirada al techo pero sin forzar. Vuelve a posición neutra. Realiza 5-10 repeticiones.

ROTACIÓN DEL CUELLO

La vida moderna limita el tiempo que pasamos rotando la cabeza de forma natural, principalmente por los teléfonos y las pantallas de ordenador. Este ejercicio prepara los músculos del cuello y la espalda superior para el entrenamiento.

FASE PREPARATORIA
De pie en posición neutra, separa los pies a la anchura de los hombros y activa el *core*.

PRIMERA FASE
Rota la cabeza a la derecha, con una ligera sensación de estiramiento en los músculos del cuello que alivie cualquier rigidez y tensión antes de entrenar.

SEGUNDA FASE
Vuelve a posición neutra, con la mirada al frente, y rota hacia la izquierda, notando un leve estiramiento en el cuello. Repite 5-10 veces con ambos lados.

FLEXIÓN LATERAL DEL CUELLO

Este ejercicio de cuello completa el rango de movimiento de la cabeza sobre su eje. Esta sencilla inclinación ayuda a evitar daños en el cuello y la espalda superior cuando empiezas a entrenar.

FASE PREPARATORIA
De pie en posición neutra, separa los pies a la anchura de los hombros y activa el *core*.

PRIMERA FASE
Flexiona el cuello hacia un lado, como si intentaras llevar la oreja al hombro sin forzar, y siente el estiramiento en los músculos del cuello y de la parte superior del trapecio.

SEGUNDA FASE
Vuelve a la posición neutra e inclina el cuello hacia el otro lado. Repite 5-10 veces con cada lado.

MOLINO CON MANCUERNAS

Este ejercicio trabaja la movilidad y la estabilidad del hombro, además es excelente para la extensión torácica y la rotación. Este ejercicio de movilidad del hombro prepara el tren superior para la resistencia que se le requerirá durante el entrenamiento.

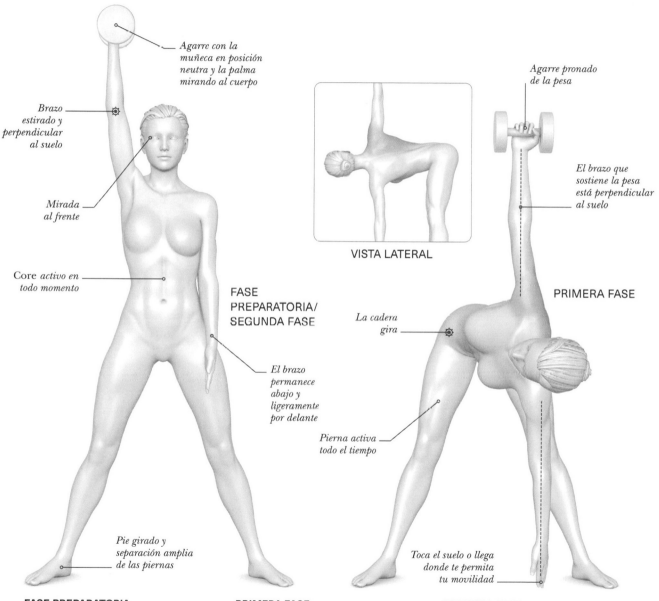

Agarre con la muñeca en posición neutra y la palma mirando al cuerpo

Brazo estirado y perpendicular al suelo

Mirada al frente

Core *activo en todo momento*

FASE PREPARATORIA/ SEGUNDA FASE

El brazo permanece abajo y ligeramente por delante

Pierna activa todo el tiempo

Pie girado y separación amplia de las piernas

VISTA LATERAL

Agarre pronado de la pesa

El brazo que sostiene la pesa está perpendicular al suelo

PRIMERA FASE

La cadera gira

Toca el suelo o llega donde te permita tu movilidad

FASE PREPARATORIA
Agarra la mancuerna (o la pesa rusa) y llévala frente el hombro. Luego, súbela justo por encima del hombro, con el otro brazo estirado.

PRIMERA FASE
Gira la palma de la mano que sostiene la pesa para que mire hacia delante mientras rotas el cuerpo y tocas el suelo con la mano libre.

SEGUNDA FASE
Vuelve a la posición inicial –el brazo que trabaja sigue arriba estirado– y repite la primera y la segunda fase 5-10 veces. Haz lo mismo con el otro lado.

ARRANCADA DE POTENCIA

Este ejercicio pone a prueba al manguito rotador en la estabilización de las fuerzas de resistencia externa del hombro. Una mayor movilidad por encima de la cabeza y la cantidad de carga que puedes levantar en la arrancada estabilizarán y fortalecerán los músculos del manguito rotador y mejorará la capacidad del hombro para estabilizar la carga. Para aumentar la dificultad, utiliza una pesa rusa, ya que las fuerzas de resistencia difieren de las de una mancuerna.

CLAVE

● Musculatura implicada

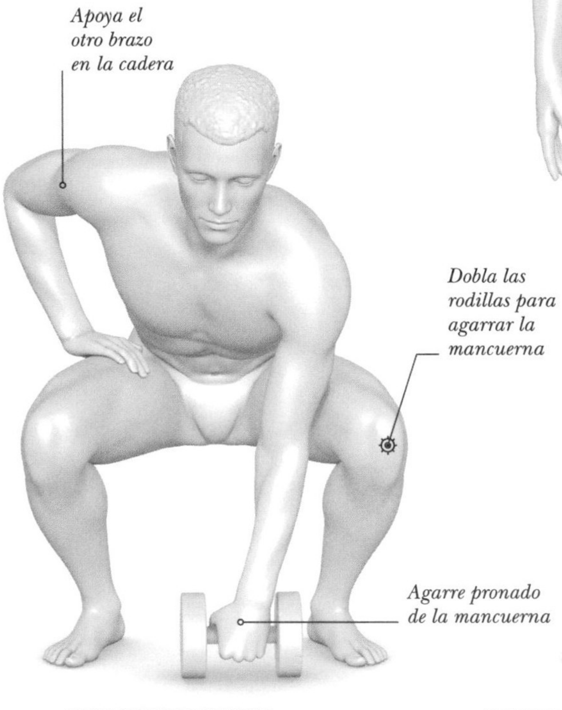

Cabeza en posición neutra

En la fase 1, agarra la pesa con la palma mirando al cuerpo

Mantén el core activo para estabilizarte

VISTA POSTERIOR

Rota la mancuerna al subirla en vertical en la segunda fase

Apoya el otro brazo en la cadera

Dobla las rodillas para agarrar la mancuerna

Agarre pronado de la mancuerna

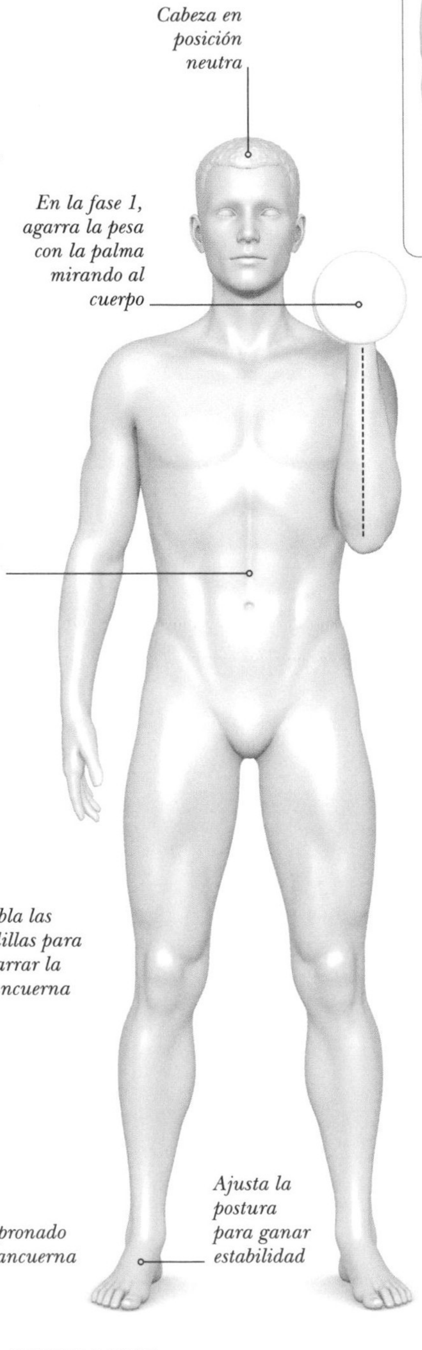

Ajusta la postura para ganar estabilidad

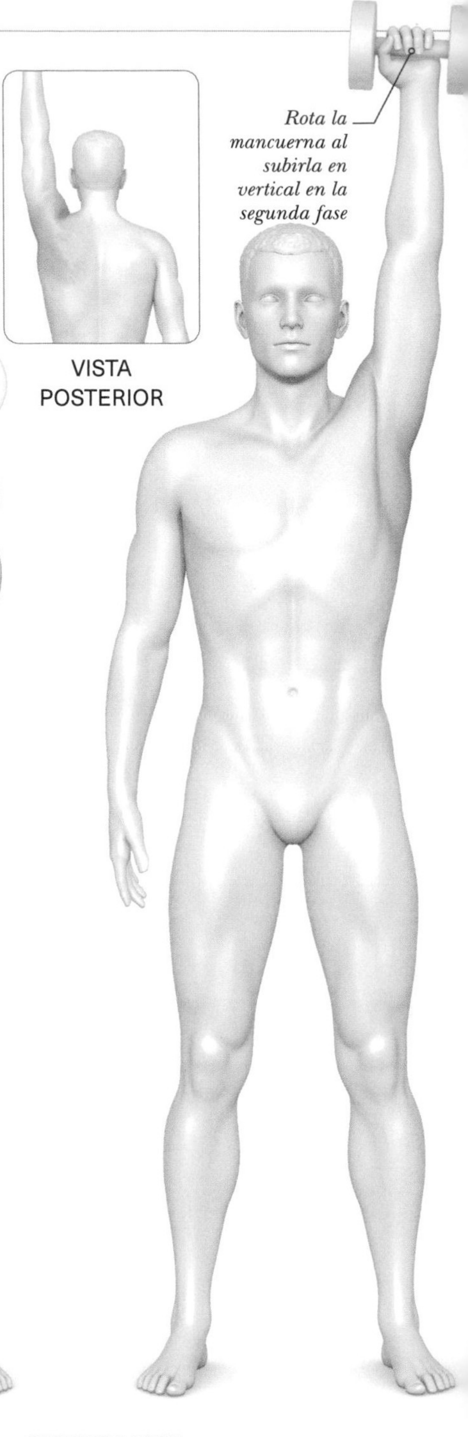

FASE PREPARATORIA
Con la pesa en el suelo delante de ti, separa los pies a la anchura de las caderas o un poco más. Agarra la pesa con una mano. Puedes ajustar la postura cuando estés en la posición de la primera fase.

PRIMERA FASE
Impúlsate con las piernas y levanta la pesa a la altura del hombro. Alinea la mancuerna con la muñeca; mantén el antebrazo perpendicular al suelo.

SEGUNDA FASE
Al levantar la mancuerna, rota la muñeca para que la palma mire al frente. Vuelve a la primera fase y repite la primera y la segunda fases 5-10 veces. Haz lo mismo con el otro brazo.

ROTACIÓN EXTERNA CON BANDA

El manguito rotador, cuya función es estabilizar el hombro, es un grupo muscular importante para maximizar la movilidad y la estabilidad. La rotación externa es habitual en muchas personas durante los empujes en vertical sobre la cabeza. Este ejercicio pone a prueba la estabilidad y la fuerza de los rotadores externos del hombro.

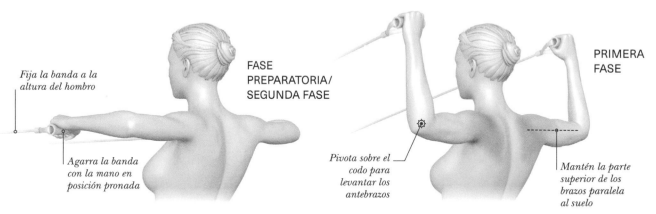

Fija la banda a la altura del hombro

FASE PREPARATORIA/ SEGUNDA FASE

PRIMERA FASE

Agarra la banda con la mano en posición pronada

Pivota sobre el codo para levantar los antebrazos

Mantén la parte superior de los brazos paralela al suelo

FASE PREPARATORIA
Con columna neutra y pies separados al ancho de los hombros, fija la banda de baja resistencia frente al hombro. Mira hacia la goma y dobla el codo para que el brazo superior esté paralelo al suelo.

PRIMERA FASE
Rota el codo de forma externa, moviendo el antebrazo para que esté perpendicular al suelo y manteniendo el nivel del brazo superior. El codo se alinea con el hombro durante todo el movimiento.

SEGUNDA FASE
Resiste la tensión de la banda mientras dejas que el brazo rote de nuevo hasta una posición neutra, de un modo controlado. Repite 5-10 veces las fases 1 y 2.

ORUGA

Este ejercicio de movilidad es un extraordinario calentamiento global. Fortalece la musculatura de las principales articulaciones ya que se entra caminando con los pies y se sale con las manos, preparando el cuerpo para el entrenamiento.

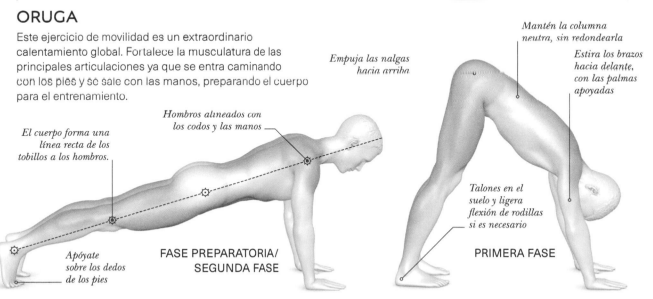

El cuerpo forma una línea recta de los tobillos a los hombros.

Hombros alineados con los codos y las manos

Empuja las nalgas hacia arriba

Mantén la columna neutra, sin redondearla

Estira los brazos hacia delante, con las palmas apoyadas

Apóyate sobre los dedos de los pies

FASE PREPARATORIA/ SEGUNDA FASE

Talones en el suelo y ligera flexión de rodillas si es necesario

PRIMERA FASE

FASE PREPARATORIA
Empieza en la posición de plancha alta (p. 95). Activa el *core*, mantén el cuerpo en línea recta y la cabeza en posición neutra.

PRIMERA FASE
Desde aquí, lleva los pies hacia las manos, de uno en uno, mientras mantienes la columna neutra y el *core* activo. No redondees la espalda.

SEGUNDA FASE
Cuando llegues a la posición final, vuelve caminando con las manos hacia delante hasta quedar en posición de plancha. Haz 5-10 repeticiones.

FLEXIÓN DE CADERA CON BANDA

Los flexores de la cadera, principalmente el psoas y el recto femoral, ayudan a coordinar la estabilidad pélvica y a doblar la cadera. Este ejercicio ayuda a trabajar el recto femoral y el psoas en una posición más contraída, activándolos y preparándolos para los ejercicios del tren inferior.

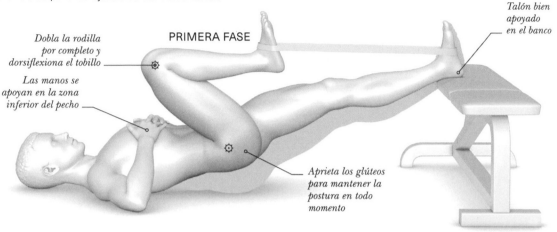

PRIMERA FASE

Dobla la rodilla por completo y dorsiflexiona el tobillo

Las manos se apoyan en la zona inferior del pecho

Talón bien apoyado en el banco

Aprieta los glúteos para mantener la postura en todo momento

FASE PREPARATORIA
Desde una posición supina, con los pies en el banco y una banda elástica en el pie, eleva las caderas como en el puente de glúteos (p. 78); mantén los codos en el suelo.

PRIMERA FASE
Mientras mantienes el puente de glúteos, flexiona la cadera y la rodilla para acercar la rodilla que trabaja al cuerpo, hasta donde puedas.

SEGUNDA FASE
Estira la misma pierna y, de manera controlada, lleva el pie al banco. Haz lo mismo con la otra pierna. Repite 5-10 veces por lado las fases 1 y 2.

ESTIRAMIENTO DE CADERA 90/90

Este ejercicio moviliza de forma efectiva la cadera –externa e interna– en un movimiento «de apertura», lo que ayuda a combatir la rigidez y la dureza de la articulación. Una buena rotación interna y externa de esta zona alivia el dolor habitual de las caderas y la zona lumbar.

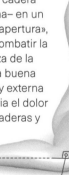

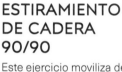

FASE PREPARATORIA/ SEGUNDA FASE

Posición sentada y torso recto

PRIMERA FASE

Torso inclinado hacia delante para sentir el estiramiento

Brazos apoyados

Mantén el ángulo de 90° en la rodilla de detrás

Rodilla de detrás en ángulo de 90°

Tobillo alineado con la rodilla en un ángulo de 90°

FASE PREPARATORIA
Comienza en posición sentada en el suelo con ambas piernas dobladas a 90°, una frente a ti con la rodilla rotada de forma interna y la otra detrás, doblada externamente.

PRIMERA FASE
Mueve el tronco para alinear el ombligo con la rodilla. Inclínate, manteniendo el pecho elevado y aguanta 3-5 segundos para sentir el estiramiento del glúteo de la pierna adelantada.

SEGUNDA FASE
Yérguete para volver a la posición de partida. Repite de 3 a 5 veces las fases 1 y 2 y luego con el otro lado.

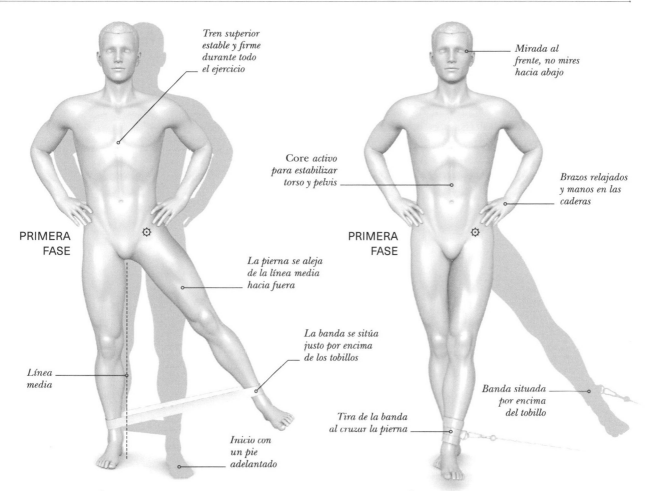

Tren superior estable y firme durante todo el ejercicio

Mirada al frente, no mires hacia abajo

Core activo para estabilizar torso y pelvis

Brazos relajados y manos en las caderas

PRIMERA FASE

La pierna se aleja de la línea media hacia fuera

PRIMERA FASE

La banda se sitúa justo por encima de los tobillos

Banda situada por encima del tobillo

Línea media

Tira de la banda al cruzar la pierna

Inicio con un pie adelantado

ABDUCCIÓN DE PIERNA CON BANDA

Este ejercicio calienta los rotadores externos y los abductores de la cadera. En un mundo en el que cada vez pasamos más tiempo sentados, es importante mantener la estabilidad y la fuerza de los abductores de la cadera.

FASE PREPARATORIA
De pie, coloca una banda de resistencia de talón a talón y adelanta un poco la pierna que trabaja. Mantén la posición erguida con las manos en las caderas.

PRIMERA FASE
Activa el *core* y mantén la columna neutra. Lleva la pierna que trabaja hacia fuera, lejos de la línea media, con la pelvis estable.

SEGUNDA FASE
Vuelve a la posición de partida resistiendo la tensión de la goma de manera controlada. Repite 5-10 veces las fases 1 y 2. Puedes tocar el suelo entre repeticiones para estabilizarte.

ADUCCIÓN DE PIERNA CON BANDA

Este ejercicio calienta los rotadores internos y los aductores de la cadera. En la vida sedentaria se usan poco los aductores de la cadera, por lo que este ejercicio, junto con la abducción (ver izquierda), mantienen una buena estabilidad de la cadera.

FASE PREPARATORIA
De pie, coloca una banda de resistencia en la pierna que trabaja, que está ligeramente adelantada. Aléjate del punto de fijación de la banda para obtener suficiente resistencia.

PRIMERA FASE
Activa el *core* y mantén la columna neutra. Lleva la pierna que trabaja hacia la línea media, mientras mantienes la pelvis estable.

SEGUNDA FASE
Lleva la pierna a la posición de partida, resistiendo la tensión de la goma de manera controlada. Repite 5-10 veces las fases 1 y 2. Puedes tocar el suelo entre repeticiones para estabilizarte.

ESTIRAMIENTOS PARA ENFRIAR

Los estiramientos para enfriar, o pasivos, pueden integrar una rutina más amplia que incluya otras actividades dinámicas de baja intensidad como la natación, el ciclismo y caminar. El estiramiento promueve la relajación y hace que el cuerpo entre en un estado de «descanso y asimilación», favoreciendo la recuperación y una sensación de calma y bienestar.

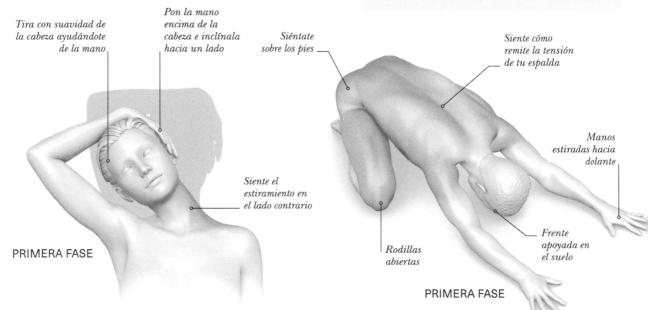

Tira con suavidad de la cabeza ayudándote de la mano

Pon la mano encima de la cabeza e inclínala hacia un lado

Siéntate sobre los pies

Siente cómo remite la tensión de tu espalda

Siente el estiramiento en el lado contrario

Manos estiradas hacia delante

PRIMERA FASE

Rodillas abiertas

Frente apoyada en el suelo

PRIMERA FASE

ESTIRAMIENTO DE LOS ESCALENOS

La estabilización durante el entrenamiento puede tensar mucho, de forma directa o indirecta, el trapecio y los músculos del cuello (escalenos). Este estiramiento ayuda a aliviar la tensión en esa musculatura.

FASE PREPARATORIA
En posición erguida, mantén la cabeza neutra y pasa un brazo por encima de la oreja contraria.

PRIMERA FASE
Usa la mano para estirar el cuello con suavidad, tirando de la cabeza hacia el lado contrario.

SEGUNDA FASE
Vuelve a posición neutra y repite las fases 1 y 2 con el otro lado. En cada uno de los lados, aguanta 5 segundos y haz 3-5 repeticiones.

POSTURA DEL NIÑO

Este estiramiento es una postura (asana) sentada de yoga. Es una forma segura de aliviar la tensión a través de la respiración, mientras se estiran los músculos de la espalda y de las articulaciones de cadera, rodilla y tobillo.

FASE PREPARATORIA
Ponte a gatas.

PRIMERA FASE
Mueve las rodillas ligeramente hacia fuera para desplazar las caderas hacia atrás, mientras llevas las manos adelante, estirando espalda y hombros. Concéntrate en controlar la respiración al volver a la posición sentada con la espalda recta.

SEGUNDA FASE
Vuelve a la posición inicial a gatas. Haz 3-5 repeticiones controladas.

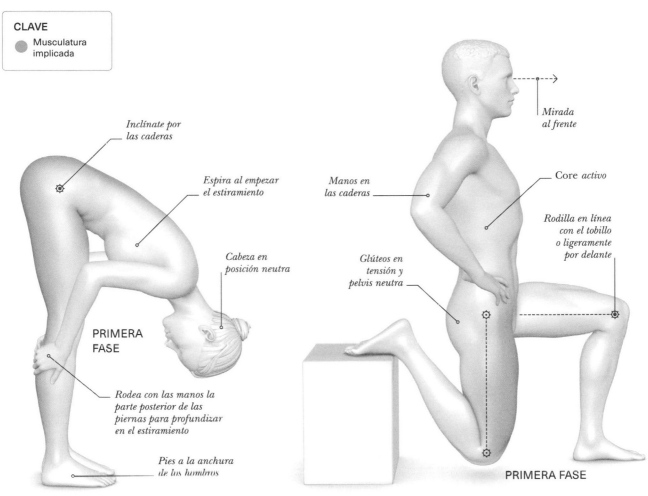

CLAVE

● Musculatura
implicada

Inclínate por
las caderas

Espira al empezar
el estiramiento

Cabeza en
posición neutra

PRIMERA
FASE

Rodea con las manos la
parte posterior de las
piernas para profundizar
en el estiramiento

Pies a la anchura
de los hombros

Mirada
al frente

Manos en
las caderas

Core *activo*

Rodilla en línea
con el tobillo
o ligeramente
por delante

Glúteos en
tensión y
pelvis neutra

PRIMERA FASE

LA PINZA

Otro estiramiento que procede del yoga y que es fácil
de adaptar a las limitaciones o necesidades de cada uno.
Es excelente para aliviar la tensión de la zona lumbar y
las caderas.

FASE PREPARATORIA
En posición erguida, separa los pies a la anchura
de los hombros.

PRIMERA FASE
Flexiona las rodillas e inclina el torso hacia delante
45°. Mantén el *core* activo y la columna neutra,
redondeando ligeramente la parte superior de la
espalda. Siente un ligero o moderado estiramiento
en la zona lumbar, isquiotibiales y glúteos.

SEGUNDA FASE
Controla la respiración, espirando al bajar e
inspirando al subir. Repite 3-5 veces, manteniendo
la postura 5-10 segundos.

ESTIRAMIENTO DE CUÁDRICEPS

Este estiramiento para enfriar, también conocido como
«del sofá», alivia la tensión y trabaja los flexores de la cadera
en un rango limitado de movimiento. Su práctica permite
movilizar y estabilizar los músculos que rodean la pelvis.

FASE PREPARATORIA
Colócate de pie con una pierna delante de un
bloque de unos 60 cm de altura. Pon la pierna
encima del bloque.

PRIMERA FASE
Deja caer la rodilla de atrás hacia el suelo,
manteniendo el muslo paralelo al suelo. Al bajar,
siente el estiramiento en el cuádriceps de esa
extremidad.

SEGUNDA FASE
Vuelve a la posición de partida y realiza luego 3-5 repeticiones
controladas. Haz lo mismo con la otra pierna.

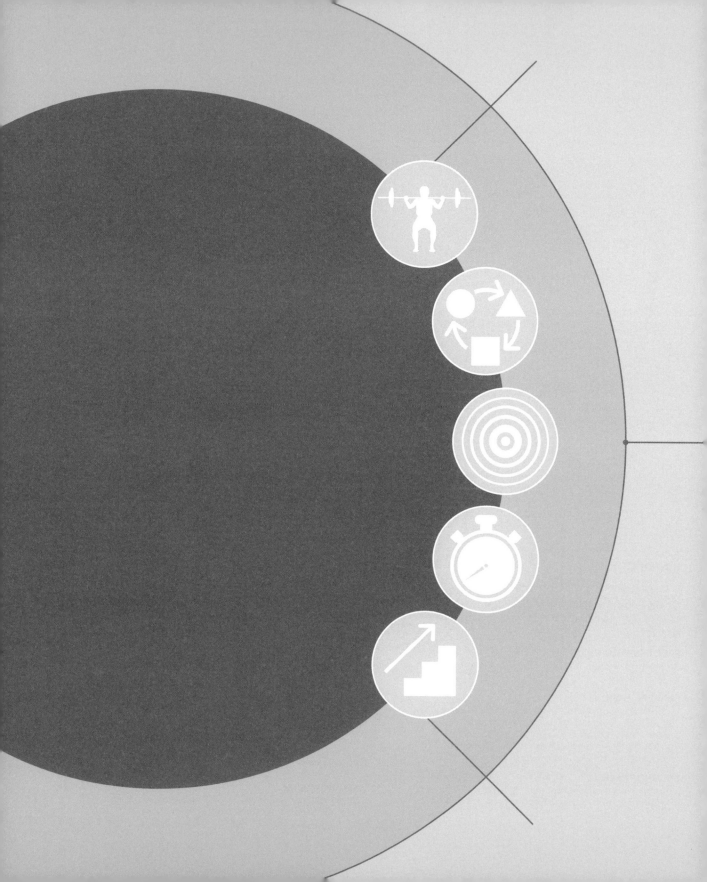

CÓMO ENTRENAR

Una de las partes más difíciles del entrenamiento de fuerza es cómo elegir un grupo de ejercicios y convertirlos en un programa bien estructurado para alcanzar tus objetivos. Esta sección se adentra en los principios más importantes del entrenamiento, cómo ponerlos en práctica y progresar, con ejemplos de combinaciones para desarrollar la musculatura, la fuerza y la fuerza resistencia.

VARIABLES EN EL ENTRENAMIENTO DE FUERZA

Los programas de entrenamiento de este libro se basan en las siguientes variables: volumen de entrenamiento, intensidad, selección de ejercicios y gestión de la fatiga. Además, la programación se organiza teniendo en cuenta la dificultad y frecuencia, de modo que puedes elegir una sesión basada en tu nivel de experiencia y tiempo semanal disponible para entrenarte.

VOLUMEN DE ENTRENAMIENTO

Se refiere a la cantidad de ejercicio en un periodo de tiempo, por lo general una sesión o una semana de entrenamiento. Suele representarse por un número de repeticiones de una secuencia de series hecha con un peso determinado.

Según ganes experiencia, podrás ajustar el volumen de entrenamiento modificando los ejercicios, su rango de movilidad o el perfil de esfuerzo (en qué punto es más difícil el movimiento), y el ritmo y periodos de descanso seguidos.

Volumen semanal total

Cada semana de entrenamiento se medirá por la cantidad de ejercicio realizado con cada grupo muscular.

EJEMPLO

Si haces 4 series de ejercicios de pecho por sesión y te entrenas 3 veces por semana, ejecutas en total 12 series para el pecho: ese es tu volumen de entrenamiento semanal para ese grupo muscular.

4x series x @ **3x** por semana = **12x series** por semana para una parte específica del cuerpo

Volumen de entrenamiento por programa

El entrenamiento puede dirigirse a aumentar la musculatura, la fuerza resistencia o la fuerza. El volumen de entrenamiento variará dependiendo de cuál sea nuestro objetivo. Para aumentar el volumen, hay que añadir repeticiones o series.

Musculación
Se centra en incrementar de modo gradual la cantidad total de entrenamiento añadiendo peso, repeticiones o series (ver arriba) semana a semana para el grupo muscular que se quiere desarrollar.

Fuerza
Se enfoca en la intensidad de cada sesión o semana de entrenamiento. La meta es progresar hacia mayores intensidades relativas (% de 1RM) para entrenar el sistema nervioso.

Fuerza resistencia
Gira en torno a la densidad de trabajo, o cantidad de trabajo realizado en un periodo. El objetivo es aumentar la densidad total por sesión, a fin de trabajar más durante el mismo tiempo.

INTENSIDAD DE ENTRENAMIENTO

La intensidad de carga se expresa como un porcentaje del máximo peso que puedes manejar en cada repetición en un ejercicio (conocido como 1 repetición máxima o 1RM).

La carga con la que te entrenas determinará cuántas repeticiones puedes hacer en una serie. Una carga mayor casi siempre se asocia a menos repeticiones (6 o menos), una moderada a un número intermedio de repeticiones (6-12) y una baja a mayor número de repeticiones (12-20 o más). Si el objetivo es desarrollar la fuerza, los rangos bajos de repeticiones son mejores para maximizar la intensidad. Para muscularse, usa una intensidad moderada, y para aumentar la fuerza resistencia, una menor.

Pocas repeticiones	Repeticiones medias	Muchas repeticiones
1-6	6-12	+12
Mejor para desarrollar la fuerza	Mejor para muscularse	Mejor para aumentar la fuerza resistencia

CONTINUIDAD FUERZA-RESISTENCIA

SELECCIÓN DE EJERCICIOS

Cada ejercicio trabaja un músculo en una parte concreta de su rango de movimiento. También influyen en que se trabaje el músculo de forma excéntrica o concéntrica (pp 12-13).

Por ejemplo, una sentadilla ejercita el rango alargado del cuádriceps, mientras que una extensión de pierna se centra en el medio-corto, incluso con la misma carga y número de repeticiones. Diferentes máquinas, asimismo, trabajan músculos distintos. Es importante encontrar los ejercicios adecuados para tu nivel de destreza, estructura y mecánica corporal.

RANGO DE MOVIMIENTO
La contribución de los músculos varía según el ángulo de articulación y el ejercicio. En cada punto del rango de movimiento entran en juego diferentes partes de un músculo. Por eso es importante que tu técnica de entrenamiento alcance el máximo rango posible, teniendo en cuenta tus limitaciones.

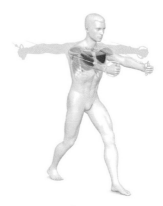

TRABAJAR MÚSCULOS CONCRETOS
Sopesa tu capacidad al escoger ejercicios; por ejemplo, ajustar la altura de la polea para las aperturas puede permitirte rotar mejor los hombros.

GESTIÓN DE LA FATIGA

Gestionar la fatiga es crucial para maximizar el crecimiento y fortalecimiento muscular y reducir el riesgo de lesión.

PROXIMIDAD DEL FALLO
Basada en la investigación, esta aproximación al manejo de la fatiga usa un número, por lo general en una escala de 1-10 (recuadro, derecha), para representar las «repeticiones en reserva» (RIR, por sus siglas en inglés): cuántas repeticiones te «dejas sin hacer» en una serie. Se correlaciona con tu índice de esfuerzo percibido (RPE, por sus siglas en inglés).

AUTOCONTROL
Este concepto se refiere a la regulación del entrenamiento según cómo te sientas cada día, por ejemplo, hacer una sesión más suave un día que estés con fatiga. Un enfoque personalizado mantendrá tu motivación y prevendrá lesiones.

DESCARGA
Se refiere a la semana de descanso o con un entrenamiento ligero, en la que trabajas lo mínimo para mantener la musculatura o la fuerza, a fin de facilitar la reparación muscular. Cuanto más duro te hayas entrenado, más largo será el periodo de descarga necesario antes de que vuelvas a ejercitarte a ese nivel. Lo ideal en un programa de entrenamiento es intercalar un periodo de descarga cada cuatro semanas. Los principiantes deberían reducir la carga en un 10-20 % esa semana. Para los más experimentados, es aconsejable disminuir en un 30-50 % y bajar 2 puntos las RIR.

Escala de RPE basada en RIR

MARCA	DESCRIPCIÓN
10	Máximo esfuerzo
9,5	Sin RIR pero podría aumentar la carga
9	1 RIR
8,5	Seguro 1 y quizás 2 RIR
8	2 RIR
7,5	Seguro 2 y quizás 3 RIR
7	3 RIR
5-6	4-6 RIR
3-4	Esfuerzo ligero
1-2	Esfuerzo escaso o nulo

La importancia del descanso

El descanso es el tiempo entre las series de un ejercicio, esencial para recuperarse. En los programas avanzados de entrenamiento, el descanso debería ser de 15 segundos a 5 minutos, dependiendo del objetivo del entrenamiento (derecha) y de acuerdo con la intensidad, duración de las series y experiencia. Los principiantes pueden atenerse a los periodos máximos de cada rango para asegurarse de que la respuesta al entrenamiento es apropiada.

00:15–1:00 fuerza resistencia

00:30–3:00 musculación

2:00–5:00 fuerza

» FRECUENCIA DE ENTRENAMIENTO

La frecuencia de entrenamiento representa cuántas veces a la semana trabajas un grupo muscular concreto (ejemplo de la p. 198).

Dado que necesitas llegar a un determinado volumen de entrenamiento semanal para desarrollar o fortalecer un grupo muscular, entrenarte más días a la semana permite variar los ejercicios.

ENTRENAR MÁS A MENUDO

Permite trabajar cada grupo muscular con mayor frecuencia y menos series cada día.

ENTRENAR MENOS A MENUDO

Puedes tener más días para recuperarte entre sesiones con un grupo muscular, pero hacer más series en cada sesión.

Además de manejar la frecuencia de entrenamiento, puedes gestionar el volumen de entrenamiento por sesión añadiendo repeticiones, peso o series (debajo) a tu programa. Ten en cuenta que todo cuanto agregues aumenta el esfuerzo en la sesión.

PROGRESO DEL ENTRENAMIENTO

El aumento de carga progresivo se define como el incremento proactivo de esfuerzo o estímulo (en forma de series, repeticiones o carga) con el paso del tiempo (ver los gráficos en la página siguiente), con el fin de que progreses en tu entrenamiento.

Ser capaz de hacer más repeticiones con un peso o levantar uno mayor son efecto del aumento de carga. Hay varios factores que puedes cambiar para asegurarte de que progresas en tu entrenamiento.

AÑADIR REPETICIONES Y PESO

Una repetición es un movimiento de ejercicio completo, excéntrico y concéntrico. Añadir repeticiones o peso son buenas formas de progresar en el entrenamiento, al aumentar la tensión sobre los músculos trabajados. A mayor tensión, más tejido muscular se activa, tanto desde un punto de vista contráctil como metabólico.

AÑADIR SERIES

Un modo habitual de progresar en el volumen de entrenamiento es agregar series de ejercicios al programa. Ese incremento de volumen fomenta la musculación, pero tiene límites: si sobrepasas tu umbral máximo de recuperación, puedes revertir esos efectos.

REPETICIONES EN RESERVA (RIR) PROGRESIVAS

La supervisión de tus RIR se centra en aumentar la fatiga general en un programa incrementando la intensidad total de trabajo. Mantener un número determinado de RIR ayuda a gestionar la fatiga y garantiza la regularidad en el desempeño (Gestión de la fatiga, p. 199).

RECUPERACIÓN

La recuperación es una de las variables principales del entrenamiento. Puesto que los ejercicios de fuerza rompen las fibras musculares (pp. 18-21), maximizar el tiempo de recuperación ayuda a tu cuerpo a repararse para incrementar su musculatura, fuerza y fuerza resistencia. Sin una recuperación adecuada, tu destreza en el entrenamiento empeorará y serás incapaz de adaptarte a él. Por eso los días de descanso son tan importantes, junto a dormir bien, la nutrición y dosificar el esfuerzo.

Aumento de carga progresivo

AÑADIR REPETICIONES Y PESO	AÑADIR SERIES	RIR PROGRESIVO	RECUPERACIÓN
Si tu entrenamiento se estanca añadiendo peso o repeticiones, dale un impulso agregando series.	El rango de volumen productivo está entre 10 y 18 series por semana para la mayoría de la gente.	Los principiantes deben quedarse a 2-4 repeticiones de su límite; los veteranos pueden reducir las RIR 1 punto por semana.	Marca días de descanso en tu programa para evitar que baje el rendimiento de tu programa de entrenamiento.

PROGRAMAS DE ENTRENAMIENTO

Los programas de entrenamiento se rigen por la distribución del ejercicio: cómo organizas las sesiones semanales. En este libro hay tres programas adaptados para principiantes y tres para nivel avanzado, con opciones de entrenar con mayor o menor frecuencia.

DISTRIBUCIÓN DEL ENTRENAMIENTO

Según tu nivel de experiencia, objetivo del entrenamiento y tiempo disponible, puedes optar por sesiones 3x, 4x o 5x a la semana, variando entre programas para principiantes o iniciados. Encuentra el programa adecuado para tu objetivo (musculación, fuerza o fuerza resistencia).

- **3x a la semana:** se trata de un **entrenamiento para todo el cuerpo** que reparte el volumen de entrenamiento entre los grupos musculares a lo largo de la semana. Se centra en los principales grupos musculares y ejercicios integrados para tensar otros menores, como los de la espalda.

- **4x a la semana:** se trata de un **entrenamiento para medio cuerpo.** Con el día adicional, puedes dividir el volumen de entrenamiento, asignando más volumen a cada grupo muscular en las sesiones.

- **5x a la semana:** se trata de un **entrenamiento para un tercio del cuerpo.** Cada jornada se entrena una tercera parte de los grupos musculares, asignándole más volumen de entrenamiento en las sesiones pero menos frecuencia de entrenamiento semanal a cada uno de ellos.

AJUSTAR EL VOLUMEN DE ENTRENAMIENTO DEL PROGRAMA

CLAVE
- Perfil de volumen
- Volumen para principiantes
- Volumen para iniciados

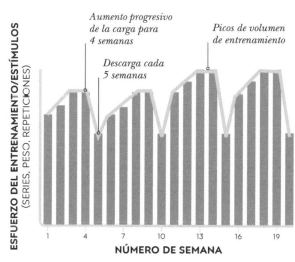

Aumento progresivo de la carga para 4 semanas

Descarga cada 5 semanas

Picos de volumen de entrenamiento

ESFUERZO DEL ENTRENAMIENTO/ESTÍMULOS (SERIES, PESO, REPETICIONES)

NÚMERO DE SEMANA

PROGRAMAS PARA PRINCIPIANTES

En los programas de entrenamiento para principiantes hay un aumento progresivo de la carga durante cuatro semanas y luego una de descarga para recuperarse, antes de comenzar de nuevo el programa. El volumen de entrenamiento aumenta gradualmente, llegando a su tope en la semana 14.

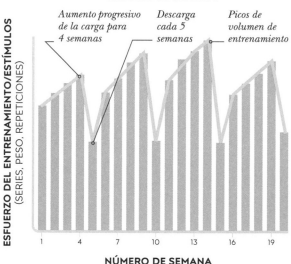

Aumento progresivo de la carga para 4 semanas

Descarga cada 5 semanas

Picos de volumen de entrenamiento

ESFUERZO DEL ENTRENAMIENTO/ESTÍMULOS (SERIES, PESO, REPETICIONES)

NÚMERO DE SEMANA

PROGRAMAS PARA INICIADOS

Los programas de ejercicio avanzado siguen el mismo patrón que los anteriores, pero con un mayor volumen de entrenamiento. También es superior el incremento del volumen semana a semana, permitiendo un aumento progresivo de la carga mayor. En las semanas 16-19 el esfuerzo disminuye para permitir recuperarse.

MUSCULACIÓN PARA PRINCIPIANTES

MUSCULACIÓN

PRINCIPIANTE

El entrenamiento para aumentar la masa muscular mediante el proceso de hipertrofia (p. 18) se basa en la realización de repeticiones de calidad con un volumen determinado a un nivel de intensidad o de proximidad al fallo concreto (p. 199).

Entrenar hasta el fallo muscular en cada repetición no es productivo a largo plazo. En su lugar, trata de hacerlo en cada serie, usando la tabla del índice de esfuerzo percibido (RPE) de la p. 199 para calcular las repeticiones en reserva (RIR). Se ha demostrado que entrenar con 4-5 repeticiones hasta el fallo aporta suficiente estímulo para promover el crecimiento muscular.

Empieza cada rutina con un calentamiento (p. 186). Donde se indique, puedes optar por una variación del ejercicio, según tus preferencias y situación.

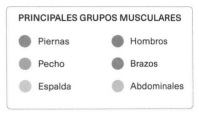

PRINCIPALES GRUPOS MUSCULARES

- Piernas
- Pecho
- Espalda
- Hombros
- Brazos
- Abdominales

Para todas las rutinas

Todas las rutinas de musculación para principiantes utilizan las mismas repeticiones, series, descanso entre series, RIR y tempo, independientemente de la frecuencia del entrenamiento.

8-10 REPETICIONES
4 SERIES
60-90 SEGUNDOS DE DESCANSO
3-4 RIR
TEMPO **CONTROLADO**

Guía sobre el tempo

El tempo es la cadencia con que realizas cada repetición. En un tempo «controlado» has de vigilar el ritmo con cada repetición: completa la fase excéntrica en 2-3 segundos y la concéntrica en 1 segundo, para mantener una técnica correcta y la tensión en el músculo.

MUSCULACIÓN – 3X POR SEMANA

	EJERCICIO
RUTINA 1	Sentadilla con barra o variación (pp. 54-57)
	Curl de pierna (sentado o tumbado) (pp. 68-70)
	Press de banca con mancuernas (p. 96) o flexión (p. 95)
	Pulldown vertical con agarre ancho (p. 110) o dominada pronada (p. 113)
	Press militar con mancuernas (p. 127)
	Plancha frontal con rotación (p. 156)
RUTINA 2	*Press* de banca con barra o variación (pp. 92-95)
	Peso muerto rumano (p. 89)
	Remo horizontal con agarre neutro (p. 114)
	Press militar en máquina o con mancuernas (pp. 126-127)
	Extensión de pierna o variación (pp. 74-77)
	Abdominales con pelota (p. 160) o en la postura del gato y la vaca (p. 162)
RUTINA 3	Peso muerto convencional (p. 86) o subida de escalón con mancuernas (p. 66)
	Pulldown vertical con agarre neutro (p. 112) o dominada supina (p. 113)
	Cruces con polea media (p. 103) o aperturas con máquina (p. 104)
	Curl de pierna (sentado o tumbado) (pp. 68-70)
	Press militar en máquina o con mancuernas (pp. 126-127)
	Leñador con polea (p. 168)

MUSCULACIÓN – 5x POR SEMANA

	EJERCICIO
RUTINA 1	*Press* de banca con mancuernas inclinado o variación (pp. 98-99)
	Pulldown vertical con agarre neutro (p. 112)
	Pájaro en banco inclinado (p. 138)
	Curl de bíceps con mancuernas (p. 142)
	Tríceps con cuerdas (p. 150) o *press* de banca con barra con agarre estrecho (p. 94)
	Abdominales con polea alta (p. 166)
RUTINA 2	Peso muerto rumano (p. 89)
	Sentadilla *hack* (p. 60)
	Puente de glúteos con pesa o variación (pp. 80-81)
	Extensión de pierna (p. 74)
	Elevación de talones (p. 82)
RUTINA 3	*Press* militar con mancuernas o variación (pp. 126-127)
	Elevación lateral con mancuernas o variación (pp. 128-131)
	Curl de bíceps con banda (p. 144)
	Tríceps con polea alta cruzada (pp. 153)
	Leñador con polea (p. 168)
	Abdominales declinados (p. 167)
RUTINA 4	Remo horizontal con agarre neutro (p. 114)
	Pulldown vertical con agarre ancho (p. 110)
	Press de banca con mancuernas (p. 96) o flexión (p. 95)
	Remo horizontal con mancuerna (p. 116)
	Ejercicio de pecho (p. 90) o espalda (p. 108) a elegir
RUTINA 5	*Press* de pierna (p. 58) o sentadilla con mancuernas (p. 56)
	Extensión de pierna o variación (pp. 74-77)
	Curl de pierna (sentado tumbado) (pp. 68-70)
	Puente de glúteos con pesa o variación (pp. 80-81)
	Pájaro en banco inclinado (p. 138)
	Elevación lateral con mancuernas o variación (pp. 128-131)

MUSCULACIÓN – 4X POR SEMANA

	EJERCICIO
RUTINA 1	*Press* de banca con barra o variación (pp. 92-95)
	Press de pierna (p. 58)
	Tríceps con cuerdas o variación (pp. 150-153)
	Elevación lateral con mancuernas o variación (pp. 128-131)
	Abdominales con polea alta (p. 166)
RUTINA 2	*Pulldown* vertical con agarre neutro o dominada supina (pp. 112-113)
	Curl de pierna o variación (pp. 68-71)
	Puente de glúteos con pesa o variación (pp. 80-81)
	Curl de bíceps con mancuernas o variación (pp. 142-145)
	Extensión de pierna o variación (pp. 74-77)
RUTINA 3	Elevación de talones (p. 82)
	Cruces con polea o variación (pp. 100-103)
	Tríceps con mancuerna o variación (pp. 146-149)
	Press militar con mancuernas o variación (pp. 126-127)
	Leñador con polea (p. 168)
RUTINA 4	Remo horizontal con agarre neutro (p. 114)
	Peso muerto rumano (p. 89)
	Puente de glúteos con pesa o variación (pp. 80-81)
	Curl de bíceps con banda (p. 144)
	Elevación de talones sentado (p. 84)

MUSCULACIÓN PARA INICIADOS

La progresión en los programas avanzados se logra principalmente con un aumento del volumen de entrenamiento y de la selección de ejercicios.

Estos planes avanzados ofrecen mayor variedad de ejercicios que las rutinas para principiantes y el incremento del volumen eleva el estrés metabólico y la tensión muscular. Al igual que en los programas para principiantes, deberías entrenar hasta el fallo en cada serie midiendo las RIR o el RPE (p. 199). Pon atención al tempo que necesita cada ejercicio (abajo a la izquierda).

MUSCULACIÓN

AVANZADO

PRINCIPALES GRUPOS MUSCULARES

- Piernas
- Pecho
- Espalda
- Hombros
- Brazos
- Abdominales

Para todas las rutinas

Todas las rutinas de musculación para iniciados utilizan el mismo descanso entre series y las RIR, independientemente de la frecuencia del entrenamiento.

60-90 SEGUNDOS DE DESCANSO
2-3 RIR

Guía sobre el tempo

En los programas más avanzados, el tempo se expresa como una relación de cuatro números que corresponden a la duración, en segundos, de cada fase de la repetición: contracción excéntrica, descanso en la parte menos exigente del movimiento, contracción concéntrica y descanso al finalizar la acción. En un tempo de 3011, por ejemplo, hay que contar 3 segundos durante la contracción excéntrica (como el descenso en una sentadilla), 0 segundos de reposo en la parte baja de la repetición, 1 segundo de contracción concéntrica (como levantarse con potencia de una sentadilla), y 1 segundo de retención en la parte superior del movimiento, donde se contrae el músculo trabajado. Otros tempos habituales en las rutinas de este libro son 3010 y 3110.

VER P. 212 PARA LA GUÍA SOBRE SUPERSERIES

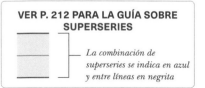

La combinación de superseries se indica en azul y entre líneas en negrita

MUSCULACIÓN – 3x POR SEMANA

	EJERCICIO	SERIES	REPETICIONES	TEMPO
RUTINA 1	Sentadilla con barra (p. 54) o *press* de pierna (p. 58)	4	6-8	3010
	Curl de pierna (sentado o tumbado) (pp. 68-70)	4	6-8	3010
	Press de banca con mancuernas (p. 96) o *press* de banca con barra (p. 92)	4	6-8	3010
	Pulldown vertical con agarre ancho (p. 110) o dominada pronada (p. 113)	4	6-8	3010
	Press militar con mancuernas (p. 127)	4	6-8	3010
	Plancha frontal con rotación (p. 156)	4	6-8	Controlado
RUTINA 2	*Press* de banca con barra (p. 92) o *press* de banca con mancuernas (p. 96)	4	6-8	3010
	Peso muerto rumano (p. 89)	4	6-8	3010
	Remo horizontal con agarre neutro (p. 114)	4	6-8	3010
	Press militar en máquina o con mancuernas (pp. 126-127)	4	6-8	3010
	Extensión de pierna (p. 74)	4	6-8	3010
	Abdominales con pelota o variación (pp. 160-163)	4	6-8	Controlado
RUTINA 3	Peso muerto convencional (pp. 86-89)	4	8-10	2010
	Pulldown vertical con agarre neutro o dominada supina (pp. 112-113)	4	8-10	3010
	Cruces con polea media (p. 103) o aperturas con máquina (p. 104)	4	8-10	3010
	Curl de pierna (sentado o tumbado) (pp. 68-70)	4	8-10	3010
	Press militar en máquina (p. 126) o sentado con mancuernas (p. 135)	4	8-10	3010
	Leñador con polea (p. 168)	4	8-10	Controlado

MUSCULACIÓN – 4x POR SEMANA

RUTINA 1

EJERCICIO	SERIES	REP.	TEMPO
Press de banca con mancuernas o variación (p. 96-99)	4	6-8	3110
Sentadilla con barra (p. 54) o *press* de pierna (p. 58)	5	6-8	3010
Tríceps con polea alta cruzada (p. 153)	4	8-10	3011
Cruces con polea (p. 100)	4	8-10	3011
Elevación lateral con mancuernas o variación (pp. 128-131)	4	8-10	3010
Tríceps con mancuerna o variación (pp. 146-149)	4	8-10	3010
Abdominales con polea alta (p. 166)	5	8-10	Controlado

RUTINA 2

EJERCICIO	SERIES	REP.	TEMPO
Pulldown vertical con agarre neutro o dominada supina (pp. 112-113)	4	6-8	3010
Curl de pierna tumbado o variación (pp. 68-71)	5	6-8	3011
Puente de glúteos con barra o variación (pp. 78-81)	4	6-8	3011
Curl de bíceps con máquina (p. 144)	4	6-8	3011
Curl de bíceps con mancuernas o variación (pp. 142-145)	4	8-10	3011
Remo horizontal con mancuerna (p. 116)	4	8-10	3010
Elevación de talones o variación (p. 82-85)	5	8-10	Controlado
Extensión de pierna o variación (pp. 74-77)	5	8-10	3011

RUTINA 3

EJERCICIO	SERIES	REP.	TEMPO
Cruces con polea media (p. 103)	4	8-10	3010
Tríceps con mancuerna o variación (pp. 146-149)	4	8-10	3110
Press militar con barra o variación (pp. 124-127)	4	8-10	3010
Elevación lateral con mancuernas o variación (pp. 128-131)	4	8-10	3010
Leñador con polea (p. 168)	5	6-8	Controlado

RUTINA 4

EJERCICIO	SERIES	REP.	TEMPO
Remo horizontal con agarre neutro (p. 114)	4	6-8	3010
Peso muerto rumano (p. 89)	5	6-8	3010
Puente de glúteos con barra o variación (pp. 78-81)	4	6-8	3011
Curl de bíceps con banda (p. 144)	4	8-10	3011
Elevación de talones sentado (p. 84)	5	8-10	3011

MUSCULACIÓN – 5x POR SEMANA

RUTINA 1

EJERCICIO	SERIES	REP.	TEMPO
Press de banca con mancuernas inclinado o variación (p. 98)	4	6-8	3110
Pulldown vertical con agarre neutro (p. 112)	4	6-8	3010
Pájaro con mancuernas (p. 136)	4	8-10	3011
Aperturas con mancuernas (p. 106)	4	8-10	3010
Curl de bíceps con mancuernas (p. 142)	4	8-10	3011
Tríceps con cuerdas (p. 150)	4	8-10	3011
Abdominales con polea alta (p. 166)	4	8-10	Controlado

RUTINA 2

EJERCICIO	SERIES	REP.	TEMPO
Peso muerto rumano (p. 89)	4	6-8	3010
Sentadilla *hack* (p. 60)	3	8-10	3110
Puente de glúteos con barra o variación (pp. 78-81)	4	8-10	3011
Curl de pierna (p. 68)	4	8-10	3011
Extensión de pierna (p. 74)	3	8-10	3011
Elevación de talones (p. 82) o elevación de talones en prensa (p. 85)	4	8-10	3011

RUTINA 3

EJERCICIO	SERIES	REP.	TEMPO
Press militar en máquina o con mancuernas (pp. 126-127)	4	6-8	3110
Elevación lateral con mancuernas o variación (pp. 128-131)	4	8-10	3010
Elevación frontal con mancuernas o variación (pp. 132-135)	4	8-10	3010
Curl de bíceps con banda (p. 144)	4	8-10	3011
Pájaro con mancuernas o variación (p. 136-139)	4	8-10	3011
Tríceps con polea alta cruzada (p. 153)	4	8-10	3011
Plancha lateral con rotación (p. 158)	4	8-10	Controlado
Plancha rotatoria con pelota (p. 162)	4	8-10	Controlado

RUTINA 4

EJERCICIO	SERIES	REP.	TEMPO
Remo horizontal con agarre neutro (p. 114)	4	6-8	3010
Pulldown vertical (p. 110)	4	8-10	3011
Press de banca con mancuernas (p. 96) o flexión (p. 95)	3	8-10	3110
Cruces con polea baja (p. 103)	3	8-10	3011
Encoger hombros con mancuernas (p. 118)	4	8-10	3010
Ejercicio de pecho (p. 90) o espalda (p. 108) a elegir	4	8-10	Controlado

RUTINA 5

EJERCICIO	SERIES	REP.	TEMPO
Sentadilla con barra (p. 54) o sentadilla *hack* (p. 60)	4	8-10	3110
Extensión de pierna o variación (pp. 74-77)	4	8-10	3011
Curl de pierna (sentado o tumbado) (pp. 68-70)	4	8-10	3010
Puente de glúteos con pesa o variación (pp. 80-81)	4	8-10	3011
Pájaro en banco inclinado (p. 138)	4	8-10	3011
Elevación lateral con mancuernas o variación (pp. 128-131)	4	10-12	3010
Abdominales con polea alta (p. 166) o elevación de rodillas en suspensión (p. 164)	4	8-10	Controlado

FUERZA PARA PRINCIPIANTES

Entrenar con el objetivo de ganar fuerza muscular exige un entrenamiento de alta intensidad (con mucha carga) acompañado de rangos inferiores de repetición y períodos más largos de descanso.

La intención de estos programas es usar la masa muscular que se tiene para generar fuerza contráctil y para entrenar el sistema nervioso, lo que permite emplear y activar músculos que producen fuerza de forma más intensa y eficaz (p. 38). El entrena-miento para ganar fuerza es también una expresión de habilidad y coordinación.

En estas rutinas, debes completar el ejercicio principal con el objetivo de subir la carga en cada serie. Utiliza las series de calentamiento de los ejercicios principales como necesites para preparar el cuerpo para cargas más pesadas. Cuando se indique, puedes optar por una variación, según tus preferencias y situación.

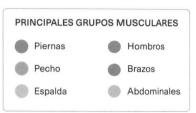

PRINCIPALES GRUPOS MUSCULARES

- Piernas
- Pecho
- Espalda
- Hombros
- Brazos
- Abdominales

Para todas las rutinas

Toda rutina de fuerza para principiantes usa las siguientes repeticiones, series, descanso entre series, RIR y guía de tiempo, independientemente de la frecuencia del entrenamiento:

TEMPO **CONTROLADO**

1 MINUTO DE DESCANSO para ejercicios con
2 SERIES y **2-3** MINUTOS DE DESCANSO para otros, excepto los señalados con *, en los que son
2-5 MINUTOS DE DESCANSO

FUERZA – 3x POR SEMANA

	EJERCICIO	SERIES	REP.	TEMPO
RUTINA 1	Remo horizontal con máquina (p. 116)	2	6-8	3-4
	Press militar en máquina (p. 126)	2	6-8	3-4
	Press de banca con barra (p. 92) o *press* de banca con mancuernas (p. 96)*	5	5	2-3
	Press militar con barra (p. 124) o con mancuernas (p. 127)	3	6	2-3
	Tríceps con polea alta cruzada o variación (152-153)	3	6	2-3
RUTINA 2	Elevación de talones (p. 82)	2	6-8	3-4
	Puente de glúteos con pesa (p. 80)	2	6-8	3-4
	Sentadilla con barra (p. 54) o sentadilla *hack* (p. 60)*	5	5	2-3
	Press de pierna (p. 58)	3	6	2-3
	Elevación de talones sentado (p. 84)	3	6	2-3
RUTINA 3	Elevación de talones (p. 82)	2	6-8	3-4
	Puente de glúteos con pesa (p. 80)	2	6-8	3-4
	Remo horizontal con barra (p. 117) o remo horizontal con máquina (p. 116)*	5	5	2-3
	Pulldown vertical con agarre neutro (p. 112)	3	6	2-3
	Curl de bíceps con mancuernas (p. 142) o *curl* de bíceps con máquina (p. 144)	3	6	2-3

FUERZA – 4x POR SEMANA

	EJERCICIO	SERIES	REP.	TEMPO
RUTINA 1	Elevación de talones (p. 82)	2	6-8	3-4
	Puente de glúteos con pesa (p. 80)	2	6-8	3-4
	Sentadilla con barra (p. 54) o sentadilla *hack* (p. 60)*	5	5	2-3
	Press de pierna (p. 58)	3	6	2-3
	Extensión de pierna (p. 74)	3	6	2-3
	Elevación de talones sentado (p. 84)	3	6	2-3
RUTINA 2	Remo horizontal con máquina (p. 116)	2	6-8	3-4
	Press militar en máquina (p. 126)	2	6-8	3-4
	Press de banca con barra (p. 92) o *press* de banca con mancuernas (p. 96)*	5	5	2-3
	Press militar con barra (p. 124) o con mancuernas (p. 127)	3	6	2-3
	Cruces con polea media (p. 103) o elevación lateral con mancuernas (p. 128)	3	6	2-3
	Tríceps con polea alta cruzada o variación (152-153)	3	6	2-3
RUTINA 3	Elevación de talones (p. 82)	2	6-8	3-4
	Zancada caminando con mancuernas (p. 65)	2	6-8	3-4
	Peso muerto rumano (p. 89)*	5	5	2-3
	Curl de pierna (sentado o tumbado) (pp. 68-70)	3	6	2-3
	Puente de glúteos con barra o variación (pp. 78-81)	3	6	2-3
	Elevación de talones (p. 82)	3	6	2-3
RUTINA 4	*Curl* de bíceps con banda (p. 144)	2	6-8	3-4
	Pulldown vertical con agarre ancho (p. 110)	2	6-8	3-4
	Remo horizontal con barra (p. 117) o con máquina (p. 116)*	5	5	2-3
	Pulldown vertical con agarre neutro (p. 112)	3	6	2-3
	Pájaro en banco inclinado (p. 138)	3	6	2-3
	Curl de bíceps con mancuernas (p. 142) o con máquina (p. 144)	3	6	2-3

FUERZA – 5x POR SEMANA

	EJERCICIO	SERIES	REP.	TEMPO
RUTINA 1	Elevación de talones (p. 82)	2	6-8	3-4
	Puente de glúteos con pesa (p. 80)	2	6-8	3-4
	Sentadilla con barra (p. 54) o sentadilla *hack* (p. 60)*	5	5	2-3
	Press de pierna (p. 58)	3	6	2-3
	Extensión de pierna (p. 74)	3	6	2-3
	Elevación de talones sentado (p. 84)	3	6	2-3
RUTINA 2	Remo horizontal con máquina (p. 116)	2	6-8	3-4
	Press militar en máquina (p. 126)	2	6-8	3-4
	Press de banca con barra (p. 92) o *press* de banca con mancuernas (p. 96)*	5	5	2-3
	Press militar con barra (p. 124) o con mancuernas (p. 127)	3	6	2-3
	Cruces con polea media (p. 103) o elevación lateral con mancuernas (p. 128)	3	6	2-3
	Tríceps con polea alta cruzada o variación (pp. 152-153)	3	6	2-3
RUTINA 3	Elevación de talones (p. 82)	2	6-8	3-4
	Zancada caminando con mancuernas (p. 65)	2	6-8	3-4
	Peso muerto rumano (p. 89)*	5	5	2-3
	Curl de pierna (sentado o tumbado) (pp. 68-70)	3	6	2-3
	Puente de glúteos con barra o variación (pp. 78-81)	3	6	2-3
	Elevación de talones (p. 82)	3	6	2-3
RUTINA 4	*Curl* de bíceps con banda (p. 144)	2	6-8	3-4
	Pulldown vertical con agarre ancho (p. 110)	2	6-8	3-4
	Remo horizontal con barra (p. 117) o remo horizontal con máquina (p. 116)*	5	5	2-3
	Pulldown vertical con agarre neutro (p. 112)	3	6	2-3
	Pájaro en banco inclinado (p. 138)	3	6	2-3
	Curl de bíceps con mancuernas (p. 142) o con máquina (p. 144)	3	6	2-3
RUTINA 5	Remo horizontal con máquina (p. 116)	2	6-8	3-4
	Press militar en máquina (p. 126)	2	6-8	3-4
	Press de banca con mancuernas inclinado (p. 98) o cruces con polea media (p. 103)*	3	6-8	2-5
	Press militar en máquina o con mancuernas (p. 126-127)	3	6-8	2-3
	Elevación lateral con mancuernas (p. 128)	3	6-8	2-3
	Tríceps con cuerdas o variación (pp. 150-153)	3	6-8	2-3

FUERZA PARA INICIADOS

Con estos programas de fuerza para iniciados se progresa a través del aumento del volumen de entrenamiento y el número de ejercicios.

El aumento de la fuerza en un nivel avanzado se logra principalmente elevando la carga.

Al igual que en el caso de los principiantes, se debe subir la carga en cada serie, alcanzando la máxima intensidad en la última serie de cada ejercicio y rutina. De nuevo, calienta, según sea necesario, en los ejercicios principales para adaptarte a cargas más pesadas.

PRINCIPALES GRUPOS MUSCULARES

● Piernas	● Hombros
● Pecho	● Brazos
● Espalda	● Abdominales

FUERZA

AVANZADO

Para todas las rutinas

Toda rutina de musculación avanzada usa los siguientes descansos entre series y RIR, independientemente de la frecuencia del entrenamiento:

60 SEGUNDOS de descanso para ejercicios con dos series,
2-3 MINUTOS DE DESCANSO para los de 4 series, y **2-5** MINUTOS para los de **5** SERIES

PARA UNA GUÍA SOBRE EL TEMPO, VÉANSE P. 202 Y P. 204

Priorizar determinados músculos

Muchos tenemos determinados grupos musculares que querríamos mejorar. Una vez que tienes una base sólida de músculo y fuerza, puedes empezar a concentrarte en ganar volumen en músculos concretos, aumentando el número de series que les dedicas en cada semana de entrenamiento. Cuidado con no excederte: si trabajas más una musculatura, reduce el volumen de otra parte del cuerpo para compensar.

FUERZA – 3x POR SEMANA

	EJERCICIO	SERIES	REP.	RIR	TEMPO
RUTINA 1	Remo horizontal con máquina (p. 116)	2	6-8	3-4	Controlado
	Press militar en máquina (p. 126)	2	6-8	3-4	Controlado
	Press de banca con barra (p. 92) o *press* de banca con mancuernas (p. 96)	5	5	2	3110
	Press militar con barra o con mancuernas (pp. 124-127)	4	6	2	3110
	Tríceps con polea alta cruzada (p. 153)	4	6	2	3110
RUTINA 2	Elevación de talones (p. 82)	2	6-8	3-4	Controlado
	Puente de glúteos con pesa (p. 80)	2	6-8	3-4	Controlado
	Sentadilla con barra (p. 54) o sentadilla *hack* (p. 60)	5	5	2	3110
	Press de pierna (p. 58)	4	6	2	3110
	Elevación de talones sentado (p. 84)	4	6	2	3110
RUTINA 3	*Curl* de bíceps (p. 144)	2	6-8	3-4	Controlado
	Pulldown vertical con agarre ancho (p. 110)	2	6-8	3-4	Controlado
	Remo horizontal con barra o con máquina (pp. 116-117)	5	5	2	3110
	Pulldown vertical con agarre neutro (p. 112)	4	6	2	3110
	Curl de bíceps con mancuernas o con máquina (pp. 142-144)	4	6	2	3010

FUERZA – 4X POR SEMANA

	EJERCICIO	SERIES	REP.	RIR	TEMPO
RUTINA 1	Elevación de talones (p. 82)	2	6-8	3-4	Controlado
	Puente de glúteos con pesa (p. 80)	2	6-8	3-4	Controlado
	Sentadilla con barra (p. 54) o sentadilla *hack* (p. 60)	5	5	2	3110
	Press de pierna (p. 58) o peso muerto con barra hexagonal (p. 88)	4	6	2	3110
	Extensión de pierna (p. 74)	4	6	2	3010
	Elevación de talones sentado (p. 84)	4	6	2	3110
RUTINA 2	Remo horizontal con máquina (p. 116)	2	6-8	3-4	Controlado
	Press militar en máquina (p. 126)	2	6-8	3-4	Controlado
	Press de banca con barra (p. 92) o con mancuernas (p. 96)	5	5	2	3110
	Press militar con barra o con mancuernas (pp. 124-127)	4	6	2	3110
	Cruces con polea media (p. 103) o elevación lateral con mancuernas (p. 128)	4	6	2	3010
	Tríceps con polea alta cruzada (p. 153)	4	6	2	3110
RUTINA 3	Elevación de talones (p. 82)	2	6-8	3-4	Controlado
	Zancada caminando con mancuernas (p. 65)	2	6-8	3-4	Controlado
	Peso muerto rumano (p. 89)	5	5	2	3110
	Curl de pierna (sentado o tumbado) (pp. 68-70)	4	6	2	3110
	Puente de glúteos con barra o variación (pp. 78-81)	4	6	2	3010
	Elevación de talones (p. 82)	4	6	2	3110
RUTINA 4	*Curl* de bíceps con banda (p. 144)	2	6-8	3-4	Controlado
	Pulldown vertical con agarre ancho (p. 110)	2	6-8	3-4	Controlado
	Remo horizontal con barra (p. 117) o con máquina (p. 116)	5	5	2	3110
	Pulldown vertical con agarre neutro (p. 112)	4	6	2	3110
	Pájaro en banco inclinado (p. 138)	4	6	2	3010
	Curl de bíceps con mancuernas (p. 142) o con máquina (p. 144)	4	6	2	3110

FUERZA – 5X POR SEMANA

	EJERCICIO	SERIES	REP.	RIR	TEMPO
RUTINA 1	Elevación de talones (p. 82)	2	6-8	3-4	Controlado
	Puente de glúteos con pesa (p. 80)	2	6-8	3-4	Controlado
	Sentadilla con barra (p. 54) o sentadilla *hack* (p. 60)	5	5	2	3110
	Press de pierna (p. 58) o peso muerto con barra hexagonal (p. 88)	4	6	2	3110
	Extensión de pierna (p. 74)	4	6	2	3010
	Elevación de talones sentado (p. 84)	4	6	2	3110
RUTINA 2	Remo horizontal con máquina (p. 116)	2	6-8	3-4	Controlado
	Press militar en máquina (p. 126)	2	6-8	3-4	Controlado
	Press de banca con barra (p. 92) o con mancuernas (p. 96)	5	5	2	3110
	Press militar con barra o con mancuernas (pp. 124-127)	4	6	2	3110
	Cruces con polea media (p. 103) o elevación lateral con mancuernas (p. 128)	4	6	2	3010
	Tríceps con polea alta cruzada (p. 153)	4	6	2	3110
RUTINA 3	Elevación de talones (p. 82)	2	6-8	3-4	Controlado
	Zancada caminando con mancuernas (p. 65)	2	6-8	3-4	Controlado
	Peso muerto rumano (p. 89)	5	5	2	3110
	Curl de pierna (sentado o tumbado) (pp. 68-70)	4	6	2	3110
	Puente de glúteos con barra o variación (pp. 78-81)	4	6	2	3010
	Elevación de talones (p. 82)	4	6	2	3110
RUTINA 4	*Curl* de bíceps con banda (p. 144)	2	6-8	3-4	Controlado
	Pulldown vertical con agarre ancho (p. 110)	2	6-8	3-4	Controlado
	Remo horizontal con barra o variación (pp. 116-117)	5	5	2	3110
	Pulldown vertical con agarre neutro (p. 112)	4	6	2	3110
	Pájaro en banco inclinado (p. 138)	4	6	2	3010
	Curl de bíceps con mancuernas o con máquina (pp. 142-144)	4	6	2	3110
RUTINA 5	Remo horizontal con máquina (p. 116)	2	6-8	3-4	Controlado
	Press militar en máquina (p. 126)	2	6-8	3-4	Controlado
	Press de banca con mancuernas inclinado (p. 98) o cruces con polea (p. 100)	4	6-8	2-3	3010
	Press militar en máquina o con mancuernas (p. 126-127)	4	6-8	2-3	3010
	Elevación lateral con mancuernas (p. 128)	4	6-8	2-3	3010
	Tríceps con cuerdas o variación (pp. 150-153)	4	6-8	2-3	3010

FUERZA RESISTENCIA PARA PRINCIPIANTES

Este entrenamiento, conocido también como de resistencia muscular, se centra en usar cargas bajas a moderadas con períodos de descanso más cortos para poner a prueba la resistencia muscular local.

Mediante estos programas se aumenta la capacidad global de trabajo, o la densidad total de trabajo por sesión. Este tipo de entrenamiento pueda

ayudar también al desarrollo de músculo y fuerza, y es eficaz cuando se combina con otras formas de entrenamiento o deporte. La combinación de ejercicios –llamadas superseries o series gigantes– pone a prueba el cuerpo, que tiene que mantener su capacidad aun estando fatigado.

Empieza cada ejercicio con un calentamiento. Cuando se indique, puedes elegir una variación.

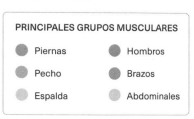

PRINCIPALES GRUPOS MUSCULARES

Piernas	Hombros
Pecho	Brazos
Espalda	Abdominales

Para todas las rutinas

Toda rutina de fuerza resistencia para principiantes emplea las siguientes repeticiones, series, descanso entre series, RIR y guía del tempo, independientemente de la frecuencia del entrenamiento:

12-15 REPETICIONES
3 SERIES
(**4** SERIES cuando se entrena
4 o **5** veces por semana)
45-60 SEGUNDOS DE DESCANSO
3-4 RIR
TEMPO **CONTROLADO**

FUERZA RESISTENCIA – 3x POR SEMANA

	EJERCICIO
RUTINA 1	*Press* de pierna (p. 58) o sentadilla con mancuernas (p. 56)
	Curl de pierna (sentado o tumbado) (pp. 68-70)
	Press de banca con mancuernas (p. 96) o flexión (p. 95)
	Pulldown vertical con agarre ancho (p. 110) o dominada pronada (p. 113)
	Press militar con mancuernas (p. 127) o elevación lateral con mancuernas (p. 128)
	Abdominales en V alternos (p. 171)
RUTINA 2	Cruces con polea media (p. 103) o flexión (p. 95)
	Curl de pierna sentado o variación (pp. 70-71)
	Remo horizontal con agarre neutro (p. 114)
	Press militar en máquina (p. 126) o elevación lateral con mancuernas (p. 128)
	Extensión de pierna o variación (pp. 74-77)
	Abdominales con pelota (p. 160)
RUTINA 3	Extensión de pierna o variación (pp. 74-77)
	Pulldown vertical con agarre neutro o dominada supina (pp. 112-113)
	Press de banca con mancuernas (p. 96) o aperturas con máquina (p. 104)
	Curl de pierna con pelota (p. 72)
	Press militar en máquina (p. 126) o *press* de hombros sentado con mancuernas (p. 135)
	Bicicleta (p. 171)

FUERZA RESISTENCIA – 4x POR SEMANA

EJERCICIO
RUTINA 1
Cruces con polea media (p. 103) o flexión (p. 95)
Press de pierna (p. 58) o sentadilla con mancuernas (p. 56)
Tríceps con cuerdas o variación (pp. 150-153)
Press militar con mancuernas (p. 127) o elevación lateral con mancuernas (p. 128)
Abdominales con polea alta (p. 166)
RUTINA 2
Pulldown vertical con agarre neutro o dominada supina (pp. 112-113)
Curl de pierna sentado o variación (pp. 70-71)
Puente de glúteos con pesa o variación (pp. 80-81)
Curl de bíceps con mancuernas o variación (pp. 142-145)
Elevación de talones (p. 82)
RUTINA 3
Extensión de pierna o variación (pp. 74-77)
Press de banca con mancuernas (p. 96) o flexión (p. 95)
Tríceps con mancuernas o variación (pp. 146-149)
Press militar en máquina o con mancuernas (p. 126-127)
Leñador con polea (p. 168)
RUTINA 4
Remo horizontal con agarre neutro (p. 114)
Curl de pierna sentado o variación (pp. 70-71)
Puente de glúteos con pesa o variación (pp. 80-81)
Curl de bíceps con banda (p. 144)
Elevación de talones sentado (p. 84)

FUERZA RESISTENCIA – 5x POR SEMANA

EJERCICIO
RUTINA 1
Cruces con polea media o variación (pp. 102-103)
Pulldown vertical con agarre ancho (p. 110)
Pájaro con mancuernas o variación (p. 136-139)
Curl de bíceps con mancuernas o variación (pp. 142-145)
Tríceps con polea alta cruzada o variación (152-153)
Abdominales con polea alta o variación (pp. 166-167)
RUTINA 2
Peso muerto rumano o variación (pp. 88-89)
Press de pierna (p. 58)
Puente de glúteos con pesa o variación (pp. 80-81)
Extensión de pierna (p. 74)
Elevación de talones (p. 82)
RUTINA 3
Press militar con mancuernas (p. 127)
Elevación lateral con mancuernas (p. 128)
Curl tipo martillo (p. 145)
Tríceps con polea alta cruzada (p. 153)
Leñador con polea (p. 168)
Abdominales declinados (p. 167) o bicho muerto (p. 163)
RUTINA 4
Remo horizontal (p. 114) o remo horizontal con barra (p. 117)
Pulldown vertical con agarre ancho o en máquina (pp. 110-112)
Press de banca con mancuernas (p. 96) o flexión (p. 95)
Remo horizontal con mancuerna (p. 116)
Ejercicio de pecho (p. 90) o espalda (p. 108) a elegir
RUTINA 5
Press de pierna (p. 58) o sentadilla con mancuernas (p. 56)
Extensión de pierna o variación (pp. 74-77)
Curl de pierna (sentado o tumbado) (pp. 68-70)
Puente de glúteos con pesa o variación (pp. 80-81)
Pájaro en máquina (p. 138)
Elevación lateral con mancuernas o variación (pp. 128-131)

FUERZA RESISTENCIA PARA INICIADOS

Con estos programas avanzados de fuerza resistencia, la progresión se consigue gracias al aumento del volumen de entrenamiento y el número de ejercicios.

Estas rutinas añaden a las del principiante un mayor número y variedad de ejercicios. Como ocurría con cargas bajas a moderadas en los planes para noveles, cuantos más cortos sean los períodos de descanso, mayor será la densidad de trabajo, preparando los músculos para soportar más tensión antes de fatigarse.

PRINCIPALES GRUPOS MUSCULARES

- Piernas
- Pecho
- Espalda
- Hombros
- Brazos
- Abdominales

Para todas las rutinas

Toda rutina de fuerza resistencia para iniciados emplea los siguientes descansos entre series y RIR, independientemente de la frecuencia del entrenamiento:

12-15 REPETICIONES

2-3 RIR

PARA UNA GUÍA SOBRE EL TEMPO, VÉANSE P. 202 Y P. 204

Superseries

Una superserie es una combinación de ejercicios sucesivos. Por ejemplo, en una de *press* de pecho con *pulldown,* se realizan las repeticiones de *press* de pecho, se descansa el tiempo recomendado y luego se hacen los *pulldowns.* Esta superserie agonista-antagonista entrena grupos musculares opuestos, lo que ahorra tiempo sin afectar al rendimiento. Otras combinaciones incluyen ejercicios que trabajan la misma parte del cuerpo, tren inferior-tren superior, y agonista-sinergista. No tienes por qué hacer superseries, pero son efectivas.

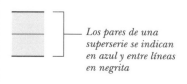

Los pares de una superserie se indican en azul y entre líneas en negrita

FUERZA RESISTENCIA – 3x POR SEMANA

	EJERCICIO	SERIES	DESCANSO	TEMPO
RUTINA 1	Sentadilla *hack* (p. 60) o *press* de pierna (p. 58)	4	45 s	Controlado
	Curl de pierna (sentado o tumbado) (pp. 68-70)	4	45 s	Controlado
	Press de banca con mancuernas (p. 96) o cruces con polea media (p. 103)	4	45 s	Controlado
	Pulldown vertical (p. 110) o dominada pronada (p. 113)	4	45 s	Controlado
	Press militar con mancuernas (p. 127) o elevación lateral con mancuernas (p. 128)	4	45 s	Controlado
	Abdominales con polea alta (p. 166)	4	45 s	Controlado
RUTINA 2	Cruces con polea media (p. 103) o flexión (p. 95)	4	45 s	Controlado
	Curl de pierna o variación (pp. 68-71)	4	45 s	Controlado
	Remo horizontal con agarre neutro (p. 114)	4	45 s	Controlado
	Press militar en máquina (p. 126) o elevación lateral con mancuernas (p. 128)	4	45 s	Controlado
	Extensión de pierna o variación (pp. 74-77)	4	45 s	Controlado
	Abdominales con pelota (p. 160)	4	45 s	Controlado
RUTINA 3	Extensión de pierna o variación (pp. 74-77)	4	45 s	Controlado
	Pulldown vertical en máquina (p. 112) o dominada supina (p. 113)	4	45 s	Controlado
	Press de banca con mancuernas (p. 96) o aperturas con máquina (p. 104)	4	45 s	Controlado
	Curl de pierna sentado (p. 70)	4	45 s	Controlado
	Press militar en máquina (p. 126) o sentado con mancuernas (p. 135)	4	45 s	Controlado
	Leñador con polea (p. 168)	4	45 s	Controlado

FUERZA RESISTENCIA – 4x POR SEMANA

RUTINA 1

EJERCICIO	SERIES	DESCANSO	TEMPO
Cruces con polea media o aperturas con máquina (pp. 103-104)	3	30 s	3010
Press de pierna (p. 58) o sentadilla con mancuernas (p. 56)	3	45-60 s	3010
Press de banca con mancuernas (p. 96) o flexión (p. 95)	3	30 s	3010
Extensión de pierna (p. 74)	3	45-60 s	3010
Tríceps con cuerdas o variación (pp. 150-153)	3	30 s	3010
Press militar con mancuernas (p. 127)	3	45-60 s	3010
Tríceps con mancuerna (p. 146)	3	30 s	3010
Elevación lateral con mancuernas (p. 128)	3	45-60 s	3010
Abdominales con polea alta (p. 166)	4	30-45 s	Controlado

RUTINA 2

EJERCICIO	SERIES	DESCANSO	TEMPO
Pulldown vertical con agarre neutro o dominada supina (pp. 112-113)	3	30 s	3010
Curl de pierna sentado o variación (pp. 70-71)	3	45-60 s	3010
Remo horizontal con agarre neutro (p. 114)	3	30 s	3010
Peso muerto rumano (p. 89)	3	45-60 s	3010
Puente de glúteos con pesa o variación (pp. 80-81)	3	30 s	3010
Curl de bíceps con mancuernas (p. 142) o con banda (p. 144)	3	45-60 s	3010
Patada de glúteos con polea (p. 80)	3	30 s	3010
Curl tipo martillo (p. 145)	3	45-60 s	3010
Elevación de talones (p. 82)	4	30-45 s	Controlado

RUTINA 3

EJERCICIO	SERIES	DESCANSO	TEMPO
Extensión de pierna o variación (pp. 74-77)	3	30 s	3010
Press de banca con mancuernas (p. 96) o flexión (p. 95)	3	45-60 s	3010
Sentadilla *goblet* (p. 56) o zancada fija con mancuernas (p. 62)	3	30 s	3010
Cruces con polea media o variación (pp. 102-103)	3	45-60 s	3010
Tríceps con mancuerna o variación (pp. 146-149)	3	30 s	3010
Press militar en máquina o con mancuernas (p. 126-127)	3	45-60 s	3010
Tríceps con polea alta cruzada (p. 153)	3	30 s	3010
Elevación lateral con mancuernas o variación (pp. 128-131)	3	45-60 s	3010
Plancha lateral con rotación (p. 158)	4	30-45 s	Controlado

RUTINA 4

EJERCICIO	SERIES	DESCANSO	TEMPO
Remo horizontal con agarre neutro (p. 114)	3	30 s	3010
Peso muerto rumano (p. 89)	3	45-60 s	3010
Pulldown vertical con agarre ancho (p. 110) o dominada pronada (p. 113)	3	30 s	3010
Curl de pierna sentado o variación (pp. 70-71)	3	45-60 s	3010
Patada de glúteos con polea (p. 80)	3	30 s	3010
Curl tipo martillo (p. 145)	3	45-60 s	3010
Puente de glúteos con pesa o variación (pp. 80-81)	3	30 s	3010
Curl de bíceps con mancuernas (p. 142) o con banda (p. 144)	3	45-60 s	3010
Elevación de talones sentado (p. 84)	4	30-45 s	Controlado

›› FUERZA RESISTENCIA PARA INICIADOS

FUERZA RESISTENCIA – 5x POR SEMANA

FUERZA RESISTENCIA

AVANZADO

RUTINA 1

EJERCICIO	SERIES	DESCANSO	TEMPO
Cruces con polea media o variación (pp. 102-103)	3	30 s	3010
Pulldown vertical con agarre ancho (p. 110)	3	45-60 s	3010
Press de banca con mancuernas o variación (pp. 96-99)	3	30 s	3010
Remo horizontal con mancuerna o variación (pp. 116-117)	3	45-60 s	3010
Pájaro en máquina o variación (pp. 138-139)	4	30 s	3010
Curl de bíceps con mancuernas o variación (142-145)	4	45-60 s	3010
Tríceps con polea alta cruzada (p. 153)	4	30 s	3010
Abdominales con polea alta o variación (pp. 166-167)	4	45-60 s	3010

RUTINA 2

EJERCICIO	SERIES	DESCANSO	TEMPO
Peso muerto rumano (p. 89)	3	30 s	3010
Press de pierna (p. 58)	3	45-60 s	3010
Curl de pierna o variación (pp. 68-71)	3	30 s	3010
Extensión de pierna o variación (pp. 74-77)	3	45-60 s	3010
Puente de glúteos con pesa o variación (pp. 80-81)	3	30 s	3010
Zancada fija con mancuernas y pie posterior elevado (p. 64)	3	45-60 s	3010
Elevación de talones (p. 82)	4	30-45 s	Controlado

RUTINA 3

EJERCICIO	SERIES	DESCANSO	TEMPO
Press militar con barra o variación (pp. 126-127)	3	30 s	3010
Elevación lateral con mancuernas (p. 128)	3	45-60 s	3010
Curl tipo martillo (p. 145)	3	30 s	3010
Tríceps con polea alta cruzada (p. 153)	3	45-60 s	3010
Remo vertical con polea (p. 121)	3	30 s	3010
Abdominales declinados (p. 167)	3	45-60 s	3010
Elevación frontal con banda o polea baja (pp. 134-135)	3	30 s	3010
Leñador con polea o variación (pp. 168-171)	3	45-60 s	3010

PRINCIPALES GRUPOS MUSCULARES

- Piernas
- Pecho
- Espalda
- Hombros
- Brazos
- Abdominales

RUTINA 4

EJERCICIO	SERIES	DESCANSO	TEMPO
Remo horizontal con barra (p. 117)	3	30 s	3010
Pulldown vertical en máquina (p. 112)	3	45-60 s	3010
Press de banca con mancuernas (p. 96) o flexión (p. 95)	3	30 s	3010
Remo horizontal con agarre neutro (p. 114)	3	45-60 s	3010
Cruces con polea o variación (pp. 100-103)	3	30 s	3010
Remo horizontal con mancuerna (pp. 116)	3	45-60 s	3010
Ejercicio de pecho (p. 90) o espalda (p. 108) a elegir	4	30-45 s	Controlado

RUTINA 5

EJERCICIO	SERIES	DESCANSO	TEMPO
Press de pierna (p. 58)	3	30 s	3010
Zancada caminando con mancuernas (p. 65)	3	45-60 s	3010
Curl de pierna (p. 68)	3	30 s	3010
Puente de glúteos con pesa o variación (pp. 80-81)	3	45-60 s	3010
Pájaro en banco inclinado (p. 138)	3	30 s	3010
Elevación lateral con mancuernas o variación (pp. 128-131)	3	45-60 s	3010
Abdominales con pelota (p. 160)	3	30 s	3010
Abdominales con polea alta (p. 166)	3	45-60 s	3010

GLOSARIO

1 repetición máxima (1RM) Peso máximo que puedes levantar en una repetición de un ejercicio. Ese peso es uno de los valores usados para medir la intensidad del entrenamiento.

Abdominales Grupo muscular del torso que incluye el recto abdominal y los oblicuos externos e internos y el transverso abdominal.

Abducción Acción de alejar un miembro de la línea media corporal.

Actina Proteína que interactúa con la miosina para contraer los músculos.

Aducción Acción de acercar un miembro a la línea media corporal.

Aductores Grupo muscular que lleva los muslos hacia la línea media corporal, integrado por los aductores largo, corto y mayor y los músculos pectíneo y grácil.

Agarre neutro Modo de sujetar un peso, cable, etc., sin girar las muñecas, con las palmas de las manos enfrentadas.

Agarre pronado Modo de sujetar un peso, cable, etc., girando las muñecas de modo que el dorso de las manos mira hacia ti.

Agarre semisupinado Modo de sujetar un peso, cable, etc., en el que las manos quedan en un ángulo intermedio entre un agarre neutro y uno supinado.

Agarre supino Modo de sujetar un peso, cable, etc., girando las muñecas de modo que las palmas de las manos miran hacia ti.

Agonista Músculo que, oponiéndose a otro, permite un movimiento.

Aminoácidos Compuestos orgánicos que se combinan para formar proteínas. Necesarios para numerosos procesos corporales.

Anterior Al frente.

ATP Adenosín trifosfato (ATP, siglas en inglés), molécula que almacena energía en la célula.

Barra EZ Haltera ondulada.

Bilateral A ambos lados del cuerpo a la vez.

Carbohidratos Sustancias químicas orgánicas que contienen carbono, hidrógeno y oxígeno y son la fuente primaria de energía cuando se almacenan en el cuerpo.

Carga Cantidad de peso usada en un ejercicio.

Coactivación Cuando varios grupos musculares se activan a la vez.

Columna neutra Postura de carga óptima para la columna vertebral; mantiene su curvatura natural.

Contracción concéntrica Acortamiento muscular en respuesta a una carga, como al levantar el peso en el *curl* de bíceps.

Contracción excéntrica Alargamiento muscular en respuesta a una carga, como al bajar el peso en el *curl* de bíceps.

Contracción isométrica Cuando un músculo se activa pero mantiene su longitud sin alargarse ni acortarse.

Contracción isotónica Cuando la activación de un músculo cambia su longitud; puede ser excéntrica o concéntrica.

Cuádriceps Grupo muscular de los muslos, formado por el recto femoral y los vastos medial, lateral e intermedio.

Deltoides Músculo de la espalda.

Dorsal ancho Músculo de la espalda.

Estrés Exigencia mecánica, metabólica o psicológica a la que se somete nuestro organismo.

Estrés metabólico Acumulación de metabolitos (como el lactato) en los músculos por el ejercicio.

Extensión Movimiento que aumenta el ángulo de una articulación.

Extensores de la cadera Grupo muscular usado para extender la cadera y llevar atrás los muslos, formado por los glúteos, el aductor mayor y los isquiotibiales (bíceps femoral, semitendinoso y semimembranoso).

Flexión Movimiento que reduce el ángulo de una articulación.

Flexores del codo Grupo muscular usado para doblar el codo, formado por el bíceps braquial, el braquial y el braquiorradial.

Fuerza Cantidad de potencia que puede ejercer un músculo o grupo muscular.

Fuerza resistencia o resistencia muscular es la capacidad de un músculo de sostener un peso de continuo durante un tiempo.

Gestión de la fatiga El proceso de controlar la fatiga y ajustarla en el entrenamiento.

Glucógeno Carbohidrato formado por cadenas moleculares de glucosa, usado por el organismo para almacenar energía en los músculos esqueléticos e hígado.

Glucosa Azúcar simple, fuente energética favorita de nuestro organismo.

Glúteos Grupo muscular en las nalgas, compuesto por los glúteos mayor, medio y menor.

Grasa Nutriente con varias funciones corporales esenciales, como proteger órganos internos y absorber vitaminas.

Haltera Aparato de ejercicio consistente en una barra larga con pesos en los extremos.

Haz Agrupación de fibras musculares.

Hipertrofia Musculación debida al crecimiento celular.

Intensidad del entrenamiento Cantidad de carga usada en un ejercicio. Suele expresarse como un porcentaje de 1 repetición máxima.

Lateral A un costado.

Mancuerna Aparato de ejercicio consistente en una barra corta con pesos en los extremos; suele usarse en pares.

Miosina Proteína que interactúa con la actina para contraer los músculos.

Musculación Entrenamiento para el desarrollo muscular.

Músculo esquelético Tejido muscular estriado conectado al esqueleto y que permite un movimiento.

Pectorales Grupo muscular del pecho, que integran el pectoral mayor y el menor.

Polea con cable Máquina de ejercicio consistente en un sistema de poleas ajustable y un cable con asa.

Posterior A la espalda.

Profundo (músculo) Distante de la piel.

Prono Tumbarse boca abajo.

Proteína Molécula hecha de aminoácidos. La proteína dietética es necesaria para la vida y el sustento corporal.

Rango de movimiento Conjunto de movimientos permitidos por una articulación.

Repetición Ejecución del movimiento completo de un ejercicio.

Resistencia Fuerza exterior a la que responde un músculo contrayéndose; por ejemplo, un peso.

RIR Siglas en inglés de "repeticiones en reserva", medida de dificultad de una serie basada en cuántas repeticiones más podrías hacer antes de que la fatiga te impidiera seguir.

Romboides Grupo muscular en la parte alta de la espalda, formado por los romboides mayor y menor.

Sarcómero Unidad funcional básica para la contracción de un músculo estriado.

Serie compartimentada Serie dividida en subseries espaciadas con periodos de descanso entre ellas. Gracias a ello, estas subseries pueden hacerse con mayor intensidad.

Serie Conjunto combinado de repeticiones consecutivas de un ejercicio un número determinado de veces.

Series descendentes Series consecutivas ejecutadas cada vez con menor peso.

Sinergista Músculo articular que contribuye a la acción de un agonista.

Superficial (músculo) Próximo a la piel.

Superserie Combinación de series de diferentes ejercicios ejecutadas en secuencia.

Supino Tumbarse boca arriba.

Técnica El modo de hacer un ejercicio. Una buena técnica maximiza los beneficios del ejercicio y minimiza riesgos.

Tempo Ritmo de ejecución de las series de ejercicios.

Tendón Tejido fibroso de colágeno que une el músculo al hueso.

Trapecio Músculo de la parte alta de la espalda.

Unilateral En un solo costado.

Volumen de entrenamiento Cantidad de ejercicio hecho durante un periodo determinado.

ÍNDICE

BIBLIOGRAFÍA

6-7 G. Ashdown-Franks et al., "The evidence for physical activity in the management of major mental illnesses", *Curr Opin Psychiatry* 32, no. 5 (2019), 375-380. K. I. Erickson et al., "Exercise training increases size of hippocampus and improves memory", *Proc Natl Acad Sci USA* 108, no. 7 (2011), 3017-3022. F. Herold et al., "Functional and/or structural brain changes in response to resistance exercises and resistance training lead to cognitive improvements", *Eur Rev Aging Phys Act* 16, no. 10 (2019). J. Mcleod et al., "Resistance Exercise Training as a Primary Countermeasure to Age-Related Chronic Disease", *Front Physiol* 10 (2019), 645. D. Tavoian et al., "Perspective: Pragmatic Exercise Recommendations for Older Adults", *Front Physiol* 11 (2020), 799. J. M. Northey et al., "Exercise interventions for cognitive function in adults older than 50", *Br J Sports Med* 52, no. 3 (2018), 154-160. F. J. Penedo and J. R. Dahn, "Exercise and well-being: a review of mental and physical health benefits associated with physical activity", *Curr Opin Psychiatry* 18, no. 2 (2005), 189-193. S. Walker, "Neural Adaptations to Strength Training", in M. Schumann and B. Rønnestad (eds), *Concurrent Aerobic and Strength Training*, Cham, Springer, 2019. J. Xiao (ed), *Physical Exercise for Human Health*, Singapore, Springer Singapore, 2020. **8-9** A. D. Faigenbaum et al., "Youth resistance training: updated position statement paper from the national strength and conditioning association", *J Strength Cond Res* 23, no. 5 (2009), S60-S79. J. Mcleod et al., "Resistance Exercise Training as a Primary Countermeasure to Age-Related Chronic Disease" (2019). G. Nuckols, "The Effects of Biological Sex on Fatigue During and Recovery from Resistance Exercise" (2019). J. M. Northey et al., "Exercise interventions for cognitive function in adults older than 50" (2018). F. J. Penedo and J. R. Dahn, "Exercise and well-being" (2005). B. Schoenfeld, *Science and Development of Muscle Hypertrophy*, 2nd ed., Champaign, IL, Human Kinetics, 2020. D. Tavoian et al., "Perspective: Pragmatic Exercise Recommendations for Older Adults: The Case for Emphasizing Resistance Training" (2020). J. Xiao (ed), *Physical Exercise for Human Health*, Springer Singapore, 2020. **12-13** T. W. Nesser (ed), *The Professional's Guide to Strength & Conditioning: Safe and Effective Principles for Maximizing Athletic Performance*, Provo, UT, BYU Academic Publishing, 2019. **14-15** G. Haff and N. T. Triplett (eds), *Essentials of Strength Training and Conditioning*, 4th ed., Champaign, IL, Human Kinetics, 2016. M. L. Latash, "Muscle coactivation: definitions, mechanisms, and functions", *J Neurophysiol* 120, no. 1 (2018), 88-104. J. G. Betts et al., *Anatomy and Physiology*, Houston, TX, OpenStax, 2013. B. Schoenfeld, *Science and Development of Muscle Hypertrophy*, 2020. **16-17** B. R. MacIntosh et al., *Skeletal Muscle: Form and Function*, Champaign, IL, Human Kinetics, 2006. T. W. Nesser (ed), *The Professional's Guide to Strength & Conditioning*, 2019. **18-19** R. Csapo et al., "Skeletal Muscle Extracellular Matrix - What Do We Know About Its Composition, Regulation, and Physiological Roles?", *Front Physiol* 11 (2020). C. T. Haun et al., "A Critical Evaluation of the Biological Construct Skeletal Muscle Hypertrophy", *Front Physiol* 10 (2019). E. Helms, A Progression Framework for Hypertrophy, MASS Research Review, July 2020. S. K. Powers et al., "Disease-Induced Skeletal Muscle Atrophy and Fatigue", *Med Sci Sport Exer* 48, no. 11 (2016), 2307-2319. R. A. Saxton and D. M. Sabatini, "mTOR Signaling in Growth, Metabolism, and Disease", *Cell* 169, no. 2 (2017), 361-371. B. Schoenfeld, *Science and Development of Muscle Hypertrophy*, 2020. T. Snijders et al., "Satellite cells in human skeletal muscle plasticity", *Front Physiol* 6 (2015). J. Xiao (ed), *Physical Exercise for Human Health*, Springer Singapore, 2020. **20-23**

R. J. Bloch and H. Gonzalez-Serratos, "Lateral force transmission across costameres in skeletal muscle", *Exerc Sport Sci Rev* 31, no. 2 (2003), 73-78. C. A. Goodman, "The Role of mTORC1 in Regulating Protein Synthesis and Skeletal Muscle Mass in Response to Various Mechanical Stimuli", *Rev Physiol Bioch P* 166 (2013), 43-95. T. A. Hornberger, "Mechanotransduction and the regulation of mTORC1 signaling in skeletal muscle", *Int J Biochem Cell B* 43, no. 9 (2011), 1267-1276. T. W. Nesser (ed), *The Professional's Guide to Strength & Conditioning*, 2019. B. Schoenfeld, *Science and Development of Muscle Hypertrophy*, 2020. **24-25** N. H. Hart et al., "Mechanical basis of bone strength", *J Musculoskeletal Neuronal Interactions* 17, no. 3 (2017), 114-139. H. P. Hirschfeld et al., "Osteosarcopenia: where bone, muscle, and fat collide", *Osteoporosis Int* 28, no. 10 (2017), 2781-2790. S. K. Powers and E. T. Howley, *Exercise Physiology: Theory and Application to Fitness and Performance*, 10th ed., New York, NY, McGraw Hill Education, 2018. R. Nikander et al., "Targeted exercise against osteoporosis", *BMC Medicine* 8, no. 1 (2010). **26-27**

R.S. Behnke, Kinetic Anatomy, 3rd ed., Champaign, IL, Human Kinetics, 2016. T. W. Nesser (ed), *The Professional's Guide to Strength & Conditioning*, 2019. D. A. Neumann et al., *Kinesiology of the Musculoskeletal System: Foundations for Rehabilitation*, 3rd ed., Amsterdam, Elsevier, 2016. **28-29** O. K. Berg et al., "Maximal strength training increases muscle force generating capacity and the anaerobic ATP synthesis flux without altering the cost of contraction in elderly", *Exp Gerontol* 111 (2018), 154-161. G. Haff and N. T. Triplett (eds), *Essentials of Strength Training and Conditioning*, 2016. T. W. Nesser (ed), *The Professional's Guide to Strength & Conditioning*, 2019. **30-31** B. M. Roberts et al., "Nutritional Recommendations for Physique Athletes", *J Hum Kinet 7*, no. 1 (2020), 79-108. B. Pramuková et al., "Current knowledge about sports nutrition", *Australas Med J* 4, no. 3 (2011), 107-110. T. W. Nesser (ed), *The Professional's Guide to Strength & Conditioning*, 2019. B. Schoenfeld, *Science and Development of Muscle Hypertrophy*, 2020. **32-33** E. Derbyshire, "Micronutrient Intakes of British Adults Across Mid-Life", *Front Nutrition* 5 (2018). B. Misner, "Food Alone May Not Provide Sufficient Micronutrients for Preventing Deficiency", *J Int Soc Sport Nutr* 3, no. 1 (2006), 51-55. B. M. Roberts et al., "Nutritional Recommendations for Physique Athletes" (2020). R. Jäger et al., "International Society of Sports Nutrition Position Stand: protein and exercise", *J Int Soc Sport Nutr* 14, no. 20 (2017). J. Iraki et al., "Nutrition Recommendations for Bodybuilders in the Off-Season", *Sports (Basel)* 7, no. 7 (2019), 154. T. W. Nesser (ed), *The Professional's Guide to Strength & Conditioning*, 2019. B. Schoenfeld, *Science and Development of Muscle Hypertrophy*, 2020. E. T. Trexler et al., "Metabolic adaptation to weight loss", *J Int Soc Sport Nutr* 11, no. 1 (2014), 7. **34-35** M. J. Arnaud and T. D. Noakes, "Should humans be encouraged to drink water to excess?", *Eur J Clin Nutr* 65, no. 7 (2011), 875-876. S. M. Arent et al., "Nutrient Timing: A Garage Door of Opportunity?" *Nutrients* 12, no. 7 (2020), 1948. J. Berardi et al., *The Essentials of Sport and Exercise Nutrition: Certification Manual*, 3rd ed., Toronto, Precision Nutrition Inc., 2017. "Calcium: Fact Sheet for Health Professionals", NIH Office of Dietary Supplements [web article], 26 March 2020, ods.od.nih.gov/factsheets/Calcium-HealthProfessional/. D. Liska et al., "Narrative Review of Hydration and Selected Health Outcomes in the General Population", *Nutrients* 11, no. 1 (2019), 70. E. Jéquier and F. Constant, "Water as an essential nutrient: the physiological basis of hydration", *Eur J Clin Nutr* 64, no. 2 (2010), 115-123.

P. R. Harris et al., "Fluid type influences acute hydration and muscle performance recovery in human subjects", *J Int Soc Sport Nutr* 16, no. 15 (2019). J. McKendry et al., "Nutritional Supplements to Support Resistance Exercise in Countering the Sarcopenia of Aging", *Nutrients* 12, no. 7 (2020), 2057. B. J. Schoenfeld and A. A. Aragon, "How much protein can the body use in a single meal for muscle-building?", *J Int Soc Sport Nutr* 15, no. 10 (2018). T. Snijders et al., "The Impact of Pre-sleep Protein Ingestion on the Skeletal Muscle Adaptive Response to Exercise in Humans", *Front Nutrition* 6, no. 17 (2019). J. Trommelen and L.J. van Loon, "Pre-Sleep Protein Ingestion to Improve the Skeletal Muscle Adaptive Response to Exercise Training", *Nutrients* 8, no. 12 (2016), 763. B. Schoenfeld, *Science and Development of Muscle Hypertrophy*, 2020. **36-37** A. Banaszek et al., "The Effects of Whey vs. Pea Protein on Physical Adaptations Following 8 Weeks of High-Intensity Functional Training (HIFT)", *Sports (Basel)* 7, no. 1 (2019), 12. I. Berrazaga et al., "The Role of the Anabolic Properties of Plant- versus Animal-Based Protein Sources in Supporting Muscle Mass Maintenance", *Nutrients* 11, no. 8 (2019), 1825. D. Rogerson, "Vegan diets: practical advice for athletes and exercisers", *J Int Soc Sport Nutr* 14, no. 36 (2017). F. Mariotti and C.D. Gardner, "Dietary Protein and Amino Acids in Vegetarian Diets", *Nutrients* 11, no. 11 (2019), 2661. B. Schoenfeld, *Science and Development of Muscle Hypertrophy*, 2020. S. H. M. Gorissen et al., "Protein content and amino acid composition of commercially available plant-based protein isolates", *Amino Acids* 50, no. 12 (2018), 1685-1695. **38-39** B. K. Barry and R. G. Carson, "The consequences of resistance training for movement control in older adults", *J Gerontol A Biol Sci Med Sci* 59, no. 7 (2004), 730-754. K. I. Erickson et al., "Exercise training increases size of hippocampus and improves memory" (2011). J. M. Northey et al., "Exercise interventions for cognitive function in adults older than 50" (2018). F. Herold et al., "Functional and/or structural brain changes in response to resistance exercises and resistance training" (2019). Y. Netz, "Is There a Preferred Mode of Exercise for Cognition Enhancement in Older Age?", *Front Med (Lausanne)* 6, no. 57 (2019). N. J. Gates et al., "Study of Mental Activity and Regular Training (SMART) in at-risk individuals", *BMC Geriatrics* 11, no. 1 (2011). A. Torpel et al., "Strengthening the Brain – Is Resistance Training with Blood Flow Restriction an Effective Strategy for Cognitive Improvement?", *J Clin Med* 7, no. 10 (2018), 337. S. Walker, "Neural Adaptations to Strength Training", in *Concurrent Aerobic and Strength Training*, 2019. **40-41** G. Ashdown-Franks et al., "The evidence for physical activity in the management of major mental illnesses" (2019). U. Arnautovska et al., "Applying the Integrated Behavior Change Model to Understanding Physical Activity Among Older Adults", *J Sport Exer Psychol* 39, no. 1 (2017), 43-55. R. Brand and B. Cheval, "Theories to Explain Exercise Motivation and Physical Inactivity", *Front Psychol* 10 (2019), 1147. T. J. H. Bovend'Eerdt et al., "Writing SMART rehabilitation goals and achieving goal attainment scaling", *Clin Rehabil* 23, no. 4 (2009), 352-361. J. Clear, *Atomic Habits: an Easy & Proven Way to Build Good Habits & Break Bad Ones*, New York, NY, Penguin Random House LLC, 2018. K. I. Erickson et al., "Exercise training increases size of hippocampus and improves memory" (2011). K. Geller et al., "Intrinsic and Extrinsic Motives Support Adults' Regular Physical Activity Maintenance", *Sports Med Int Open* 2, no. 3 (2018), E62-E66. A. W. Kruglanski and E. Szumowska, "Habitual Behavior Is Goal-Driven", *Perspect Psychol Sci* 15, no. 5 (2020), 1256-1271. H. H. Lee et al., "The Exercise-affect-adherence pathway: An evolutionary perspective", *Front Psychol* 7, no. 1285 (2016). E. K. Olander et al., "What are the most effective techniques in changing obese individuals' physical activity self-efficacy and behaviour", *Int J Behav Nutr Phys Act* 10, no. 29 (2013). F. J. Penedo and J. R. Dahn, "Exercise and well-being" (2005). B. S. McEwen, "Physiology and neurobiology of stress and adaptation", *Physiol Rev* 87, no. 3 (2007), 873-904. J. M. Northey et al., "Exercise interventions for cognitive function in adults older than 50" (2018).

N. Ntoumanis et al., "A meta-analysis of self-determination theory-informed intervention studies in the health domain", *Health Psychol Rev* (2020), 1-31. H. Raison et al., "A systematic review of interventions using cue-automaticity to improve the uptake of preventive healthcare in adults", *Community Dent Health* 35, no. 1 (2018), 37-46. **68-69** D. Landin et al., "Actions of Two Bi-Articular Muscles of the Lower Extremity", *J Clin Med Res* 8, no. 7 (2016), 489-494. **80-81** D. A. Neumann et al., *Kinesiology of the Musculoskeletal System*, 2017. **98-99** R. Paine and M. L. Voight, "The role of the scapula", *Int J Sports Phys Ther* 8, no. 5 (2013), 617-629. **112-113** J. A. Dickie et al., "Electromyographic analysis of muscle activation during pull-up variations", *J Electromyogr Kinesiol* 32 (2017), 30-36. **172-173** R. Aicale et al., "Overuse injuries in sport", *J Orthop Surg Res* 13, no. 1 (2018). J. W. Keogh and P. W. Winwood, "The Epidemiology of Injuries Across the Weight-Training Sports", *Sports Med* 47, no. 3 (2017), 479-501. **176-177** P. M. Clarkson et al., "Muscle function after exercise-induced muscle damage and rapid adaptation", *Med Sci Sports Exerc* 24, no. 5 (1992), 512-520. K. Cheung et al., "Delayed onset muscle soreness: treatment strategies and performance factors", *Sports Med* 33, no. 2 (2003), 145-164. D. Chapman et al., "Greater muscle damage induced by fast versus slow velocity eccentric exercise", *Int J Sports Med* 27, no. 8 (2006), 591-598. D. A. Connolly et al., "Treatment and prevention of delayed onset muscle soreness", *J Strength Cond Res* 17, no. 1 (2003), 197-208. T. Mori et al., "Stretch speed-dependent myofiber damage and functional deficits in rat skeletal muscle induced by lengthening contraction", *Physiol Rep* 2, no. 11 (2014), E12213. **178-183** E. Bass, "Tendinopathy: Why the Difference Between Tendinitis and Tendinosis Matters", *Int J Ther Massage Bodywork* 5, no. 1 (2012), 14-17. C. M. Bleakley et al., "PRICE needs updating, should we call the POLICE?", *Br J Sports Med* 46, no. 4 (2011), 220-221. J. M. Bump and L. Lewis, "Patellofemoral Syndrome", in *StatPearls*, Treasure Island, FL, StatPearls Publishing, 2020. J. Charnoff and U. Naqvi, "Tendinosis (Tendinitis)", in *StatPearls*, Treasure Island, FL, StatPearls Publishing, 2020. T. L. Fernandes et al., "Muscle Injury – Physiopathology, Diagnosis, Treatment and Clinical Presentation", *Rev Bras Ortop* 46, no. 3 (2015), 247-255. M. Gupton et al., "Anatomy, Hinge Joints", in *StatPearls*, Treasure Island, FL, StatPearls Publishing, 2020. "Tennis elbow: Strengthening and stretching exercises", InformedHealth.org [web article], Cologne, Institute for Quality and Efficiency in Health Care (IQWiG), 30 May 2018, https://www.ncbi.nlm.nih.gov/books/NRK506995/. D. A. Neumann et al., *Kinesiology of the Musculoskeletal System*, 2017. **184-185** B. S. Baker et al., "Does Blood Flow Restriction Therapy in Patients Older Than Age 50 Result in Muscle Hypertrophy, Increased Strength, or Greater Physical Function?", *Clin Orthop Relat Res* 478, no. 3 (2010), 593-606. Q. Henoch, *ClinicalAthlete*, www.clinicalathlete.com, 2020. L. Hughes et al., "Blood flow restriction training in clinical musculoskeletal rehabilitation", *Br J Sports Med* 51, no. 13 (2017), 1003-1011. W. Kraemer et al., "Recovery from injury in sport", *Sports Health* 1, no. 5 (2009), 392-395. S. D. Patterson et al., "Blood Flow Restriction Exercise", *Front Physiol* 10 (2019), 533. **186-187** H. Chaabene et al., "Acute Effects of Static Stretching on Muscle Strength and Power", *Front Physiol* 10 (2019), 1468. T. W. Nesser (ed), *The Professional's Guide to Strength & Conditioning*, 2019. J. L. Nuzzo, "The Case for Retiring Flexibility as a Major Component of Physical Fitness", *Sports Med* 50, no. 5 (2020), 853-870. B. Van Hooren and J. M. Peake, "Do We Need a Cool-Down After Exercise?", *Sports Med* 48, no. 7 (2018), 1575-1595. T. Wiewelhove et al., "A Meta-Analysis of the Effects of Foam Rolling on Performance and Recovery", *Front Physiol* 10 (2019), 376. **198-201** G. Haff and N. T. Triplett (eds), *Essentials of Strength Training and Conditioning*, 2016. E. Helms, *A Progression Framework for Hypertrophy*, MASS Research Review, July 2020. E. Helms et al., *The Muscle and Strength Pyramid: Training*, 2nd ed., 2019. T. W. Nesser (ed), *The Professional's Guide to Strength & Conditioning*, 2019. B. Schoenfeld, *Science and Development* of Muscle Hypertrophy, 2020. M. C. Zourdos et al., "Novel Resistance Training-Specific Rating of Perceived Exertion Scale Measuring Repetitions in Reserve", J Strength Cond Res 30, no. 1 (2016), 267-275. **206-207** G. Haff and N. T. Triplett (eds), Essentials of Strength Training and Conditioning, 2016. E. Helms et al., The Muscle and Strength Pyramid: Training, 2019. **210-211** G. Haff and N. T. Triplett (eds), Essentials of Strength Training and Conditioning, 2016. J. A. Mettler and L. Griffin, "Muscular endurance training and motor unit firing patterns during fatigue", Exp Brain Res 234, no. 1 (2016), 267-276.

SOBRE EL AUTOR

Austin Current es preparador y educador físico. Es licenciado en Ciencias de la Actividad Física y del Deporte y está certificado como especialista en Entrenamiento de la Fuerza y Acondicionamiento Físico (CSCS) y como nutricionista deportivo por la International Society of Sports Nutrition (CISSN). Es copropietario de Physique Development Consulting, LLC (physiquedevelopment.com) y entrena a clientes de todo el mundo en persona y en línea. Austin ha colaborado en seminarios alrededor de América del Norte y Europa desde principios de 2018, enseña anatomía, ejecución de ejercicios, biomecánica, nutrición y diseño de rutinas. También ha tenido una exitosa carrera competitiva como culturista natural, obteniendo estatus profesional en la Federación Internacional de Fisicoculturismo y Fitness (IFBB) en 2014, a los 20 años, el segundo hombre más joven de la historia de la organización. En su trabajo con clientes y entrenadores personales de todo el mundo, ha sido reconocido por su capacidad para hacer comprensibles temas complejos y por fusionar los resultados con la experiencia de aprendizaje de forma motivadora y educativa.

Para más información sobre Austin, visita **www.CoachAustinCurrent.com**, o busca **@austincurrent_** en Instagram.

AGRADECIMIENTOS

Agradecimientos del autor
Escribir este libro ha sido una de las experiencias más difíciles y gratificantes de mi vida profesional. Todo entrenador y educador debe un inmenso reconocimiento y agradecimiento a todos los que nos han precedido, allanando el camino a la información que investigamos, asimilamos, hacemos nuestra y, finalmente, compartimos.

En primer lugar, quiero dar las gracias a mi increíble esposa, KaSandra, por su paciencia, comprensión y aliento. Te lo agradezco y te amo. Quiero dar las gracias a mis maravillosos padres, Kelly, Frank, Keith y Michele, sin los cuales mucho de lo que he logrado no habría sido posible. Nunca olvidaré su compromiso para darme todas las oportunidades. Gracias a mis abuelos, Ted y Maureen, por su cariño y apoyo. Habéis sido una luz que ha guiado mi vida y tengo mucho que agradeceros. Y a mi hermano, Zach; siempre me has apoyado y te quiero por ello.

Gracias a mis compañeros Alex y Sue por su paciencia durante este largo y exigente proceso. Estoy en deuda con mi buen amigo Miguel Blacutt por su tiempo y esfuerzo durante la redacción de este libro. Sus comentarios han sido inestimables.

Quiero agradecer a Miranda Card su ayuda en la sección de psicología. Gracias a N1 Education por los años de formación en el diseño de programas, principalmente a Adam Miller por su ayuda en las rutinas de entrenamiento de este libro. Gracias a Jarrad Griffin y al equipo de PRIME Fitness por su acogida mientras tomaba imágenes de referencia para el capítulo 2. Hicieron la toma de más de 1000 imágenes mucho más sencilla. Gracias al Dr. Cody Haun y al Dr. Brandon Roberts por su ayuda con referencias e información.

Y por último, gracias a todo el equipo DK: Nikki, Alastair, Arran, Clare, Megan, Karen y otros. Sin vosotros, este libro no habría sido posible. Os estoy muy agradecido por darme esta oportunidad.

Agradecimientos del editor
DK desea dar las gracias a Kiron Gill por su asistencia editorial, a Constance Novis por la corrección de pruebas y a Marie Lorimer por la elaboración del índice.